常见肿瘤中医临证治要

何　奇　杨剑横　著

科学技术文献出版社
SCIENTIFIC AND TECHNICAL DOCUMENTATION PRESS
·北京·

图书在版编目（CIP）数据

常见肿瘤中医临证治要/何奇，杨剑横著．—北京：科学技术文献出版社，2014．12（2020.4重印）

ISBN 978-7-5023-9538-4

Ⅰ．①常…　Ⅱ．①何…　②杨…　Ⅲ．①肿瘤—中医诊断学　②肿瘤—中医治疗法　Ⅳ．①R273

中国版本图书馆 CIP 数据核字（2014）第 262169 号

常见肿瘤中医临证治要

策划编辑：薛士滨　责任编辑：薛士滨　邹声鹏　责任校对：张燕育　责任出版：张志平

出　版　者　科学技术文献出版社
地　　　址　北京市复兴路 15 号　邮编　100038
编　务　部　（010）58882938，58882087（传真）
发　行　部　（010）58882868，58882870（传真）
邮　购　部　（010）58882873
官方网址　www. stdp. com. cn
发　行　者　科学技术文献出版社发行　全国各地新华书店经销
印　刷　者　北京虎彩文化传播有限公司
版　　　次　2014 年 12 月第 1 版　2020 年 4 月第 4 次印刷
开　　　本　850×1168　1/32
字　　　数　237 千
印　　　张　10
书　　　号　ISBN 978-7-5023-9538-4
定　　　价　45.00 元

何奇，男，湖湘中医肿瘤医院脾胃肿瘤病区主任，MDT专家，曾在广东多家三甲医院肿瘤中心任学科带头人。从广州中医药大学肿瘤首席专家博导周岱翰、博导张惠臣等著名教授习医，学术上崇尚脾胃学说，临证凭脉诊为主，注重运用三枢二本、升降出入理论，善用虫、藤类药物，致力于中医复法大方治疗癌症等疑难杂症的研究，擅长中西医结合诊治原发性肝癌、胰腺癌、大肠癌、肺癌、胃肠间质瘤等恶性肿瘤，突出个体化肿瘤综合治疗特色，在运用中医药防治中晚期恶性肿瘤及抗肿瘤复发转移有比较丰富临床经验，对防止放化疗副作用方面有独道研究。在国家级和省级医学专业杂志发表医学论文16篇，出版《肿瘤复法大方论治心悟》专著一部。

杨剑横，男，副主任中医师，浙江义乌三溪堂中医保健院中医肿瘤专家，曾任解放军第163医院肿瘤科副主任医师，中华疑难病会诊中心专家库肿瘤学专家，中国医促会传统医学中医疑难病专业委员会副主任委员。毕业于成都中医药大学，出身中医名门世家，幼承庭训，从小接受中医药文化的熏陶，从事中医治疗肿瘤临床、科研、教学近30年，积累了丰富的临床经验，擅长纯中医治疗鼻咽癌、肺癌、食道癌等呼吸道肿瘤，胃癌、肝癌、肠癌、胰腺癌、胆囊癌等消化系统肿瘤，以及乳腺癌、宫颈癌、卵巢癌等各种良、恶性肿瘤。尤其擅长中医治疗消化道及呼吸道肿瘤，对各类肿瘤术后及放化疗后治疗有较深造诣，疗效显著。先后在国内外一级科技期刊发表学术论文30多篇，《益气养血和化瘀解毒法临证验案二则》、《中医分型辨治食道癌》、《中医治疗高血压探微》等多篇论文获省级、市级科技奖，其自编专著《中国当代医疗百科专家专著·新编温病学歌要》出版后反响热烈并获得各界高度评价。

序　言

国际癌症研究所以2008年的情况开展的研究表明，在人类发展指数高的地区，乳腺癌、肺癌、结直肠癌和前列腺癌占了近一半的癌症病例。在中低人类发展指数地区，除了这四种癌症之外，食管癌、胃癌和肝癌的发病率也很高，在这些地区，这七种癌症占了所有癌症病例的62%。在低人类发展指数国家，女性的宫颈癌是最常见的癌症，高于乳腺癌和肝癌，而卡波西肉瘤是发病率居第四位的癌症。研究还显示了在发展中国家癌症出现的“西化”趋势，按照这种趋势，研究估计，到2030年全球每年新增的癌症病例将达到2200万。我国近20年来癌症呈现年轻化、发病率和死亡率“三线”走高的趋势，我国是全球癌症高发国之一，癌症新增病例和死亡人数显著增长。

恶性肿瘤现已成为人类健康的第一大杀手，死亡率居人类死因第一位。近半个世纪来，因科技日新月异的进步和对肿瘤生物学规律研究的不断深入，手术、放疗、化疗、生物免疫治疗等肿瘤治疗手段的不断改进与提高，肿瘤的治疗生存率已有了稳步的上升，我国恶性肿瘤5年生存率为30%～40%，在坚持现代医学提倡肿瘤规范、综合、个体化治疗原则的同时，中医药如何发挥他的防治肿瘤特色优势，是我们中医工作者研究的课题。读完《常见肿瘤中医临证治要》书稿，我已经有了答案，书中提出了以“调、消、扶正”的肿瘤治疗原则，构建了“辨病施治、辨主症论治、圆机活法”的肿瘤中医特色论治模式，解决了中医肿瘤理论研究与临床脱节的瓶颈问题，探索了抗肿瘤复发转移的思路和对策，阐述了中医治疗的最高境界“先机论治”的思想，体现了中医创作精髓：科学、先进、实用、精炼。

该书的作者何奇、杨剑横二位中医肿瘤专家早年求学于中医药大学，毕业后一直从事中医临床工作和肿瘤等疑难杂症的临床研究，他们读经典、拜名师，勤求古训、博采众方，“博学之，审问之，慎思之，明辨之，笃行之”（礼记·中庸），潜心研究中医药防治肿瘤，以调整和改善人体内环境防癌的同时，积极寻找当今规范治疗的薄弱点，并在中医理论指导下科学地融入中医药，勇于探索，探求新的治疗方案，获得既优于中医又超越西医的疗效，提高现代中医肿瘤临床诊治水平。为此，二位中医肿瘤俊杰以融现代中医肿瘤专家临床经验心法绝招于一炉，无私奉献出他们自己多年的肿瘤临床研究成果，不惜辛劳编著《常见肿瘤中医临证治要》一书，论治篇简要论述了中医肿瘤发病学、肿瘤临床特征、治疗原则及策略、临证指南、治疗法则与用药、常见症状中医治疗、肿瘤中医康复，疾病篇从临床指要、临证要点、临证心悟、名老中医绝招方面阐述了脑瘤、鼻咽癌等常见肿瘤治疗，医话医案篇展现了他们对肿瘤治疗的心得体会、经验和精彩医案。本书是中医肿瘤、中西结合肿瘤医师及研究生很好的学习参考书，对广大肿瘤患者在防治肿瘤方面也有一定帮助。值本书付梓面世之际，由衷敬佩二位专家的勤劳耕耘、积极进取、乐于奉献的敬业精神，同时企盼中医肿瘤业界与肿瘤患者携手共进，打造具有中医特色的个体化综合治疗，创造一个个生命的奇迹！故乐而为之序。

三溪堂中医保健院院长　**朱智彪**

甲午年仲夏于浙江义乌

前　　言

中医肿瘤学是在中医理论指导下，紧密结合现代肿瘤学，具有中医特色防治肿瘤的一门学科。中医肿瘤学又不同于中医的其他学科，虽然都是以中医理论为指导，但他是以肿瘤为特定目标，治疗注重局部与整体有机结合，其病因、病理、病机、发病、治法、治则、方药，与中医的其他学科有相当大的区别，具有其自己的特点。中医肿瘤学是一门年轻的学科，有着很大的发展前景，是在中医理论指导下根基于现代肿瘤学，从癌肿的病因开始，到其发生、发展，从早期到晚期，抓住肿瘤病机变化的关键环节，达到既有可能预防肿瘤的发生，又可以治疗早期或中晚期肿瘤获得良效的目的。中医肿瘤学既系统地继承了中医的传统，又系统地吸取现代肿瘤学的一切进展，而将中医理、法、方、药，推进到一个新的高度，既丰富和发展了中医，又为肿瘤学的发展开拓了新的天地。

《2014 年世界癌症报告》显示，全球癌症负担目前正在以惊人的速度不断加重，平均每 8 个死亡病例中就有 1 人死于癌症，但仅依靠治疗并无法有效遏制癌症危机的蔓延，预防才是控制癌症最具成本效益的长期战略。预计全球癌症发病率将从 2012 年的每年 1400 万急剧上升到 2032 年的 2200 万，肺癌首位占 13%，乳腺癌 11.9%，大肠癌 9.7%。同期癌症死亡人数也将从每年 820 万飙升至 1300 万，死亡率第一位也是肺癌占 19.4%，肝癌 9.1%，胃癌 8.8%。澳大利亚新南威尔士大学的斯图尔特教授表示，无论在发达国家还是发展中国家，癌症都是导致人们死亡的主要"杀手"之一。然而，超过60%的癌症病例都主要集中在非洲、亚洲以及中南美洲等低收入和中等收入地区，这些国家的癌症死亡病例更占到全球总数的近70%。随着肿瘤生物学、免疫学，尤其是分子生物学的迅猛发展，对肿瘤的认识越来越深入，已经能够从分子水平研究肿瘤发生、发展的规律，对其形成、转移、耐药等机制有了越来越贴近本质的认识，手术、放疗、化疗、基因治疗等多种方法在恶性肿瘤治疗中得到了不同程度的应用和研究，癌症患者生活质量及生存期明显提高。2013年美国癌症研究所的统计，癌症患者（包括所有类型）由于早期诊断的进步和积极的治疗，总体5年相对生存率均大幅上升，由1975年的48.7%升至2005年的67.6%，个别恶性肿瘤的治疗更是进步巨大，如慢粒白血病生存率由1975年不到20%升至2005年的近60%，女性第一大癌症的乳腺癌亦由75%升至90%。人们现在的确可以通过早期诊断和治疗规划来实现治愈癌症或者大幅度延长患者生命的目标，并确保癌症存活者的生活质量达到可能最佳的程度。然而，要想彻底赢得抗击癌症战役的胜利，仅仅依靠治疗远远不够，临床防治仍任重道远。恶性肿瘤是危害我国人民健康和生命的重要疾病之一，据全国肿瘤登记中心发布的《2013中国肿瘤登记年报》显示，我国每分钟约有6人被判断为癌症，约有5人死于癌症。我国近20年来癌症呈现年轻化、发病率和死亡率"三线"走高的趋势，我国是全球癌症高发国之一，癌症新增病例和死亡人数显著增长。

中医药在目前的肿瘤综合治疗中总体处于一个辅助地位，推荐肿瘤患者接受包括手术、放化疗、生物靶向及中医药在内的综合治疗，切不可用中医药治疗去"替代"、"排斥"，甚至"否定"现代医学治疗，当今肿瘤的最佳治疗是个体化的综合治疗。中医药在肿瘤多学科综合治疗中的防治理念及辅助治疗效果得到了国内外肿瘤专家和患者的肯定；中医药治疗肿瘤的最大优势是提高放化疗的敏感性，减少放化疗对人体的毒性作用，“带瘤生存”、肿瘤维持治疗，把癌症演变为一种可控可治的慢性病，改善患者生活质量、延长生存期。但是，中医防治肿瘤面临着如何调整和改善人体内环境去防癌的同时，更需积极寻找当今规范治疗下薄弱点，并在中医理论指导下科学地融入中医药、勇于探索，去探求新的治疗方案获得既优于中医又超越西医的疗效。“医者，理也，医之为道非精不能明其理，非博不能致其约。能知天时运气之序，能明性命吉凶之数，处虚实之分，定顺逆之节，察疾病之轻重，量药剂之多寡，贯微洞幽，不失细节，方可言医。”（陈宗琦《医学探源》），为此，我们以融现代中医肿瘤专家临床经验心法于一炉，结合我们多年的肿瘤临床研究，编著《常见肿瘤中医临证治要》一书，本书简要论述了中医肿瘤发病学、肿瘤特征、信号及体征、治疗原则及策略、临证指归、治疗法则与用药、常见症状中医治疗、肿瘤中医康复等内容，阐述了脑瘤、鼻咽癌等常见肿瘤的临床指要、临证要点、临证心悟、名老中医绝招等内容及笔者医话医案。

本书在编写过程中始终坚持内容的客观性、科学性、先进性、实用性，旨在构建“辨病施治、辨主症论治、圆机活法”的肿瘤中医特色论治模式，解决中医肿瘤理论研究与临床脱节的瓶颈问题，提高现代中医肿瘤临床诊治水平，企盼中医肿瘤业界共同奋进，使中医肿瘤防治水平提高到一个新的境界，更好地为人民健康服务。

因我们学识水平有限，书中尚有疏漏之处，诚望同道指教和海涵。

何　奇　杨剑横

目　　录

论治篇

疾病篇

医话医案篇

论 治 篇

第一章　中医肿瘤发病学

一、中医肿瘤发病理论传承与创新

《内经》对肿瘤已经有了基本的认识。一是有了比较接近现代意义的肿瘤病的名称，如“膈”和“反胃”，以及“肠覃”、“石瘕”和所谓“症瘕积聚”之类；二是提出了一些基本的病因、病机和指导肿瘤的治疗，有较为重要的价值，其中有一些论述和治疗，对后世的中医，都有着重要的指导意义。《金匮要略》“鳖甲煎丸”治疗“症瘕”、“疟母”，近年广泛用于肝癌等腹腔肿瘤。《医宗必读》在中医治癌方面贡献之大，远为其他著作所不及，李中梓治疗肿瘤亦最擅长用温药，首创“阴阳攻积丸”治疗各种肿瘤，自谓不论阴阳皆效。

随着西医的传入及肿瘤学的迅猛发展，现代中医对肿瘤的认识有了突破性进展，在肿瘤的病因上继承了传统的内因、外因，而又在了解了化学病因、病毒病因、遗传等现代肿瘤学的有关知识后，有了新的病因、病机的理解。中医的发病学说在肿瘤病的正邪关系上，认为人体身上一切疾病的产生和发展，都可从正邪两方面关系的变化来分析。“正”就是指正气，包括人体的机能活动及其抗病能力；“邪”就是指邪气，泛指各种内外致病因素。当机体正气旺盛，邪气就不能入侵，或者入侵到机体的卫表阶段时即被正气抵御外出，疾病不易形成和加重。古人说：“邪之所凑，其气必虚”。这个“正”，不但包含有传统上的意义，而且还包括免疫功能和一切已知和未知的机体对有害因子的防御功能，还包含有遗传的本质等，癌肿的发病是正和邪相互关系的一种后果，也是机体防御和致癌因子相互作用的结果。现代中医对在肿瘤疾病中正和邪的认识，较古代有了明显的不同，既继承了传统中医的理论，又包含了现代肿瘤学的内容，既有继承，又有很大的发展。

中医学认为肿瘤组织是来源于人体自身组织又和自身组织不同的有生命的、可转移的新生物，瘤、积聚、岩等肿瘤组织是由于自身气血津液结聚变化而成，肿瘤组织有生命、可生长、易转移的特点说明肿瘤组织同体内痰、瘀、毒等有本质上的区别，机体阴阳失调，脏腑经络气血功能障碍，气滞、血瘀、痰凝、热毒、湿聚等互相交结，共同导致肿瘤的发生，瘀、毒、痰、滞、恶气是导致肿瘤发生和发展的微环境，痰瘀毒滞是导致正气转化为恶气的原因，恶气导致体细胞转化为肿瘤细胞，并不断推动着肿瘤细胞生长。痰瘀毒滞影响了微生态环境气血运行，导致了微生态环境的变化。在痰、瘀、毒、滞的作用下正气可以转化为恶气，正如《素问·五运行大论》曰："气相得则和，不相得则病"，肿瘤细胞和微环境之间相互作用，造就了适合于肿瘤生存的微生态环境。

因此，近代中医学家在现代肿瘤学的理论基础上结合中医肿瘤发病学的研究，提出了"癌毒论"、"传舍论"、"正气亏虚论"、"固涩论"等创新性的理论，从不同的角度阐述了肿瘤全新的发病理论，拓展了传统中医理论的内容，开阔了防治肿瘤崭新的思路，丰富和发展了中医肿瘤发病学。

二、癌毒论

"癌毒"是恶性肿瘤发生的根本原因是发生、发展过程中的

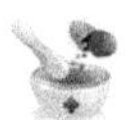

主要矛盾和矛盾的主要方面，因此癌毒是恶性肿瘤病机的核心，也是认识和治疗恶性肿瘤的主要着眼点。癌毒及其产生的病理性代谢产物通过血液、淋巴液的循环扩散到全身，致使整体功能失调，继而耗伤正气并与气、血、痰、热等纠结起来，进一步产生一系列的病理变化。

癌毒有以下特点：①癌毒为阴毒，其性深伏，难于根除；②癌毒为实邪，表现为全身为虚，局部为实；③耗损正气，酿生痰瘀，往往湿热痰瘀虚实相兼为病；④广泛侵袭，致病力强，虽体质强者以在劫难逃；⑤易于扩散，沿经脉、络脉流散到远处；⑥癌毒的毒性是变化的，时而稳定时而猛烈；⑦凝结气血，胶着不化，缠绵难愈，毒恋难清。

肿瘤初期阶段，由于癌毒致病的峻烈性强，主要表现为癌毒由原发灶向周围组织侵袭扩散；进入中期阶段，癌毒沿络脉、经脉等流散，在适宜的条件下形成转移灶，癌毒淫溢，不断掠夺人体气血津液以自养，耗伤正气，正气固摄能力逐渐减弱；由于癌毒盘踞，与气血凝结，胶着不化，病情缠绵难愈，正邪双方力量此消彼长，癌毒传舍愈盛，机体愈发虚弱，形成恶性循环，最终将机体拖入晚期。

三、传舍论

恶性肿瘤患者约 80% 以上死于侵袭和转移，其转移途径符合《内径》所述：皮肤腠理—经络血脉—胃肠六腑—肝肺五脏—骨骼髓海（脑），按中医理论，心主血脉，肝藏血，脉络为血液循环的通道，肿瘤易转移的部可能与该器官及组织的血供及血运有关。复发与转移是肿瘤恶性生物学行为的特征性表现，也是导致临床治疗失败的主要原因。现代中医学者根据恶性肿瘤复发与转移特点，提出了“传舍论”，认为肿瘤的传舍（转移）是一个连续的过程，其中包含有三个要素：①“传”指癌毒脱离原发部位，发生播散；②“舍”即扩散的癌毒通过脉络等通道停留于相应的部位，形成新的转移瘤；③转移瘤也可以继续发生“传舍”，这些部位又成为再转移的源泉。

四、正气亏虚论

正气亏虚是肿瘤发生及转移的必备条件。正气亏虚既是肿瘤发生的条件，也是病邪由浅入深，渐次发生传变的重要因素。癌毒一旦形成，机体正气发挥其抗癌的作用，驱邪外出；同时，正气还具备固摄之力，抑制癌毒的扩散。如果正气亏虚失于固摄，则癌毒其势嚣张，更易于播散转移，同时癌毒耗伤正气，更加加重正虚。在治疗肿瘤的过程中，手术、放疗、化疗、以毒攻毒中药等手段的运用，也可以损伤正气，使机体的抗癌力进一步下降，加速肿瘤的转移。所以，正气亏虚是肿瘤发生及转移的必备条件，正如古人云：“最虚之处，便是客邪之地。”

五、固涩论

抗癌力具有抗癌和固摄的双重作用，是肿瘤发生、发展与转移的必要条件和根本。肿瘤发生、转移与脏腑固摄功能关系密切。若本脏气虚或脏气被邪耗以致气虚，则气机当升不升，当降不降，气机郁结，癌毒易于产生或停留，并随经络气血达于它脏，最终五脏均可见转移。《内经》云：“凡阴阳之要，阳秘乃固。”癌毒其性竣烈，易耗伤正气，可致“阳不能秘”而发生扩散，形成转移，故“散者收之”，“其慓悍者，按而收之”。

因此，临床采用收敛固涩法治疗肿瘤。一方面，可以固摄正气，防止耗散。肿瘤晚期，易引起气虚、精亏、血虚、津竭，甚

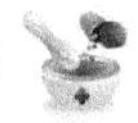

至元气暴脱危及生命，此时使用固摄药物，不仅可以固护正气，使气、血、精、津免遭损失，还能防止病情的恶化；另一方面，可以固摄癌毒，缩短病程。某些中晚期肿瘤，通过中西医多种治疗，此时正气已衰，邪气不盛，病势已减，体内“余毒未尽”，机体已不耐攻伐，此时若投入收涩之品，可以收敛癌毒，使之相对固定于人体某一局部，防止和减少癌毒的扩散和转移。即使在恶性肿瘤的终末期，邪盛正衰，治疗在扶正的基础上结合使用收敛固摄法，也能减缓癌毒生长及扩散的速度，使患者在有限的生存期内获得最佳的生活质量。

六、癌状态论

现代医学认为，细胞都含有突变基因，如果微环境失调，这些细胞基因将会发生突变，其结构或分子组成发生变化都可以导致细胞增殖、生长、分化、凋亡发生异常，导致肿瘤的形成。可见，细胞生态微环境与肿瘤的发生关系密切，肿瘤细胞的产生和改变必须需要一个特定的环境，肿瘤细胞和这个环境中的其他成分构成了一个微生态系统。

中医学一贯强调“天人相应”和“整体性”，人与自然之间不断进行物质和能量的交换，以维持阴阳动态平衡。同时，人体内各系统之间亦不断进行物质和能量的交换，维持着各系统间的阴阳动态平衡，微生态系统的功能相当于络脉的功能，而络病则与西医的微循环障碍、微血管失调、微循环紊乱极其相似。

络病理论认为，络病贯穿肿瘤发生、发展、转移等的各个病理环节。络气郁结是肿瘤发生的始动因素，络息成积是肿瘤的关键病理环节。络息成积是指邪气稽留络脉，络脉瘀阻或瘀塞，瘀血与痰浊凝聚成形的病变。癌症一旦发病，脏腑之络气虚衰，自稳功能低下，一方面，组织呈现无序快速破坏性增长，另一方面，气之帅——血正常运行的功能失常，脉络大量增生供给癌瘤血液营养，不为正体所用反助邪为虐，导致癌瘤快速破坏性增长。

七、痰毒流注论

肿瘤转移是以脏腑虚损为本，痰毒流注为标。“痰”是指某些疾病的病理产物或致病因素；不论因病生痰，或因痰致病，均与肺脾二脏有关，脾为生痰之源，肺为贮痰之器，肺脾气虚，痰湿内生；“毒”是泛指对机体有不利因素的物质，因毒的性质不同有湿毒、热毒、痰湿之毒、湿热之毒、水谷之毒、瘀血之毒、糖毒、脂毒、尿毒、粪毒等的不同，“痰毒流注”理论之毒，是指痰湿之毒，谓之痰毒；“痰毒流注”理论之流注是指痰毒随气血流动不息，向各处灌注的意思，肿瘤转移是由于痰毒互结，痰毒流注脏腑之络脉；络脉损伤，气血离络留而为瘀而至转移，流注肝而成肝积，流注于肺而成肺积，流注于骨而成骨岩，流注经络而成瘰疬。

八、阴虚癌瘤相关论

阴虚癌瘤相关论认为：①阴气对癌毒具有抵制作用，外侵之癌毒（致癌物）只有对阴虚之体才会发生作用，而内生癌毒产生的原因也是由于阴虚不能制约亢阳，轻阳壅盛，蕴久而化为癌毒。②癌毒作用于机体之后，阻塞经络通道，影响气血运行，滞气、酿痰生瘀，使气滞、痰凝、血瘀等病理产物胶结壅塞于局部而形成肿瘤。除此之外，癌毒还会狂夺阴血，进一步加重阴虚，形成“阴血养毒，毒耗阴血”的恶性循环。③毒蕴阴亏是恶性实体肿瘤发生的根本病机，其中癌毒是恶性实体肿瘤发生的必备

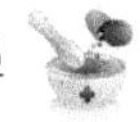

条件，阴亏才是恶性实体肿瘤发生的根本。因此，滋阴法通过从“根”上纠正“阴虚”这一发病之“本”，可以有效地预防恶性实体肿瘤的发生与发展。

九、相火论

命火即为相火，是人体正常之火，乃无形之火、水中之火。肿瘤发病多和情志太过引起相火妄动有关，相火妄动即病理之火，多为情志因素引起，如“七情致病”、“五志化火”病机都在一个“火”上。情志所致的相火妄动类似于现代医学的心理应激，过度应激会对机体造成损害，强力抑制机体的免疫功能，特别是针对癌细胞的细胞免疫几乎完全被抑制。《金匮翼·积聚》云：“忧思郁怒，久不得解者，多成此积。”指出了情志久郁化火是导致肿瘤发生的重要因素。

心理学研究发现，癌症与某些负性情绪有关，即癌症患者较多地表现出屈从和退缩的行为模式，被称为 C 型人格，流行病学资料显示其癌症发病率为常人的 3 倍以上。负性情绪不能及时宣泄，成为一个持续的劣性应激原引起应激反应并在体内蓄积，C 型行为的心理生理反应可在分子水平引起 DNA 细胞修复能力下降，促使原癌基因活化，最终导致肿瘤的形成。治疗上要采用引火归元的方法同时养阴以制火，而命火是通过三焦发挥作用的，所以在治疗中调畅三焦的气机也至关重要。

第二章　肿瘤特征、信号及体征

一、恶性肿瘤十大特征

①克隆起源；②永生性和端粒；③基因不稳定性；④抗生长抑制；⑤生长信号自给自足；⑥抗凋亡；⑦侵袭和转移；⑧肿瘤相关炎性微环境；⑨逃避免疫杀伤；⑩促肿瘤炎症。

二、肿瘤十大警惕信号

（1）乳腺、皮肤、舌部或者身体任何部位有可触及的或不消的肿块。

（2）疣或黑痣明显变化（颜色加深、迅速增大、瘙痒、溃疡、出血）。

（3）持续性消化不良。

（4）吞咽食物时梗噎感、疼痛、胸骨后闷胀不适、食管内异物感。

（5）耳鸣、听力减退、鼻塞、头痛、抽吸咳出的鼻咽分泌物带血。

（6）月经期不正常的大出血，月经期外或绝经后不规则的阴道出血。

（7）持续性声音嘶哑、干咳、痰中带血。

（8）原因不明的大便带血及黏液或腹泻、便秘交替，原因

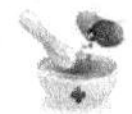

不明的血尿。

(9) 久治不愈的伤口、溃疡。

(10) 原因不明的较长时间体重减轻。

另外还可见原因不明的固定骨痛；原因不明的疲乏、贫血和发热；原因不明的口腔出血、口咽部不适、异物感或口腔疼痛；排便或排尿习惯的改变；男性乳腺增生、明显长大；女性乳头溢液，尤其是血性液体；无痛性持续加重的黄疸；单侧持续加重的头痛、呕吐和视觉障碍，特别是原因不明的复视等。

三、肿瘤特殊体征

肝瘿线：是指舌的边缘单侧或双侧呈紫或青紫色，形如条纹或不规则斑块黑点，境界分明，易于辨认。肝瘿线是青紫舌中特殊的表现形式，此线与肝癌有一定的联系，故认为肝瘿线对中晚期肝癌的诊断与鉴别诊断有辅助诊断意义。肝瘿线主要见于原发性肝癌，由童氏于 1962 年首先报道，原发性肝癌阳性率为 77.93%。其后，国内很多研究单位及学者进一步进行了观察，阳性率虽不尽一致，但这一现象的存在已为大家所认可，从而将肝瘿线作为中晚期原发性肝癌的辅助诊断，也引起了人们的广泛重视。

肝瘿线可出现于原发性肝癌的早期阶段，亦可散见于各个不同的病期中，但以中晚期肝癌更多见，一般认为早期肝癌患者出现的机会少，程度轻，需要仔细观察才能确定，而随着疾病的进展，肝瘿线亦越来越清晰，辨认亦愈加方便，但肝瘿线并非随肝癌的病情加重而持续存在，有的晚期患者，亦可见到肝瘿线消失的现象。

青紫舌：是指舌质发青而晦暗或呈紫色，常常伴舌体胖大，并有瘀斑、瘀点，舌苔呈白腻色。青紫舌多由阴寒内盛，阳气不宣；或热毒炽盛，深入营血；或肝失疏泄，气机不畅，最终致气血不畅而血脉瘀滞而成。青紫舌常见于肺癌、食管癌、胃癌、淋巴瘤等多种恶性肿瘤的晚期，各种肿瘤的肺转移严重影响肺功能者亦可出现青紫舌。肿瘤患者的青紫舌常常与病情进展程度相关，在一个肿瘤患者的整个发病病程中，往往能见到青紫舌的出现。病期越晚，出现青紫舌的概率越高，而早期患者，青紫舌通常少见。

望舌下脉络：舌下脉络是位于舌系带两侧纵行的大脉络，管径小于2.7mm，其颜色为淡紫色。望舌下脉络主要观察其形态、颜色、粗细以及舌下小脉络的变化。当舌下静脉出现颜色加深、充盈怒张，或瘀曲隆起，或变长变宽，或呈囊柱状、粗枝状时，则为病理现象，舌下脉络的异常病理改变，根据肿瘤发生的不同部位，可有不同的发生率，其中，消化系统恶性肿瘤与原发性支气管肺癌最为多见，乳腺癌、颅内肿瘤、五官颌面部肿瘤等次之，妇科肿瘤再次之，而造血系统恶性肿瘤则相对少见，在所有消化系统恶性肿瘤中又以原发性肝癌、胃癌、食管癌为著，原发性支气管肺癌随病情的加剧，病期的进展，舌下脉络异常出现的机会也越来越多。

手指甲颜色：出现黑纹者，以消化系统肿瘤和女性生殖器官肿瘤较为多见。这种黑色往往初起时呈紫色或淡紫色，以后逐渐变黑，黑纹由指甲根部向上纵向发展。可以在拇指、示指、中指、无名指中出现，有时也可在脚趾中出现。示指出现者多为食管癌和胃癌；示指、无名指出现者多见于肝癌。

耳穴异常：肿瘤最常见的耳部变化，表现为耳郭或耳穴部位的局部隆起、结块，以及其皮肤色泽的改变，如花斑、色素沉着，多种恶性肿瘤的病程中均可出现上述征象，但其中尤以耳郭或耳穴的局部隆起为最多见。

“三印”、“两触”：著名肿瘤专家、老中医孙秉严创立了独

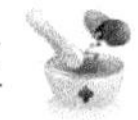

具特色的“印法辨证”即“三印”、“两触”辨证方法，通过望舌、腮、甲印的“三印”分辨病症的属寒属热；根据触摸耳壳和触按胃脐部的“两触”判断病体有无瘀滞，从而指导临床用药。在论及治疗后三印的变化时，孙氏曰：以腮齿印的变化最明显，中阳虚寒得辛热（腮印）可很快消失，饮食不慎，寒凉过度又可出现；甲印变化最不明显，治疗有效，体质变强，但甲印未见变化的情况很多。由于癌症患者由于脾虚、阳气不足，他们的舌部与腮部会肿大，与牙齿相顶，会留下舌齿印。与此同时，指（趾）甲印的“月牙”部分则会逐渐变小，甚至消失。综合来说，“三印”是由于正虚、邪入两方面的因素的共同作用，导致气血运行障碍，致气滞、血瘀、湿聚等病理产物而出现一种外在标志。“三印”、“两触”阳性对于癌症患者来说，它可使肿瘤复发被早期发现，临床研究发现“三印”、“两触”阳性患者，有 70% ~80% 体检时发现了恶性肿瘤。

第三章　肿瘤治疗原则及策略

一、治疗原则——以“调”为主，以“消”为辅，以“扶正”为基

1. “调”　是调整人体阴阳五行等各方面状态，体现在“调其境、顺其势、摄其神”和“调其枢、畅升降、转大气”，达到人与自然界及机体内各系统平衡和谐状态。《内经》曰：“因而和之，是谓圣度”，中医学的特点是以“人”为本的整体观，以调整阴阳的辨证论治为核心，中医学一贯强调“天人相应”和“整体性”，“天地合气，人以禀天地气生”，用药治病宜合乎天地人之气，重视患者“精、气、神”，用药寒热温凉相宜，升降浮沉有度，且与四时之法度相合，《侣山堂类辨》曰：“春宜用升，以助生气；夏宜用浮，以助长气；秋时宜降，以顺收令；冬时宜沉，以顺封藏”。

中医治疗癌症的目的并非为直接杀灭癌细胞、消除瘤体，而是通过调整人体脏腑功能及气血阴阳，消除体内“痰、瘀、毒”等病邪，使内环境恢复自然平衡状态而消除癌细胞。调整机体内外环境平衡和谐是防治肿瘤的最高境界，调脏腑气血阴阳重点是要调肝，肝主疏泄，是脏腑气机升降出入之枢机，脏腑之功能通畅和调，依赖于肝脏的条达；肝体阴而用阳，体现了人体阴阳互生互根，消长转化，对立统一维持平衡，阴阳失调，百病乃生。大气为诸气之纲领，并为全身血脉之纲领，大气者以元气为根

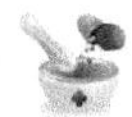

本，以水谷之气为养料，以胸中之地为宅窟，能代先天元气主持全身，因此大气能撑持全身，振作精神，以及心思脑力、官骸动作。“百病皆生于气也”，肿瘤亦然，诸多气郁、气结、气滞、气陷、气逆等皆因“气转”功能失调也，故《金匮》曰“大气一转，其气乃散”。

2. “消” 指以毒攻毒、清热解毒、活血化瘀、化痰散结、温通散结、攻下软坚、通络散结等治疗方法消其积、滞、瘀、毒等，是祛邪最好的一种方法。在癌症患者体内，“正气”指患者机体对癌细胞有克制作用的自然抗病能力；“邪气”指患者体内的癌细胞及其对机体的损伤作用。机体内的自然抗癌能力与癌细胞的生长、扩增之间的矛盾是患者体内推动癌灶形成与变化的主要矛盾，“邪气”是矛盾的主要方面。癌症的显著病理特点是癌细胞及其某些代谢产物具有消耗和降低机体自然抗癌能力的作用，使机体内的自然抗癌能力随癌细胞的数量增加而降低，形成恶性循环，即“邪盛正衰”，临床见毒、痰、瘀等邪胶结互生，形成坚硬肿块是其关键的证候特征。因此，“消”法是癌症治疗的关键环节。

3. “扶正” 是扶持正气，培植本元的方法来调节人体阴阳气血、脏腑经络的生理功能，提高机体抗病能力，增强免疫功能。正气包括阳气和阴精两个方面，而以阳气为主，“扶正”不仅要益气、滋阴、养血，在很大程度上是指补充和恢复人体的阳气，即用温阳来达到扶正的目的。《素问·生气通天论》曰：“阴阳之要，阳密乃固”，“阳气者，若天与日，失其所，则折寿而不彰”，“阳精所降其人夭”，《素问·评热病论篇》曰：“邪之所凑，其气必虚”，《医宗必读》说：“积之成者，正气不足，而后邪气踞之”。

正气亏虚是肿瘤发病的基础，且贯穿于肿瘤发生发展的全过程；正气亏虚也是癌症复发、转移的关键。肿瘤是邪毒瘀结于内，寒凝毒结者多见，易伤人阳气，故治当注重扶阳益气。

热毒只是肿瘤发展到一定阶段的病理表现，即使有应用清热解毒法的指征，也应考虑到温振阳气这一法则。癌症发生后，一方面，由于癌毒亢盛，正气亦虚，虚不胜邪，癌毒泛滥，导致癌症复发、播散、转移；另一方面，患癌症后，采用手术、放、化疗治疗措施，虽然对癌毒有明显遏制、杀伤或清除作用，但多次反复的治疗，对正气损伤亦较大，正气虚损的结果是造成人体免疫功能下降，内环境失衡，抗病能力减弱或缺失，癌毒渐聚，加速了癌症的播散、转移，形成恶性循环。癌毒具有猛烈性和顽固性致病特点，加上现有的扶正治疗的强度与速度并不能与癌细胞生长的速度及其对机体自然抗癌能力的损伤的强度相抗衡。因此，扶正治疗是放疗、化疗的护航手段及手术后康复治疗，是癌症患者中晚期治疗的基础，在中西医结合治疗中贯穿于癌症整个治疗的始终。

二、屡攻屡补，以平为期

李中梓《医宗必读·积聚》曰：“屡攻屡补，以平为期”。李氏认为：“积之成也，正气不足，而后邪气居之……立初中末三法：初者，病邪初起，正气尚强，邪气尚浅，则任受攻；中者，受病渐久，邪气较深，正气较弱，任受且攻且补；末者，病魔经久，邪气侵凌，正气消残，则任受补。”扶正即扶助正气，增强体质，提高机体抗邪能力，包括针灸、气功、体育锻炼等方面，而精神的调摄和饮食营养对于扶正具有重要意义。祛邪即是祛除病邪，邪去正安，多用泻实之法，用药则遵“治积之药，在知攻补之宜，而攻补之宜，当于孰缓孰急中辨之。”

医学上的各种治疗方法本身就是一个双刃剑，它在治疗疾病的同时也造成对正常组织及功能的伤害，临床治疗的目的是既能

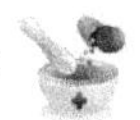

够最大程度的杀死肿瘤细胞，又能最大限度的保护正常组织。临床实践证明，治疗肿瘤光靠“消灭”不够，还要考虑“改造”，达到“与瘤共存，和平相处”，对于晚期肿瘤患者来说，与其消灭肿瘤，不如控制肿瘤，因为有时“消灭”肿瘤时，反而会促进肿瘤的抵抗和复发。

以平为期，就是用攻补治疗方法使机体各种矛盾和平共处，当然消灭矛盾的一方是特殊性，对立统一是普遍性，即正邪统一共存。著名肝癌专家、中华医学会副会长、中国抗癌协会肝癌专业委员会主任委员汤钊猷院士认为，许多肿瘤人类目前无法达到“斩尽杀绝”，肿瘤治疗目的是注重对残癌的改造，使之“改邪归正”，实现带瘤生存同时；更要注重对机体的改造，只有这样患者才能提高自身的抗癌能力。现代医学“临床获益”概念的产生，肯定了稳定也是疗效，支持了中医的“带瘤生存”的合理性，从而弥补了过去“完全治愈”评价体系的不足。

以平“为期”立意深远，人体内环境、人与自然平衡和谐是肿瘤治疗追求的最高境界。

三、衰其大半而已

经曰：“大积大聚，其可犯也，衰其大半而已，故去积大半，纯予甘温调养，使脾气健运，则破残之余积，不攻自去。”2006 年世界卫生组织通过多年论证达成共识，将肿瘤纳入“可控慢病”的范畴。汤钊猷院士创造性提出了“消灭与改造并举”的全新抗癌新方针、新战略，强调科学、合理、综合原则，借助循证医学提供的证据，科学组合多种治疗方案和方法。对于各种创伤性治疗，应强调适度原则，避免治疗过度、伤损太大而得不偿失，特别是对中老年患者，应把其所患的癌症视作一类慢性病，目标追求上既考虑短期最佳疗效，更追求长期稳定以及生存质量的提高；治疗方法上讲究合理、适度与综合；对多数患者贯彻姑息治疗和“维持治疗”的思路，许多情况下“悠着点”往往效果更好，也更符合患者的最大利益。

从2010年开始，一项被称为“明智选择”的医学建议正在受到越来越多的关注，也得到越来越多医学专业学会的反应，甚至有人认为，这是21世纪临床思维的一场变革，势必广泛影响临床实践直至医疗保健体系的重构。美国在启动明智选择项目时进行了一项调查，他们发现，临床上有30%的诊断和治疗项目，是属于缺乏明确证据的过度应用。ASCO肿瘤医疗价值特别小组主席Schnipper教授在制定ASCO的“明智选择”建议时指出：“作为医生，为患者提供高质量、高价值的医疗服务，我们是责无旁贷的。这意味着需淘汰那些弊大于利的影像学和其他检测项目，确保所选择的每个治疗方案来自于可获得的最佳证据，提供循证医疗。我们不仅需要帮助患者更好地带瘤生存，我们还必须使他们得到高质量的医疗服务，产生最大可能的成本效益”。

明·张景岳说：“除积之要，知在攻补之宜。”中医治疗肿瘤的“明智选择”就是注重攻补协调统一，既不能单纯地强调扶正，忽视了祛邪的重要作用，其结果轻则丧失了祛邪的良机，重则姑息养奸助长邪气，促进癌瘤的增长，也不能一味的“粗工凶凶，以为可攻”的蛮干，忽视了扶助正气在治疗中的积极作用，其结果使正气受损，造成癌肿扩散蔓延，因此，只有将二者有机结合起来，攻中寓补，补中寓攻，审病势，轻重缓急，根据邪正双方斗争力量的变化，具体问题具体分析，才能掌握治疗的主动权。攻补兼施理论恰当地考虑了患者与疾病的关系，以宿主的状态即以人为中心而不是以疾病为中心，符合现代生物—心理—社会医学模式转变需求，或攻或补，目的只有一个：邪去正安，攻补需有度。

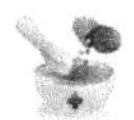

四、调枢、攻毒排毒、扶正固本

调枢：经曰：“出入废，则神机化灭；升降息，则气立孤危。”调枢主要是调肝枢和调中枢脾胃。

调肝枢，肝主疏泄，是脏腑气机升降出入之枢机，机体阴阳气机调畅表现为：阳降而交阴，阴升而交阳，两相顺接，阴阳协调，升降出入平衡，则肺得以宣发肃降，脾能升清、胃能降浊，心火下而肾水升，正常的生理活动得以维持，脏腑之功能通畅和调，依赖于肝脏的条达；肝体阴而用阳，体现了人体阴阳互生互根，消长转化，对立统一维持平衡，阴阳失调，百病乃生。

调中枢脾胃，脾胃居于中焦，调中枢脾胃主要是“调”和“补”，所谓“调”者，调理脾胃气机升降；所谓“补”者，补气健运脾胃、以喜为补，“调”与“补”两者相辅相成、相互为用。其目的是：①恢复脾胃的升和降功能；②恢复脾胃的纳和化功能；③恢复脾胃的燥和湿功能；④促进第二病理产物的清除，推陈致新；⑤“脾统四脏，以滋化源”，达到“和调五脏”，恢复人体脏腑功能。

攻毒排毒：攻毒之法分为三步，一是正气尚可，毒邪较盛，应抓住机适时猛攻，时机准，药量大，中病即止；二是正邪居半，此时不可偏废，采取扶正祛邪，攻中有补，补中有攻，攻补兼施；三是晚期患者，或采用西医过度治疗之后，随时可出现一些并发症，此时以正虚为主，可采用扶正与持续微攻之法。总之，临证使用以毒攻毒法时，应把握用量、用法及用药时间，方可收到预期的效果。

攻毒排毒，通利二便：①驱除有形邪气以除癌毒：通利二便用于肿瘤临床，有破瘀、驱毒、攻积之功；②促使局部胃肠及全身气机升降：通大便可降胃气，升清气，气机畅通，瘀血、痰积得除；③里通表自和；④有利脑气的舒张；⑤有助全身邪热分流清解；⑥排除多余营气化痰脂；⑦防止有毒中药蓄积中毒：服药期间一定保持大小便通畅，防止蓄积中毒。

扶正固本：能提高机体免疫功能，阻断细胞癌变，阻止癌的扩散和转移。一些细胞癌变后是否形成临床上可见的癌瘤，以及形成癌瘤后的转归，都与机体的免疫功能息息相关。“邪之所凑，其气必虚”，癌的发生、扩散、与转移，均有免疫低下的共性，已知扶正固本的中药含有提高免疫功能的作用。基于这一原理，合理地使用具有提高免疫功能的扶正中药，有可能会起到癌变阻断作用和阻止癌的扩散与转移，特别是癌变细胞尚少时，或癌瘤已形成已经手术切除，并进行了合理的化、放疗，杀灭了大部分癌细胞的时候。

研究证实，人体的免疫功能与中医学的脾关系至为密切，还证实脾虚患者细胞免疫与体液免疫功能均低于正常人，经用健脾益气中药治疗后，随着脾虚的临床表现好转，免疫指标也恢复着正常。免疫功能与中医学的肾关系密切，而且进一步证实免疫功能受下丘脑－垂体－靶腺的调控，所以临床上常用补肾固本的六味地黄丸提高肌体的免疫功能，同时，扶正固本的中药还有刺激造血干细胞，激活网状内皮系统功能及淋巴细胞转换率以增强抗癌的能力。因此，扶正固本中药用于化、放疗期间，可促进机体白细胞下降和骨髓损伤的迅速恢复。

第四章　肿瘤临证指归

一、临证思路

1. 把握辨识肿瘤的要领

（1）掌握肿瘤病的基本病机、治疗原则及方药。

（2）病程的阶段性：证是疾病发展到一定阶段的病理概括，而肿瘤有早、中、晚期之异。

（3）局部与整体的关系：肿瘤病变多在局部表现为实证，而整体机能状况多体现为虚证。

（4）多因素的病因：正虚（脏腑、气血、阴阳）、邪实（痰饮、水湿、气滞、血瘀、热毒）。

（5）个体化差异：因时、因地、因人的不同，而加以辨证，即辨证论治又是个体化诊治的反映。

（6）识别放疗、化疗等治疗期间机体的病理病机动态变化、病势发展，并预见其转归。

（7）整体性地认识疾病：证是一个时空多维概念，包括病位、病因、病性、病程，体现出对病理的整体认识，这就要求医生在临床上树立整体观念，完整的认识疾病，进而指导诊治。

2. 紧扣主体特征，确定治疗用药　临床中往往体现出共同的基本病机特点：正气不足，而相同部位和性质的肿瘤临床中亦能发现其共同的中心症候群和总的病机特点。如肺癌患者往往以咳嗽、胸痛、咯血、发热、消瘦为中心症候特点，而以气阴两虚为基本病机特点。所以，临床辨治中应首先分析、掌握相同肿瘤性疾病的共同特点，了解其共性特征，总结其治疗规律和用药特色。

3. 辨析动态特征，随证灵活加减 不同个体、不同病期、不同生物学特性的肿瘤，临床表现、病机和用药亦有所差异，因此，在充分分析共性的基础上，掌握个性特征，全面辨析动态特征，随证灵活加减对于肿瘤临床治疗至关重要，只有这样，才能达到最佳的治疗效果。辨证论治是中医学的精髓。肿瘤作为临床症状复杂、病情多变的一类疾病，临床中更应掌握好辨证，才能及时、准确地把握疾病发展的动态。同时，肿瘤作为一类特殊的疾病，由于部位不同，肿瘤生物学特性各异，又有其各自的发展规律和特点。

4. 独特临床思维 “辨病施治、辨主症论治、圆机活法”的肿瘤中医特色论治模式——通过辨证、辨病、辨法、抓主症、对症治疗、三因制宜等数法兼备，同时伍入消癌解毒、化痰散结、活血化瘀、清热解毒、利湿泄浊、益气养阴六大类“消癌扶正”。

总之，辨证论治是中医治疗一切疾病的基本法则，要做到准确辨证不仅须熟读经典，更须多临证、勤体悟，真正形成特色中医肿瘤辨证思维能力，把肿瘤的特点与中医辨证思维有机的结合，切忌生搬硬套，肿瘤病情复杂，非简单辨证所能概括，要灵活运用各种辨证方法。

二、治人治病

美国加州大学癌症研究中心约翰·格拉斯皮教授说：“应该把癌症作为一种慢性病来治疗，这样就可以把注意力放在提高患者生活质量上，而不是非要把病治好，如果我们能让患者生存下

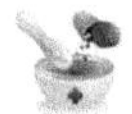

来，而且心情愉快，那就是一个非常了不起的成果”。近代著名医家孔伯华先生指出：中医临床上不能见“病”不见“人”，即不能见“树”不见“林”，而应从“人”出发，照顾到患者的整体。特别是中晚期癌症患者更要把人、病、治三方面的关系摆正，其中人是主要的，检查治疗用药，无非为的是人，要把顾护正气放在治疗的首要地位，人体正气不伤，则能抗邪御病，而立于不败之地。

著名中医学家刘炳凡倡导“治病必须治人”的学术思想，正确处理“治病留人”、“留人治病”，肿瘤治疗不应消灭癌细胞为目的，而是既要看到病，又要看到人；既要看到病邪的损害，又要看到机体的抗病能力；既要着眼于疾病当泻之“实”，又要注意体质禁泻之“虚”；既要看到药物治疗之利，又不能忽视药物伤害机体之弊；尤其是晚期癌症患者，尽管肿块未消退，但必须遵循留人以治病的原则。

三、辨证与辨病

辨证论治重点在于对机体功能状态的生物学调节；辨病论治重点在于消除局部的病理变化。辨证和辨病是两种不同的认识疾病方法和过程，辨病能揭示疾病的根本矛盾，有利于认识病的特异性，掌握病变发生发展的特殊规律；辨证可以揭示疾病阶段性的主要矛盾，是把握疾病重点的关键，能加强治疗的针对性。

辨病与辨证相结合是临床辨识疾病发展规律的一种深化，不仅克服了对疾病某些病程阶段无证可辨的不足，同时丰富了传统的辨证论治内容，借鉴了现代医学的成果，通过现代医学的诊查手段延伸了中医的四诊，使辨证论治理论有了新的发展，显著地提高了治疗水平。

恶性肿瘤在早期很难从舌脉及临床症状表现上做出明确的诊

断，首先要依现代医学理论来辨明该肿瘤的具体部位、生长方式、病理类型、组织分化程度、生物学行为、转移迟早、远近，是否容易复发等，再依照中医学理论对该肿瘤进行辨证论治。

辨证用药因证而变，三因制宜；辨病用药具有规律性、稳定性。对患者邪正关系的认识上，更能展现辨证与辨病相结合，如有的患者，经手术治疗后肿瘤已经切除，但病理提示局部或者远处淋巴结有转移，或者肿瘤侵犯了临近的组织器官，虽然患者此时已无肿块可查，无症状可辨，饮食二便正常，但从辨病角度出发，仍然认为患者体内有癌毒痰瘀存在，治疗上予以解毒抗癌，化痰散结以涤荡余邪，防止复发。另外，辨病又不脱离辨证，对患者表现出来的证候舌脉等应详加诊查，以辨别邪毒痰浊瘀滞之主次，气血阴阳之偏衰，如肺癌患者一般是热毒偏盛，多阴伤，治疗用药偏凉，但对少数有畏寒怕冷，舌淡苔白者，则表明其邪毒已从寒化，或者有阳气损伤的一面，治疗就当予温化或温清并施，这都体现了辨证与辨病的有机统一。

四、标本缓急

在肿瘤的发病过程中，脏腑功能失调，正气亏虚是根本原因，因此扶正提高人体的抗病能力是治本。而致癌因素作用于人体脏腑组织器官，从而破坏了人体的阴阳平衡，出现一系列的症状及体征，只有致癌因素的消除，症状和体征才会最终消失。手术、放化疗、生物靶向治疗等仅仅是解决肿瘤之“标”的问题，而引起肿瘤发生的原因也就是它的“本”，却没有得到处理，这是导致肿瘤复发转移的一个重要原因。

临床要按照“急则治标，急救留人而后治病则病可治；缓则治本，治病留人而本得治则标自愈”的原则，确定正确的治疗方案。所谓肿瘤的“本”，就是引起肿瘤发生的基本条件，即

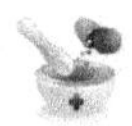

滋生肿瘤生长的“土壤环境”。中医治病的理论体系有别于西医，他是从整体角度出发，运用辨证论治的方法去看待问题，治病求因求本。在肿瘤的治疗过程中，消除内外致癌因素，扶正、控制和消除肿瘤病变是治本，针对恶性肿瘤的各种并发症进行治疗是属治标。

总之，临床坚持“谨察间甚，以意调之，间者并行，甚者独行”和“标急者先治其标，本急者先治其本”的原则。

五、整体与局部

癌症是一种全身性疾病的局部表现，病灶与整体之间存在对立统一的关系。癌症的共性是“局部为实，整体为虚”，局部为实凡是肿瘤不论良性、恶性、长在何处，就瘤体本身，都属实证，整体为虚恶性肿瘤所不同于良性肿瘤者，是整体为虚。《内经》载有“正气存内，邪不可干”，“邪之所凑，其气必虚”。张景岳云：“正气不行则邪滞得以居之。”所以癌症多见于年龄较大，体弱多病，或有亏损之人。正气不足，为癌瘤的生长创造了条件；癌瘤的迅猛发展，又进一步消耗元气精血。

全身的虚损与局部癌瘤的增长，不仅同时存在，而且互为因果，形成恶性循环，到晚期尤为突出。局部病灶可以影响全身，出现各种症状；全身状态的强弱又能影响局部病灶发展的进程和治疗的成败。不同的部位所主的脏腑不同，治疗肿瘤须辨明所属脏腑，注重患者体质的特殊性，谨守病机，以患者的具体病情为依据，依证立法，以法遣药，通过调节整体为主以改善局部是提高疗效的关键。

在肿瘤的发病过程中，尤其强调瘤体局部与机体的整体关系，瘤体病灶的存在与发展往往波及到全身各个系统功能的改变，对机体产生巨大影响。反之，机体功能状况的好坏，也直接关联到肿瘤局部病灶的发生与发展，从而影响肿瘤局部的治疗效果。

所以，在肿瘤辨证治疗时，既要注意机体的临床表现与体征，又要强调瘤体的客观存在；既要注重对局部病灶的治疗，祛除病邪（痰、瘀、湿、毒等），更要注重整体的调节，调节脏腑机能状态，升降出入，调节气血阴阳平衡，只有这样才能发挥出中医学的优势与特色，争取良好的治疗效果。例如，某些肿瘤在某一阶段的病理变化，不一定反映出“瘀血”与“毒邪”的存在，但在治疗时，仍要注意祛瘀、排毒，也就是要充分考虑其致病因素的存在。

六、肿瘤体质与体用

近代研究表明，体质是决定疾病发生、发展的重要因素。肿瘤患者的体质在总体上表现为虚中有实，体质以虚弱、失调为主，在治疗上要考虑不同的肿瘤患者、不同疾病阶段的体质特点，进行合理的调整优化。例如对部分早期肿瘤患者，如果身体状况允许，首要任务是考虑应用各种方法包括手术、放化疗消灭肿瘤细胞减轻癌负荷，在此过程中也要注意顾护正气；在有效减低肿瘤负荷后，及时将治疗重点转移到最大限度恢复或重建人体正气，调整和优化体质上来，这不仅可以巩固第一阶段的疗效，更是促进机体自身抑制肿瘤功能的需要，并为必要时实施再次打击肿瘤准备。而对于某些中晚期或高龄患者，体质状况很差，则应将治疗重点放在改善体质，提高生活质量上，主张通过攻补兼施，以调为主的中医药方法积极治疗。

体、用是一对哲学范畴，指本体和功用。这里是作为辨证纲领，是指人体的脏腑器官和功能。本体脏腑器官是功能产生的基础，功能作用是生命器官的表现。两者既相互对立，又相互依

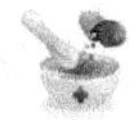

存。体就是现代医学运用影像、超声等检查手段了解到脏腑器官的形态学改变——器质性病变；用就是现代医学运用血液生化等实验室及器官、细胞、神经功能实验了解到脏腑器官功能的改变——功能性病变。器质性病变即“体病”证候，来得快、去得慢；功能性病变即“用病”证候，来得快、去得也快；这就是体用两纲的涵义，临床上我们要根据体用辨证来指导具体治疗。

七、辨法论治

“辨法论治”是中西医结合论治恶性肿瘤基本原则之一。辨法论治，是依据西医肿瘤临床治疗的主要方法，对机体造成或可能造成的各种生理、病理改变，有目的、有计划、前瞻性地运用相应的治疗手段和方法，阻断或改善手术、化疗、放疗等治疗方法对机体的不良反应及后遗症，扩大手术适应证，增强化放疗的敏感性，防止转移和复发，较大幅度地提高治愈率和改善患者的生活质量。辨法论治的指导思想源于中医学“治未病”的理论，是辨证论治与辨病论治的有机结合，是辨病辨证论治的补充和完善。

1. 针对手术运用中医药原则　手术前用中药为宜健脾和胃、气血双补为主，以改善患者的某些脏器功能，如肝功能、心功能等，以及改善患者体质；手术后的短期内用中药，目的是恢复体质，改善或减轻手术后的某些不良反应，如低热、乏力、多汗、胃纳减退、腹部气胀、大便不畅等；手术恢复后长期应用中药，主要是以益气、活血、解毒为主，以提高免疫功能，减少复发转移，提高远期效果。

2. 针对放疗运用中医药原则　放疗属于中医的火热毒邪，壮火食气，热灼津液，表现为热盛阴伤，气津两亏证。通过泻热滋阴，益气生津来解除放疗的毒副作用。药用沙参、麦冬、石斛、太子参、白术、生石膏、知母、玄参、瓜蒌、葛根等。在放射治疗过程中用中药，以减轻放疗的不良反应为主。头颈部的放疗常有口干、咽喉疼痛，治以养阴生津；肺部的放疗常有咳嗽，治以养阴、润肺；腹部的放疗可致腹痛、腹胀、腹泻（放射性肠炎），治以健脾、和胃、舒肝；在放疗过程中，益气化瘀中药具有放射增敏作用；在放疗结束以后，以提高远期疗效、减少复发与转移为主。此外，放疗对某些癌肿，常有后遗症出现。如宫颈癌放疗后的远期直肠、膀胱反应，应补肝肾为主，加中药局部外用，如中药坐浴，中药膀胱灌注；肺癌放疗后的远期放射性肺炎，宜养阴润肺、化瘀散结；放射性脊髓炎，当补肝肾、强筋骨；放射性直肠炎，可益气养阴，清热解毒，止泻，内服加灌肠。

3. 针对化疗运用中医药原则 化疗期间，减轻不良反应；化疗间期，抗癌增效；化疗结束，中医药为主综合治疗，提高远期疗效。化疗药损害脾胃肝肾功能，往往出现消化道反应与骨髓抑制，临床可见呕吐，纳呆，血象降低以及脱发等表现。治疗的思路是，一方面，从脾肾入手，调理脾胃气机升降使清气得升，浊气得降，脾气健运，常用桔梗、法半夏、陈皮、枳壳、茯苓、薏苡仁、厚朴、荷叶、柿蒂、竹茹、熟军等药；对于骨髓抑制，血象降低，治以滋肾养血，滋肾药用菟丝子、女贞子、枸杞子、鹿角胶、补骨脂等既滋肾阴又温肾阳药，阳生阴长促血再生，养血药用当归、旱莲草、熟地、阿胶等。另一方面，加用解毒活血药如山慈姑、夏枯草、草河车、制山甲等促进化疗药的排出。

4. 针对分子靶向运用中医药原则 分子靶向药物的问世与辨证论治（同病异治、异病同治）有异曲同工之处。分子靶向药物的不足之处：一为不良反应，主要为皮疹、末梢神经炎；二为耐药性，是影响疗效的关键。中医认为其为热毒，易伤肝、耗

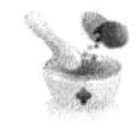

伤气阴，临床治以清肝养肝、解毒凉血、益气养阴、养血祛风，活血通络，可显著改善不良反应，减少耐药发生。因此，辨法论治能提高手术成功率，减少并发症和继发症；配合放化疗，减毒增效；配合放疗改善乏氧肿瘤细胞，增加放疗作用，同时减轻放疗不良反应；改善机体内环境，调整免疫，巩固其疗效。

八、复法大方

肿瘤性疾病由于其临床表现的多样化、发病因素的复杂化、决定了肿瘤性疾病治疗的综合化，所以，临床中应从多角度、多层次认识肿瘤，把握治疗时机、有计划地选择治疗手段，发挥肿瘤综合治疗的效益。对恶性肿瘤这种多因素复合致病的复杂疾病，是多种病因作用于多个部位，产生多个病理环节，希冀从某一点入手，以常法处方，难免顾此失彼或者病重药轻，难以逆转病势，那么药味少的方剂就难以胜任，药味多的大方就可能因其药味多而药效成分多，针对各个病因，协同击破各个病理环节，从而使肿瘤等疑难病好转乃至痊愈。

复法大方是集数法于一方，熔调攻补等于一炉，一般由多种有效成分组成，具有多种药理作用，可同时用来治疗不同的复杂的病机及病症，是通过多途径治疗疾病的方法。复法大方要求达到多种有效成分一起承担治疗疾病的任务，而且每一味药多是不能独立完成治疗疾病任务的，相对西药可以独立承担治疗疾病任务的单一成分的作用强度而言，复法大方多种有效成分各自独立的作用一般较小或弱，但他们集体的力量却可以产生一个大而强的作用，从而完成治疗疾病的任务。

九、名老中医论治心法

国医大师——周仲瑛

周仲瑛认为癌毒是导致癌症发生发展的关键，癌毒既可直接外客，亦可因脏腑机能失调而内生。癌毒阻滞，病变乖戾，诱生痰浊、瘀血、湿浊、热毒等多种病理因素，并耗气伤阴，治疗肿瘤，应以“抗癌解毒”为基本大法，初、中、晚三期均应贯穿攻邪消癌法的运用，初期配合化痰软坚、逐瘀散结，中期伍用调理脏腑功能之品，晚期正虚邪盛时，则以培益为主，兼顾抗癌解毒、化痰软坚、散瘀消肿。在组方遣药上，通常由三大类药物组成：①是抗癌解毒类；②是活血化瘀、软坚散结类；③是整体辨证用药类。其中抗癌解毒多选用虫类药物，以收搜毒、剔毒、除毒之功。并且临床要立足辨证，结合脏腑、经络、生理、病理机制灵活选择药物，或选消癌解毒法、化痰散结法、活血化瘀法、清热解毒法、利湿泄浊法、益气消癌法、养阴消癌法，辨病与辨证相结合而提高临床疗效。

广西名中医、著名肿瘤专家——王三虎

王三虎认为燥湿相混是贯穿某些癌症始终的主要病机，气机升降失常、津液分布不均是导致燥湿相混的关键，阴虚内燥与痰浊水湿并见是其临床特点。其中心论点是：情志的不畅、心理的压力、外邪的侵犯等等都可影响气的正常运行，气行则津行，气滞则湿凝。气机运行不畅则津液敷布不匀，一方面，脏腑组织缺乏津液的濡润而燥涩；另一方面，不能正常敷布的津液则变成痰湿潴留，影响血液运行，日久形成肿块，肿块的增长，又进一步阻碍了气机与津液的敷布，形成恶性循环致使燥湿相混这一矛盾

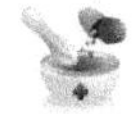

难以解决，且日益突出影响全身。如在肺癌患者中，一方面痰浊上泛，痰中带血，胸闷胸痛，且往往有胸腔积液，舌苔厚腻，或花剥；另一方面阴虚燥热，口咽干燥，声音嘶哑，舌红少津，类似的情况还见于食管癌、大肠癌、肝癌等，同时予牵牛子、麦冬与半夏、猪苓与阿胶、牡蛎与泽泻、苍术与玄参以及六味地黄丸、三物黄芩汤等治疗燥湿相混方药。

国医大师——何任

何任提出“辨证治癌，扶正为先；辨病抗癌，适时祛邪；加减化裁，随证治之。”的学术观点。在“不断扶正”的学术经验框架内，依据辨证论治的原则，何老在临床上又将其细化为三种具体的治疗方法，即益气健脾、养阴生津、温阳补肾。祛邪亦是疾病治疗的重要方面，而祛邪的关键在于时机，即何老所谓的“适时”，即应根据疾病所处的不同阶段、其他西医治疗方法的运用情况等，采用不同的祛邪方法。所谓“随证治之”，即是指在综合考虑癌症病情的基础上，在“不断扶正”、“适时祛邪”的原则指导下，依随患者就诊时所出现的各种证候表现及体检指标，针对性地辨证治疗。

浙江名中医、著名肿瘤专家——吴良村

吴良村提出“一消二扶三平衡法”论治肿瘤的思想精髓，其实质就是以中医辨证为依托，量证拟方。一消二扶三平衡法从大的方面来讲就是祛邪与扶正、调理脏腑、平衡阴阳，强调祛邪在恶性肿瘤治疗中的主导地位，结合扶正，攻补并举，以期达到阴平阳秘。针对肿瘤这一比较复杂而病程又迂回曲折的病证，一消二扶三平衡法重视整体观念，“无虚虚”、“无实实”，做到既不伤正；又不助邪，不失为一个精确平稳而又有效的治疗方法。

上海名中医、著名肿瘤专家——刘嘉湘

刘嘉湘提出“阴阳平衡与扶正治癌理论”：

（1）倡扶正法治疗癌瘤：中医用扶正培本法治癌就是在辨证论治的原则下，选用具有扶助正气，培植本元，治疗虚损不足的中药，来调整人体的阴阳、气血和脏腑经络的生理功能的不平衡，增强机体内在抗病能力，纠正异常的免疫状态，提高免疫功能，抑制癌细胞生长，再配合祛邪药物杀灭癌细胞，抑制癌肿生长，缓解病情，达到强壮身体（提高生存质量），稳定或缩小癌肿，延长生命，甚至达到治愈疾病的目的。正是根本，祛邪是目的，“扶正之中寓于祛邪”，“祛邪之中意在扶正”，扶正祛邪不能偏废，只有二者辨证统一，才能使攻补两法“相辅相成”，达到“治病留人”的目的。

（2）治病求本，重在脾肾：恶性肿瘤，尤其是晚期肿瘤，临床多呈一派脾肾两虚之征。因此，在辨证论治时十分强调“治病必求其本”，健脾益肾是他最常用的扶正培本法之一。因为脾为后天之本，气血生化之源，脾虚则运化乏权，生化无源。肾为先天之本，内藏元阴元阳，为其他脏腑阴阳之根本。脾气的健运有赖肾阳的不断温煦，在病理上，脾气虚弱，脾阳不足，日久必伤及肾阳，所谓“五脏之病，穷必及肾”。

河南名中医、著名肿瘤专家——周宜强

周宜强提出“抑消三结合理论”。所谓“抑”即通过中医药治疗实现抑制肿瘤生长、减少复发转移，多用扶正培本、攻补兼施的治法，达到延长生命、提高生存质量的目的；“消”是以活血化瘀、以毒攻毒、软坚散结治则为主，达到消减肿瘤负荷、消失肿瘤的目的。“三结合”即“中西医结合、传统与现代治疗结合、局部与整体结合”的方法，巧妙运用于肿瘤的发生发展过

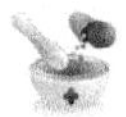

程，以取得好的治疗效果。

北京名中医、著名肿瘤专家——孙桂芝

孙桂芝提出“二本”学说，认为肿瘤的发生、发展以“人身之本”——人身之本亏虚或失调，以“病邪之本”——癌毒侵袭为根本，二者缺一不可。“正虚邪实”病机贯穿恶性肿瘤的发生、发展全过程，参考“二本”学说制定相应的治疗策略，“以人为本，以病为标”，往往扶正祛邪并用，贯穿始终。“人本”与“病本”是疾病的两个侧面，但始终应以“人本”为中心和侧重点，以正气为本，以祛邪为标，两者并用。“癌毒”虽为热毒，但如人体阳气不足，则温阳与清热并用；而温阳药加清热解毒药看似矛盾，实际上从“二本”学说去看，则属自然。

著名老中医——吴承玉

吴承玉以痰瘀交阻为基础病理，以病位+病性为辨证模式，拟定治疗大法；衷中参西，中西互补，提倡整体有序的治疗模式；在辨证的基础上，遵循仲景“有是症用是药”的原则，常根据具体症状灵活加减用药，以切实减轻患者症状，视顾护脾胃。强调阴阳平衡、顾护脾胃。一则投药避免过于滋腻、苦寒，以免碍胃败胃、损伤阳气；二则补益不忘醒脾开胃，使补而不滞，滋而不腻。常选用白术、山药、茯苓、薏苡仁、砂仁、蔻仁、半夏、陈皮、炒谷芽、炒麦芽、焦山楂、六神曲等中药，以确保患者脾胃健运，纳食馨香，且可防止因长期服药而可能引起的胃脘小适，还能促进其他药物的吸收，以提高疗效。

广东名中医、著名肿瘤专家——周岱翰

周岱翰提出中医肿瘤学的辨证论治规范始于《伤寒杂病论》，放射性损害属于“火邪”、“热毒”等观点，倡导诊治肿瘤

要辨病与辨证相结合，药物治疗与食物调养并重，内治、外治兼顾。认为癌肿发生，皆因痰作祟，癌瘤发展又可形成内痰与外痰，除痰散结是其治疗癌症的常用方法。临证时又须顾及痰邪常夹杂六淫、瘀毒为患，形成风痰、寒痰、热痰、燥痰、湿痰、老痰、痰核、痰癖、窠囊等，强调辨证孰轻孰重，常中有变，或用温化寒痰，或清热化痰，或燥湿化痰，为辨治痰饮的变法。

第五章　肿瘤治疗法则与用药

一、清热解毒法

肿瘤与热毒经常同时存在，特别是中期、晚期的癌症患者常伴有肿块局部红肿热痛及全身热性证候，治以清热解毒。临床实践证明，清热解毒法对某些恶性肿瘤或某些恶性肿瘤的某个阶段有一定疗效，这是因为清热解毒药物能控制肿瘤周围炎症和其他感染的缘故。因此，能减轻症状，在一定程度上控制肿瘤的发展。现代医学认为炎症和感染往往是促使肿瘤恶化和发展的因素之一。据实验报道，有些中药有抗炎作用，有些中药没有直接抗菌、抗病毒的作用，但能提高机体的免疫功能等方面来达到抗炎作用，从而防止肿瘤的扩散。因此，该法具有直接或间接的抗癌抑癌作用，而且不会影响机体的免疫功能，有的甚至能升提白细胞，如与扶正固本法配对应用，更是相得益彰。

临床常用药物：喜树果、山慈姑、三尖杉、北豆根、七叶一枝花、白花蛇舌草、半枝莲、龙葵、泽漆、夏枯草、猫爪草、黄连、白屈莱、黄芩、蛇莓、鱼腥草、白毛夏枯草等。

二、以毒攻毒法

瘤之所成，不论是由于气滞血瘀，还是由于痰凝湿聚或热毒内蕴，或正气虚亏，久之均能瘀积成毒，毒结体内是肿瘤的根本原因之一，由于肿瘤形成缓慢，毒邪深居，非攻不克，所以临床常用有毒之品，性峻力猛即所谓“以毒攻毒”法。此类药物气味雄烈，作用峻猛，均有不同程度的毒性，而且许多毒性药的中毒剂量与治疗剂量相近，临床在应用该法治疗肿瘤时，一定要依据中医理论，结合病情及患者体质等因素，掌握好毒药的剂量，慎重使用，适可而止。对于患者体质尚好，尚耐攻伐采用规定的剂量是安全的，或与它药配伍或选用复方制剂，疗效可更好。在使用攻毒药物的同时，也应兼顾正气，适当使用扶正固本药，进行合理配伍，这样既可以发挥其攻癌的作用，又可以减少其毒副反应，提高人体的抗病能力。

临床常用药物：

1. 动物类 如守宫、全蝎、蜈蚣、斑蝥、露蜂房、水蛭、蟾蜍、乌梢蛇等。

2. 植物类 如生南星、生半夏、生附子、鸦胆子、三棱、莪术、八角莲等。

3. 矿物类 如砒霜、轻粉、硇砂等。

三、攻下祛邪法

《素问·阴阳应象大论》“其高者因而越之，其下者引而竭之，其在皮者汗而发之，血实宜决之”，医圣张仲景、张子和等古代医家善用攻下祛邪法，现代中医肿瘤专家孙秉严主张：“破有瘀而不伤正，攻有毒而不中毒”。经曰：“大积大聚，其可犯也，衰其大半而已，故去积大半，纯予甘温调养，使脾气健运，则破残之余积，不攻自去。”李中梓提出的“屡攻屡补，以平为期”，强调临床攻补需有度。中医认为正气不足，阴阳偏胜，正不抗邪，毒邪在体内积聚，攻下祛邪法体现了六腑以通为用、通六腑调五脏、急则治其标之法。

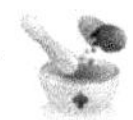

攻下法是祛除病邪的有力措施：中医认为恶性肿瘤的发生与机体脏腑功能紊乱导致内环境失常相关，瘀血、痰湿、气机逆乱等常是诱发癌变并加重病情的因素。攻下法迅速地驱除这些致病因素，改善机体的内环境，扭转病势。

攻下法可改善脏腑的功能活动：脏腑功能失常是癌症发生的根本内因，故改善脏腑功能是治病的关键。六腑以通降为顺，下法正顺应其性，加强其通降功能，即使六腑中有积滞邪气也可一下而去。五脏与六腑有相表里的关系，所以下法可间接调整五脏功能，使其气血冲和，阴阳平衡。

攻下法可以减轻临床症状：使用攻下法可以减轻或消除胸腹胀闷等症，减缓恶性积水的程度，可改善患者的食欲，增加饮食量，较明显地提高患者的生存质量并延长寿命，长服药者，即使病到晚期，其痛苦程度也可大大缓解。

从用药角度：许多抗肿瘤药为大辛大热有毒甚至剧毒之品，攻下药多苦寒既可保持大便通畅起到防止蓄积中毒的作用，又可部分消除药物过于辛温导致的副作用。

正确处理攻下法与扶正的关系：要仔细辨证分清正虚邪实孰轻孰重，掌握好用药比例，并详细追访用药过程随时调整，务必使邪去不伤正，正安而不留邪。

缓下与峻下运用：脑肿瘤、乳腺肿瘤、胃癌、胰腺癌、主动脉瘤、肝肿瘤等宜猛攻；鼻咽癌、喉癌、甲状腺肿瘤、食道癌、肺癌、纵隔肿瘤、结肠癌、卵巢肿瘤、前列腺癌、宫颈癌宜缓攻。常与软坚散结药合用，可增强治疗肿瘤的效果。

临床常用药物：芦荟、芒硝、番泻叶、大黄、商陆、牵牛子、巴豆、芫花、大戟、甘遂、槟榔、郁李仁、火麻仁等。

四、化痰散结法

针对恶性肿瘤的有形和无形之痰，运用能化痰软坚，散结消肿的药物来进行治疗的方法。癌肿与痰之间有着密不可分的联系，痰是形成肿瘤的重要病理产物，盖因肿瘤患者基本上都有显见于体表或者深藏于体内的肿块。中医认为，凡人身之肿块，除与瘀有关外，还与痰有密切的关系，尤其是起病缓慢，皮色不变，无声无息之中而日渐增大者，更多责之于痰，如丹溪云："痰之为物，随气升降，无处不到"，"凡人上、中、下有块者，多是痰"，可以这么认为，痰是构成肿瘤组织的有形成分之一，其胶着黏腻之性是肿瘤之难以消散的重要原因。

临床常用药物：制白附子、山慈姑、泽漆、漏芦、生半夏、生南星、茯苓、陈皮、白芥子、炙僵蚕、大贝母、瓜蒌皮、夏枯草、生牡蛎、海藻、昆布、瓦楞子、海蛤壳、广郁金等。其中生半夏、生南星化痰力强，但因其有毒，必须先煎半个小时以上。

五、活血化瘀法

气血瘀滞与癌症关系密切，大多数实体瘤都不同程度地表现出气血瘀滞的证候。人身气血以和为顺，一旦发生气机郁滞，进一步可导致血瘀，气血瘀滞可为肿瘤的发生发展创造条件，促使癌细胞的转移、着床和生长。活血化瘀既是中医治疗癥积的传统方法，又是近几十年来研究较为深入的一种治法。在肿瘤治疗中，不仅用之破瘀消癥，还可通过活血化瘀，疏通经络，祛瘀生新达到止痛消肿，恢复气血正常运行的目的。

临床常用药物：炙水蛭、炮山甲、紫丹参、当归、川芎、赤芍、桃仁、红花、三棱、莪术、乳香、没药、牛膝、鸡血藤、益

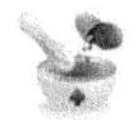

母草、泽兰、马鞭草、鬼箭羽、土鳖虫、苏木、蒲黄、五灵脂、水红花子等。

活血化瘀药的应用中，往往应注意活血化瘀药的剂量，正确掌握其剂量是使用活血化瘀药物发挥最大效用而避免或减少其不良反应的一个重要手段。一般而言，活血化瘀药常用剂量的使用通常针对初次接受中药治疗的恶性肿瘤患者。

活血化瘀药大剂量应用指征：

（1）恶性肿瘤增大迅速，其他方法缺乏效果。

（2）不能抑制其发展者。

（3）晚期肿瘤患者疼痛剧烈，用其他止痛药无效者。

（4）转移灶不能稳定而迅速增大者。

（5）肿瘤虽然未在极短时间内迅速增大，但经长时间中药或中西医治疗，病情不能控制者。

（6）考虑中西医结合治疗，期望化疗杀伤或控制肿瘤的效果更好者。

活血化瘀药小剂量应用指征：

（1）有明显出血倾向或已有出血者。

（2）对某些活血化瘀药物不能耐受者。

（3）多种活血化瘀药配合应用时。

（4）小剂量化瘀药物入复方能起作用者。

六、疏理气机法

中国医学认为肿瘤的产生与气机运行失调关系极为密切，五脏中肝木居五行之首，足厥阴肝经又居六经之末，其经脉遍布头足，肝为风木之脏，风者善行数变，木者生机活泼，性喜条达，其母属水，其子属火，为阴尽阳生之脏，居阴阳之中，水火之间；肝既储藏有形之血，又疏泄无形之气，“体阴用阳”。由此可见，肝脏生理功能之重要及病变范围之广泛，在五脏六腑中是绝无仅有的，故清代治肝大家李冠仙说“治病能治肝气，思过半矣”。情志不遂，肝木失于条达，肝体失于柔和，以致肝气横逆、郁结，同时感受湿热困扰，瘀滞毒邪和长期饮食不节，以及七情内伤引起机体阴阳失调，正气虚损，邪气乘袭，蕴结于肝，以致气机受阻，血行不畅，痰瘀毒邪互结，形成痞块而成癌。

临床常用药物：柴胡、香附、郁金、青皮、陈皮、香橼、枳壳、枳实、八月扎、川楝子、绿萼梅、玫瑰花、广郁金。

临床应用要根据具体病变脏腑加味，如病在肺者宜宣降肺气，加杏仁、桔梗、苏子、苏梗；病在中焦胃肠者宜理气和胃，消胀除满，加苏梗、木香、藿香、厚朴、槟榔、枳实、大腹皮、甘松等；气滞兼血瘀，在使用理气药时配合丹参、赤芍、桃仁、红花、三棱、莪术等活血化瘀药；气滞兼痰凝配伍半夏、南星、昆布、海藻、象贝等化痰软坚药；气滞兼湿阻配伍苍术、白术、薏苡仁、猪苓、茯苓等化湿利湿药；气虚兼气滞配伍黄芪、党参、甘草、扁豆等药合用。

七、化痰除湿法

中医认为痰湿既是肿瘤发病的诱因，又是肿瘤进展过程中形成的病理产物，体内湿毒痰凝是肿瘤发病的基本病理之一。临床实践和动物实验证明，通过化痰除湿不但可减轻症状，而且有许多肿瘤还可得到控制，化痰除湿法是临床肿瘤治疗的重要法则。因此，对于肿瘤的治疗，化痰除湿法占有一定的位置。化痰除湿不仅可以减轻症状，而且可使有些肿瘤得以控制。

临床常用药物：马兜铃、胆南星、黄药子、瓜蒌、皂刺、猪苓、茯苓、泽泻、石见穿、野葡萄根、半边莲、菝葜、徐长卿、生薏仁、独活、秦艽、威灵仙、荜拨、海风藤、络石藤、车前

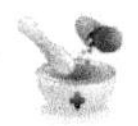

子、防己等。

八、通络消瘤法

中医认为络脉是气血运行的通道，也是病邪传变的路径。由于外邪、正气不足等因素导致脏腑虚损，气滞血瘀，痰饮内停，最终由于郁积日久，郁结成块，形成病理产物阻滞脉络，脏腑气机紊乱，或气血损耗，导致络气不畅，从而出现络脉阻滞，使络脉功能下降，导致局部微环境气血循行受阻，毒物不能及时排除，则为肿瘤的发展提供了可乘之机。由此可认为，络病贯穿肿瘤发生、发展、转移等的各个病理环节。

通络消瘤以除肿瘤之体：络脉具有渗灌血气、互渗津血、贯通营卫、保证经气环流的独特生理功能，由于络体细窄、支横别出，所以络脉病变则有易滞易瘀、邪气易入难出、易积成形的特点。所以在抗肿瘤转移的治疗过程中，不仅要关注经脉的病变还要关注络脉的病变。同时由于络脉广泛分布，内外上下无处不到，与癌毒致病部位周身上下、无孔不入的特点一致，故要想涤除癌毒控制转移，必须疏通络脉，使癌毒无藏身之处；引补益之剂入络，使正气来复，络中正气充盛、气血流畅，则癌毒无转移之机；同时引涤除癌毒、清除常毒的药物入络，以祛除络脉中的各种毒邪，从而使肿瘤转移从根本上得以防治。

虫类搜剔以除肿瘤转移之根：由于络脉结构特殊，在通络药物的选择上也有其特殊性，其中虫类药是畅通络脉首选药物。叶天士认为，对积聚的治疗应当重视络脉的病变，特别是虫类药的运用。《临证指南医案·积聚》指出，癥瘕之病，虽用“寒温消尅，理气逐血”而“病必旋发”，其原因是“未能讲究络病功夫”；“考仲景于劳伤血痹诸法，其通络方法，每取虫蚁迅速飞走诸灵，俾飞者升，走者降，血无凝著，气也宣通，与攻积除坚，徒入脏腑者有间。”部分虫类药同时也具有直接抗肿瘤作用，并且虫类药可以引药入络，使各种抗肿瘤转移药物直达络脉、铲除癌毒，清除转移之根。

临床常用药物：蜈蚣、全蝎、天龙、穿山龙、鸡矢藤、鸡血藤、两头尖、鬼箭羽、石见穿、穿破石、海风藤、忍冬藤、丝瓜络、地龙、蝉蜕、僵蚕、蟾酥、蜂房、干蟾皮等。

九、扶正培本法

肿瘤属慢性消耗性疾病，多为虚证。用扶正培本法，扶助人体正气，协调阴阳偏盛偏衰。补益人体虚弱状态，调整机体内环境，提高免疫功能，增强抵御和祛除病邪的能力，抑制癌细胞的生长，为进一步治疗创造条件。正如古代医家所言“养正积自除”，当然，在临床中扶正的同时应注意扶正与祛邪的辨证关系。癌症的西医治疗以清除病根、扼杀癌细胞为目的。但杀灭癌细胞的同时，体内正常细胞被损伤，以致患者机体功能同样受到重创。

肿瘤最基本的病理特点是正虚邪实，扶正固本是以人体整体观念为基础而实施的标本兼治的治疗方法，尤其对中晚期或放、化疗后的肿瘤患者，通过扶正固本达到扶正祛邪，可消除体内壅滞毒邪，缓解或消除放、化疗的副作用及后遗症，增强抗癌能力，提高生活质量，延长生存期有着重大意义，它贯穿了肿瘤治疗的全过程。

临床常用药物：

（1）益气健脾如人参、党参、太子参、黄芪、白术、山药、茯苓等。

（2）滋阴补血如熟地黄、当归、阿胶、白芍、黄精等。

（3）养阴生津如生地黄、白芍、南沙参、北沙参、麦冬门、

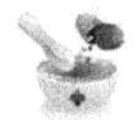

天门冬、石斛、玉竹、黄精、百合。

（4）滋补肝肾如枸杞子、女贞子、山茱萸、何首乌、墨旱莲、炙龟板、炙鳖甲、桑椹子等。

（5）温肾壮阳如附子、肉桂、仙茅、仙灵脾、巴戟天、肉苁蓉、杜仲、续断、补骨脂、菟丝子、沙苑子、狗脊、骨碎补、胡桃仁等。

十、扶阳潜阳法

《素问·生气通天论篇》曰："阴阳之要，阳密乃固"，《内经》云："阳化气，阴成形"、"寒主收引"、"积之始成，得寒乃生，厥乃成积"。肿瘤为有形之病理产物，人体阳气亏虚，或外受寒邪而不解，或寒湿内生而不化，则阳不化阴、寒凝日久成积。外寒与内寒两者之间又互为因果，阳虚内寒之体，感受外寒，积久不散，又能损及人体阳气导致内寒；阳气虚弱，津液精血运行滞迟，日久则形成癥瘕积聚，并发寒凝血瘀、寒凝痰结、上热下寒、虚阳浮越之症，因此，特别是癌症中晚期患者要注重温阳潜阳，才能达到大气一转、其气乃散。

近年来不少学者提出肿瘤的发生原因是癌毒的存在，根据积证的成因及癌毒理论，提出"癌有阴毒的一面"。寒者当温之，温阳化浊、以消阴毒，在治疗上要运用大辛、大热之药，六腑的肿瘤临床更主张加用温阳化积法治疗肿瘤。

临床常用药物有：附子、巴豆、干姜、肉桂、桂枝、花椒、半夏、砂仁、苍术、葫芦巴等温阳药；石决明、鳖甲、龟板、龙骨、牡蛎、珍珠母、代赭石、磁石等潜阳药。

十一、消肿止痛法

中晚期肿瘤由于瘤体迅速增长、转移，刺激局部包膜或压迫神经，出现疼痛、肿胀等症，严重影响患者生活质量及预后。中医学认为肿胀和疼痛是由于气滞、血瘀、痰凝等因素相互交织而成，通过行气药与活血药、化痰药等有机结合，有助于血行畅通，瘀血消散，而达到消肿止痛的目的。消肿止痛法不仅能改善症状，同时也能使瘤体缩小，其作用机制可能与调整病变脏腑功能、抑制肿瘤细胞生长、改善局部血液循环有关。

临床常用药物：三棱、莪术、延胡索、五灵脂、地鳖虫、守宫、全蝎、蜈蚣、乳香、没药、木香、小茴香、炮山甲、黄药子、山慈姑、三七、水红花子等。

十二、反畏恶法

根据药物反畏恶相反相激、拮抗结合以增强药物疗效的原理，用反畏恶配伍治疗某些癌症，取得了意想不到的疗效。反畏恶药物只要炮制适宜，用之得当，就可发挥独特的疗效，借其反畏恶药之特性，攻坚积，破壅滞，消痰凝，祛湿浊，散气结，通瘀滞以毒攻毒、以反治其病之反，运用拮抗原理，寻找新的抗癌途径，是当前中医领域的一个新尝试。

芫、遂、戟配甘草治疗胃癌，成都中医学院运用芫、遂、戟配甘草组成拮抗丸，用于临床治疗胃癌 50 例疗效较好；海藻配甘草治疗子宫肌瘤、卵巢囊肿，上海中医学院沈仲理教授认为“反者并用，其功益烈”，海藻与甘草剂量比以 4：2 或 5：2；人参配五灵脂治疗消化系肿瘤；近年多有报道用人参五灵脂配伍治疗慢性胃痛、肝脾肿大、肝硬化、肝癌等疾病，不仅未发现不良

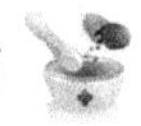

反应，且收到较好疗效。常用人参3克，五灵脂15克加入处方中；人参配莱菔子治疗肝癌，二药合用莱菔子得人参可降气消痰而不耗散，人参得莱菔子补而不滞，有补益脾胃，降气化痰开通之功；丁香配郁金合用有温通理气，开郁除痛，启脾醒胃之功。用于肝胃气结型食道癌、胃癌；甘遂配甘草、巴豆配牵牛治疗肝硬化、肝癌、腹水。

十三、名老中医经验述略

凌耀星治疗积证的经验

1. 解毒攻邪，清热滋阴　致积的外邪较一般的六淫之气更为强横，当为毒邪也，治疗当以解毒攻邪为先。常用攻毒之药以本草居多，主要有半枝莲、猫人参、野葡萄藤、墓头回、藤梨根、白花蛇舌草、山慈姑、七叶一枝花、蛇莓、蛇六谷等10余味，动物类药物则以天龙、蜂房、干蟾皮最为常用。

2. 扶正固本，健脾当先　代表药物为人参、白术、黄芪三味，尤其是病情已被控制，进行巩固性治疗的患者，此三味药物几乎每方必用。

3. 活血化瘀，兼顾正气　常用药多为桃仁、莪术、当归、丹参、乳香、没药、三七之属。若患者舌质暗或有瘀斑，还可加入适量地鳖虫或水蛭，并要辅以干地龙等通络之品，以达到通之、散之的目的。

4. 软坚散结，首选鳖甲　治疗肿瘤首选鳖甲，取其既能软坚散结，又可滋阴，对于长期放化疗的患者有较好的针对性。

5. 破气散结，适度而为　用药总体偏于温和，由于气药燥烈伤正，投药原则是能不用则不用，根据症状轻重而施药，如有轻度腹胀可用陈皮；气滞较重，才加枳实、槟榔等破气之药，强调对破气散结药，不可久服，应适度而为；此外绿萼梅理气作用较为柔和，多用于病程长、体虚症状更明显的患者。

吴承玉治疗肿瘤经验

（1）注重整体，调整阴阳，常用有生炙黄芪、太子参、生白术、黄精、天冬、麦冬、灵芝、鳖甲、生薏苡仁、白芍等药物以调整阴阳。

（2）重视调理脾肾二脏，常用有山药、砂仁、白蔻仁、茯苓、山茱萸、淫羊藿等药物，通过补益脾肾，恢复机体的免疫功能、增强机体抗肿瘤的能力，有利于癌基因的灭活分化及抗癌基因的恢复。

（3）灵活运用辨证论治的理论，兼以祛邪，予以理气解郁、软坚散结、活血化瘀、清热解毒、祛痰除湿等方法，用以消除肿瘤转移及浸润。常用有郁金、陈皮、木香、香附；白芥子、贝母、半夏；煅龙骨、煅牡蛎、炮甲粉；丹参、莪术、当归；夏枯草、半枝莲、白花蛇舌草等药物。

刘伟胜治疗肿瘤经验

刘老认为毒邪为患，正气不足为肿瘤发生的根本病因病机；扶正攻毒，因人、因时适宜是肿瘤治疗的主要大法；以辨证为依据，根据毒邪性质，灵活进行攻毒，注重虫药搜剔攻毒之力；痰毒为主者用法半夏、橘红、贝母、瓜蒌等；热毒为主者用鱼腥草、猫爪草、半枝莲、白花蛇舌草、芦根、桑白皮等；瘀毒为主者用蜈蚣、全蝎、莪术、延胡索、桃仁、红花等。并配郁金、柴胡、香附等疏肝行气以助血行；饮毒为患用葶苈子、干姜、苦参等，甚至可用大戟、甘遂、芫花等逐饮之品；湿毒为患用土茯苓、草豆蔻、厚朴、苍术；寒毒为患用附子、干姜、细辛、肉桂等。尤其注重虫类药物搜剔攻毒之力。因肿瘤毒陷邪深，非攻不

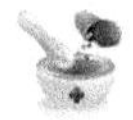

克。故以毒攻毒，蜈蚣、全蝎、守宫等为有毒之品，性峻力猛。同时虫药善搜剔攻毒，蜈蚣常用量为2～4条，全蝎常用6～12克，蟾酥8克。

孙桂芝治疗恶性肿瘤经验

（1）重视辨证与辨病相结合，病、证并重。在处理病与证的关系及用药处方时，立足于某种肿瘤的自身特点，选用对其有较好疗效的辨证主方，再结合患者全身状况综合考虑，随证加减，方证结合，有效提高处方疗效。

（2）扶正祛邪，攻守有度，守方应变。正虚邪实往往贯穿疾病发生、发展的全过程，即便是肿瘤清扫术后，也常因手术本身的创伤及术后的放化疗而加重正气亏损，同时又多存在邪毒未净的状况，表现为正气亏虚、邪气胶着。在肿瘤的不同时期及不同的病理生理条件下，正邪之间的力量对比不是永恒不变的，因此遣方用药必须攻守有度。在正确辨证、辨病与判别邪正关系的基础上，尚须守方应变。

（3）应用血肉有情之品，提高疗效。认为动物药较植物药而言，更贴近人体需要、疗效较好，因此在各类肿瘤的治疗当中亦经常使用。

（4）遣方贴合脏腑病理生理，调气血升降枢机，最大限度地恢复脏腑功能，提高生活质量，使患者树立带瘤生存、继续治疗的信心，并为进一步抗击肿瘤提供物质基础和物质保障。

夏翔治疗肿瘤经验

（1）培补脾肾入手。调养气血阴阳选的补脾益气药有黄芪、党参、白术、山药、茯苓、炙甘草等，滋肾温肾药有生地黄、山茱萸、枸杞子、女贞子、菟丝子、杜仲、川续断、淫羊藿、桑寄生、补骨脂、鹿角片等。同时选用养血之品，如当归、熟地黄、白芍、何首乌、鸡血藤、大枣等。

（2）谨守病机，审因论治，根据患病脏腑的不同，阴阳的所偏，正邪的盛衰，癌毒的性质，症情的轻重，给予相应的治疗。

（3）注重化瘀，临证遣药，喜用桃红四物汤以补虚化瘀，也善选三棱、莪术、姜黄等具有抗癌药理作用的化瘀消症之品。

（4）运用攻痰瘀毒，治疗中常酌选白花蛇舌草、半枝莲、半边莲、蜀羊泉、菝葜、夏枯草、山慈姑、冰球子、牡蛎、浙贝母等清热解毒、化痰散结之品，同时又注重选用现代药理研究证实的抗癌之品，如灵芝、女贞子、莪术、姜黄、薏苡仁等。

（5）药轻灵琉动，时时维护胃气，避免重剂壅补、腻补，而宜轻剂疏动之补，尤注重用补脾益气之品，且酌选藿香、佩兰、紫苏、白豆蔻、陈皮、香橼皮、佛手等芳化醒胃灵动之品，以助脾胃受纳水谷，化生气血。对于舌苔厚浊腻者，夏师往往重加石斛，认为其护脾阴而不滋腻，既可防香燥化湿之品伤阴，又具有“以水稀释冲洗浊腻”的意义，临床验证，确有良效。

张代钊治疗肿瘤经验

提倡中西医结合综合治疗肿瘤，病届晚期，扶助胃气，挽留生机，药用人参、党参、太子参、黄芪、白术、茯苓、黄精、焦三仙、大枣，佐以陈皮、枳壳等；中药预防放化疗毒副反应，增强疗效，提高生存质量；按中医的辨证理论总结出治疗癌症活血化瘀、通经活络、化痰利湿、软坚散结、解毒止痛、补气养血、健脾和胃、滋补肝肾八大治疗法则，其中前 5 条是针对肿瘤局部治疗的，以祛邪解毒为主；后 3 条为针对癌症患者体质虚弱的；以扶正培本为主，动之以情、晓之以理，预防为主，肿瘤是一种心身疾病，单纯依靠药物还远远不够，临床既要治疗患者生理疾病，又要注重其心理因素；防癌应从日常生活做起，立足于做到

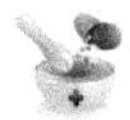

“动、静、节、律”四个字，即坚持天天运动，以增强体质、预防疾病，心胸开阔、处事冷静，膳食合理、饮食有节，劳逸结合、生活规律。

孙秉严治疗肿瘤经验

（1）崇尚子和主张攻破，常用的攻下破瘀药物是三棱、莪术、桃仁、红花、二丑、槟榔、大黄、元明粉、番泻叶等。

（2）立说“癌毒”善用“毒药”，临床多采用斑蝥、干蛤蟆、蟾酥、蜈蚣、全蝎、蜂房、山慈姑、雄黄、轻粉、白降丹、砒霜等50多种有毒或剧毒药物驱散“癌毒”。为了达到“攻‘癌毒凝聚’而人不中毒”之目的，他将此类药物配制成丸、散剂，内服或外用，充分发挥其驱“癌毒”效力。

（3）倡导温阳不忘护阴，温阳散寒药物：附子、肉桂、桂枝、干姜、炮姜、良姜、破故纸、小茴香、吴茱萸等。同时保护阴液，可佐熟地15～30克，滋阴润燥，体现了“阴中求阳”的温阳原则。

邱幸凡治疗肿瘤经验

邱老提出了“正虚毒结络痹”是肿瘤转移的基本病机，并创立了扶正解毒通络法治疗肿瘤转移，以此理论指导临床防治肿瘤转移。

扶正解毒通络是治疗肿瘤转移的根本法则：

（1）扶正以“补益气血以强正气之本，补益脏腑之气以强正气之根”。

（2）解毒以解除常毒以绝癌毒化生之源，涤除癌毒以绝肿瘤转移之根。

（3）通络是抗肿瘤转移的重要环节，“通络消瘤以除肿瘤之体，运用虫类搜剔药以消除肿瘤转移之根”。

周仲瑛治疗肿瘤临证思路

1. 阐发癌毒致病的重要性 周师认为癌毒是恶性肿瘤的一个重要致病因素，其形成与饮食、外感、情志有关，皆可导致癌病的发生，又可作为一个病理产物，进一步使病邪深重不解。癌毒一旦留结，阻碍经络气机运行，津液不能正常输布则留结为痰，血液不能正常运行则停留为瘀，癌毒与痰瘀搏结，则形成肿块，或软，或硬，或坚硬如岩，附于一处或数处，推之不移，形成癌体；或毒邪壅盛，充斥三焦，流注他处，累及脏腑，耗损正气。

2. 辨证立法，参病选药 周师指出，辨证论治是中医治疗癌症的优势所在，也是取得疗效的关键。每个患者的具体情况不同，病情有轻重，邪气有深浅，体质有强弱；同一种疾病发生在不同的患者身上有不同的临床证候，同一个患者在不同的发病阶段又会表现出不同的临床特点，是不可能用某一“经验效方”所能解决的。在辨证的基础上，同时加上有效的经验用药，也是周老临证的一大特色。

3. 权衡正邪轻重，分期用药治疗 周师在临证中，常将恶性肿瘤大致分为癌前、术前、术后、放疗或化疗（中）后、终末等期，各期治疗的方法和目的也不尽相同。

4. 倡导复法大方，综合调治 肿瘤疾患往往具有多因素致病、多证候集成、多症状并存的特点，周师指出采用复合多种治法的大方是治疗本病的有效途径。复法大方熔多种治法于一体，组方药味多，可起到综合调治的作用。

吴良村治疗肿瘤学术思想

1. 崇扶正，首重脾胃 脾胃为后天之本，人体正气生化之源，肿瘤患者正气亏虚，原因虽多，但脾胃功能失常则最为关

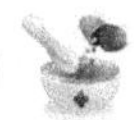

键。脾旺则正气充盛，脾弱则正气不足，因此，内伤脾胃，百病由生。吴老在肿瘤的治疗上首重脾胃的调理，补虚、运脾、理气、化湿参合运用，《丹溪心法》云："脾能使心肺之阳降，肾肝之阴升，而成天地之交泰，是谓无病。"

2. 长养阴，滋不留寇 "留得一分津液，便有一分生机。"肿瘤患者，常因手术、放疗、化疗及疾病本身的发展和恶化，严重耗竭人体的气血津液，所以滋养阴津、确保阴阳平衡至关重要。

3. 擅清热，轻灵见长 肿瘤恶疾，常伴热毒，或因气机运行失畅，出现气滞、气郁，化热生火；或因癌肿，暗耗阴液，导致阴虚火旺；或因放化疗毒盛，灼津损液。临床上，往往伴有肿块局部灼热疼痛、发热或五心烦热、口渴、便秘、舌苔黄腻、舌质红绛、脉数等热性证候，依正邪偏胜之象，投以清热解毒之剂。但祛邪之药，易伤中耗气，故须遵循"衰其大半而至"之原则。

4. 重散结，理气活血 对于肿块明显者，吴老喜用理气化痰湿，活血消瘀肿之药剂，通过理气，疏畅气机，使气机阻滞获得畅通；气行则血行，行气药与活血药有机地结合，更加有助于血行畅通，瘀血消散，而使癌肿消退。

5. 攻癌毒，辨病论治 在辨证施治的基础上结合辨病，加入藤梨根、水杨梅根、虎杖根、野葡萄根等治疗消化系统肿瘤，加入魔芋治疗脑肿瘤，加入猫人参、猫爪草、天龙等治疗肝肿瘤，加入全瓜蒌、漏芦、露蜂房、蒲公英等治疗乳腺肿瘤，加入蛇舌草、白毛藤、干蟾皮、山豆根等治疗肺癌，可明显提高疗效，对于人体各个不同部位发生的肿瘤及其出现的症状，就应该当在辨证论治的基础上选择不同归经的药物来治疗，同时加上一些能引导其他药物趋向某脏腑病变部位的中药，这样，把药物的功效与脏腑、经络密切地结合起来，效果就会更好。这一点，与西医在将靶向治疗引入临床一样，为实现个体化治疗，提高疗效的观点不谋而合。

沈敏鹤论治肿瘤思想

（1）扶正祛邪，重肝脾肾。认为纵然“虚”为肿瘤发病机要，“扶正祛邪”为治疗肿瘤之根本大法，但宜明辨阴阳气血、脏腑经络，重视脏腑功能，尤其肝脾肾脏腑病机，强调肝脾肾功能在肿瘤发展及预后中的重要作用，肾精不足，阳无以化，变证百出。治疗肿瘤据脏腑盛虚，理脾疏肝调。对肿瘤晚期患者，多由于邪毒内蕴日久，耗气伤阴，正气大伤，致肝肾不足，肾精亏乏，终则阴阳俱虚。认为对术后放化疗后及下部肿瘤患者，要注意顾护肾精，尤其肾癌、膀胱癌、前列腺癌、卵巢癌、宫颈癌、结肠癌等。

（2）辨病辨证施治，方药灵活运用。临证辨病为纲，辨证为目，纲目同举；具体治疗以辨病治疗为核心，辨证用药为主线，灵活调治。临床肿瘤患者多为西医诊断明确病例，辨病明确，据脉证缜密辨证，拟订治则和基本方，同时灵活施用辨病用药。辨病辨证治疗同时，往往酌加对症治疗用药，相辅相成。

（3）三因制宜，调治肿瘤。重视患者素有体质，用药寒热温凉相宜，升降浮沉有度，且与四时之法度相合，治疗肿瘤患者四时用药，合乎辨病辨证用药，加之抗癌之药，注重饮食调理、情志诱导，重视情志因素对肿瘤患者免疫系统的调节作用；强调饮食生活忌辛香发散之物，勿食无鳞鱼、黄鳝等物。倡导“平心食素”的生活理念，理智地对待病情。使众多患者明显改善症状，延长生存期。

米逸颖治疗恶性肿瘤经验

1. 谨守病机，审因论治，善用大方　认为邪毒互结，错综

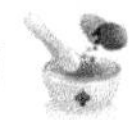

交织，虚实夹杂，多种病理因素同时存在，多种脏腑组织器官功能受损是各种恶性肿瘤的共同特点。对恶性肿瘤这种病因、病机、病证、病症复杂的疑难病，仅单治一证或仅从某一点着手以常法处方，势单力孤，往往顾此失彼或者病重药轻，难以力挽狂澜，逆转病势；而多证兼顾，数法并用，能推动全局，互相协调，提高疗效。因而主张用大方治疗恶性肿瘤，针对各种病因，各个病理环节，有效地控制恶性肿瘤的发展并促进病情好转。

2. 中西结合，减毒增效，善用古方　认为患者一旦确诊为恶性肿瘤，其得病必已有时日，病程长而且变化多，就诊中医时往往已经采用了手术疗法、放射疗法、化学疗法、免疫疗法等西医疗法，证情更加复杂，易寒易热，易虚易实，或因病致虚，或因虚致病。同一病不同时期表现不同之证，在正确辨证的基础上，善于运用三仁汤、十全育真汤、血府逐瘀汤、一贯煎等中医古方，量症加减化裁，以扶正祛邪为原则，或活血化瘀，或芳化湿浊，或健脾和胃，或益气养血，或滋肾疏肝，以期减轻放、化疗的不良反应，有助于放化疗的正常进行，促进患者体质的恢复。

第六章　肿瘤常见症状中医治疗

一、发热

是癌症患者的常见症状，其机制复杂，肿瘤细胞产生内源性致热原，肿瘤产生异位激素引起炎性反应，肿瘤坏死释放坏死因子导致发热及肿瘤侵犯或影响体温调节中枢引起中枢性发热等，临床处理也较棘手。

癌性发热的专方：

（1）竹叶石膏汤：适用于气阴两虚、余热郁结型；

（2）小柴胡汤：适用于邪郁少阳型；

（3）青蒿鳖甲汤：适用于阴虚血热型；

（4）感染、介入治疗后肿瘤坏死吸收导致发热，感染者予五味消毒饮，介入治疗者予大柴胡汤。

中药在辨证基础上加养阴清热中药如地骨皮、银柴胡、青蒿、天花粉、丹皮、鳖甲等，同时可应用清开灵、醒脑静、安脑丸等，针对中枢性发热予安宫牛黄丸效果较好。临床上又多见气虚发热、气虚肝郁发热等，见午后低热，劳作则甚，伴头晕、乏力、气短、舌淡、苔薄白、脉濡软，为气虚肝郁发热，予香砂六君子汤加丹皮、柴胡、赤芍等；午后低热伴疲劳、腹胀者，予补中益气汤加青蒿、枳壳、郁金等。

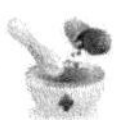

二、疼痛

1. 以治则分　理气用青陈皮、木香、乌药等；活血用归尾、赤芍、元胡、三七、乳香、没药、莪术；养血用鸡血藤、白芍、丹参、川芎、归身；通络用马钱子、全蝎、蜈蚣、细辛、忍冬藤；抗癌用蟾蜍、马钱子、斑蝥、雄黄、川乌；麻醉用罂粟壳、白屈菜、蟾蜍等。

2. 以部位分　头部用川芎，量宜大（30～40克）；背部用葛根、北沙参、狗脊；腰部用寄生、杜仲；两肋用姜黄、郁金、枳壳；腹部元胡、三棱、莪术、花椒；骨盆用地龙；左下肢用鹿角胶；右下肢用豹骨；双下肢用川草乌。

3. 以病种分　淋巴肿瘤用蟾蜍；骨肿瘤用斑蝥。成药可选用小金丹、爱迪注射液、华蟾素、榄香烯等。

4. 针刺选穴原则　辨证取穴、远端取穴、近端取穴、经外奇穴，若配合子午流注选穴效果更好。

5. 专方——乳香定痛散（彭坚方）：当归15克，白芍30克，高丽参20克，黄芪30克，川芎10克，熟地15克，陈皮5克，甘草10克，乳香5克，没药5克，罂粟壳10克。

对晚期癌症患者疼痛，均有一定的疗效，特别是对于肝癌、骨癌疼痛效果更好。原方缺少罂粟壳，可用穿山甲10克，元胡30克代替。

三、消化道症状

1. 食欲不振

（1）消导药：焦三仙、鸡内金、炒谷麦芽，苔白腻或多痰加莱菔子、砂仁；苔黄腻加黄连、竹茹；苔厚腻加苍术、厚朴、半夏、陈皮、茯苓、佩兰。

（2）芳香开胃药：藿香、佩兰、砂仁、佛手、绿萼梅、胡荽、连苏饮。

（3）舒肝解郁药：柴胡、八月札、绿萼梅。

2. 恶心呕吐

（1）胃热呕吐酸水苦水者，予黄连温胆汤。

（2）胃寒呕吐清水者，予丁香柿蒂汤。

（3）食滞嗳腐者，予加味保和丸。

（4）晚期肿瘤，胃气衰败，呕吐，不进饮食，针刺足三里、太白，冷毛巾敷颈部，中药选用熟地、山萸肉、茯苓、丹皮、山药、陈皮、半夏、附子、肉桂、干姜、竹茹、生赭石、黄连、吴茱萸、生姜、大枣。

3. 腹胀 常规予四磨汤（木香、枳壳、乌药、槟榔）治疗，现代药理研究木香含木香内脂，木香碱能促进肠蠕动，乌药可加速血液循环，促进肠蠕动，枳壳对胃肠道平滑肌有一定兴奋作用，可使胃肠运动收缩节律性增加，槟榔可治食积气滞；上腹部用枳壳、厚朴、焦三仙；小腹部用乌药、小茴香、荔枝核、大腹皮；全腹用乌药、厚朴、大腹皮。

4. 腹泻

（1）化疗用益本固肠片、甘草泻心汤合赤石脂禹余粮丸、五味子研磨醋调敷脐。

（2）放疗用清理肠道方加减、云南白药敷脐，可加中药敷脐或灌肠。

（3）敷脐方：诃子10克、肉豆蔻15克、炒艾叶10克、肉桂6克、吴萸6克、公丁香10克，将上述药研细末后以麻油适量调和敷脐，外用麝香镇痛膏粘贴固定。

（4）中药灌肠方：败酱草30克、苦参15克、皂刺10克、白芷10克、黄连10克，煎水100mL，保留灌肠，每日1次。

 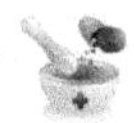

5. 便秘 以虚者居多，气血两虚则大肠传送无力或血虚不能濡润肠道则引起便秘。中医用补中益气汤提升中气的同时加大草决明剂量，草决明味苦能泄，入大肠经。现代药理研究有效成分为蒽醌类，决明子素等，有泻下作用，诸药共用，具补气健脾，润肠通便之功。

（1）大承气汤研磨醋调敷脐通便。

（2）腹结穴皮下埋针、针刺支沟穴足三里等也可通便。

（3）用番泻叶预防服用镇痛药是引起的便秘。

（4）还可选用通便灵、蜜导煎、四磨饮、芍药甘草汤等通便。

（5）治疗习惯性便秘，可选用白术、升麻、当归、生地、肉苁蓉、枳实、乌药、马齿苋、败酱草等，水煎服，每日1剂。

6. 呃逆 主要见于肿物刺激膈肌、化疗患者，中医采用针刺天突穴、足三里，配合口服旋覆代赭汤，药物为旋覆花、生赭石、生龙牡、柿蒂、党参、姜半夏、大枣、生姜，舌红无苔加乌梅、赤芍，久泡（1小时），急煎（15分钟），含漱频服，每日1剂。

四、出血

1. 按病性治疗

（1）血热妄行者用犀角地黄汤。

（2）热毒内盛者用大黄黄连泻心汤。

（3）气不摄血者用归脾汤。

2. 按部位治疗

（1）咯血用茅根、茜草根、仙鹤草、藕节。

（2）呕血用仙鹤草、白及、血余炭。

（3）鼻衄用血余炭、仙鹤草、三七粉。

（4）便血用槐花炭、侧柏炭、地榆炭。

（5）尿血用大小蓟、茅根、茜草。

（6）有广泛止血作用药物为云南白药、烧干蟾。

五、恶性积液

中医以温阳益气抗癌利水为法，多选用控涎丹加桂枝、附子、川椒目等，胸腔积液加用葶苈子、龙葵、防己、瓜蒌、丝瓜络、生薏苡仁；腹水加用车前子草、猪茯苓、泽泻、薏苡仁、龙葵、半边莲、大腹皮、乌药。目前消水外用膏、药灸脐部治疗腹水报道较多，以药灸脐部效果最好。

第七章　肿瘤中医康复

一、药膳食疗

药膳食疗以中医学理论为基础，注重辨证用料，因人因病，因时因地，灵活选食审证求因，凡是气虚的，当用补气药膳，凡是血虚的，当使用补血的药膳。作为辅助治疗，使药物与药膳相互补充，相互辅佐，有异曲同工之妙。不合理饮食是致癌的重要因素，也是促进癌瘤复发转移、加重病情的重要因素。饮食应合理化，科学化，营养化。

（1）杜绝有害食物摄入，现在发现很多与饮食相关的致癌物：如烟中含有40多种致癌物，霉花生中的黄曲霉素，腌制食物中的亚硝胺，用煤炭、木柴熏烤食物中的苯并芘，均是强致癌物。

（2）饮食要多样化，均衡的营养才能保障人体所需，不仅要摄入蛋白、脂肪、糖，还要摄入必须的维生素、微量元素。维生素C、维生素E可减少体内过氧化物、自由基的产生，降低染色体的突变。许多微量元素参与酶的构成，可以提高网状系统及白细胞的吞噬功能，提高机体的抗病能力。硒、锗能降低自由基，其摄入量与肿瘤发生呈负相关。

（3）注意脂肪、蛋白摄入比例，脂肪、蛋白的代谢产物——含胺物质在肠道停留时间过长有诱发肠癌的危害。

（4）增加纤维素的摄入，纤维素可增加肠蠕动，减少含胺物质在体内的停留时间，改善便秘。且纤维含多糖较多，多糖益于健康，如香菇多糖、银耳多糖具有提高免疫和抗癌作用。

（5）养成良好的饮食习惯。提倡慢食、节食、淡食、鲜食、定食，忌烫食。太烫的粥、面条可以加速食管上皮鳞状细胞坏死增加，易诱发食道癌。

二、情志疗法

随着医学模式的转变和心身医学的发展，癌症属于心身疾病已得到共识。中医认为："百病皆生于气"，人的情绪及心理状态影响着疾病的转归。中医学把心理因素致病归人七情病因之内，历来重视情志与疾病发生发展的关系。肿瘤属心身疾病，情志不畅是肿瘤发生的重要因素，保持积极乐观的情绪、健康成熟的心理状态，是肿瘤预防的一剂良药。

整体观认为人的思想、身体、情绪、意思（精神）都是整体的一部分，它们之间互相作用，同时与外界相互作用，同样，人体的免疫系统也与身体其他部分相互作用。患者及家人应着手从寻找生命的意义、热爱生活、接受自己患病的事实，把它当成成长和改变的契机、积极生活、有自制力，积极的情绪通常能激活和调动免疫系统，希望、友爱、决心、热情、相信一切都会好起来。

现代研究认为癌症患者做好：相信好的结果、有斗争精神、把疾病看出是一种挑战、勇敢接受它、勇敢面对疾病和结果、积极的情绪，生存的渴望、坚信能康复，重新设定生活目标、改变不良生活习惯和行为、改变生活方式，进行自我调节、加强营养、他人的关怀等方面能有助于癌症治疗同时还能消除癌症症状。长期处于孤僻、急躁、易怒、抑郁等不良的精神状态，机体的免疫功能会下降或受到抑制，一旦有致癌因素就可引起癌症的

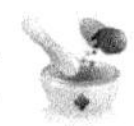

发生，癌症又反过来影响人的心理和精神状态，形成恶性循环。

现代肿瘤的治疗往往过分依赖于医学技术的发展而忽视人的“情感”及其对生理、病理状态的巨大影响。如手术、放疗、化疗虽能提高生存率，但产生的剧烈毒副作用却给患者带来心身两方面的伤害，使患者不得不放弃治疗。

所以，医者应当了解和理解患者患病之后的心理变化，治疗时关注心身统一，治神为先。中医情志疗法是一种具有东方传统文化特色的心理治疗手段，是以中医基础理论为指导，遵循“整体观念”和“辨证施护”的原则，应用科学的治疗方法，改善和消除患者不良的情绪状态，从而防治疾病的一种方法。

三、针灸疗法

针灸是中国医学的一个主要组成部分，它是在实践基础上逐渐发展而形成。具有完整的理论体系。针灸学是以中医理论为指导，以经络学说为基础，与阴阳学说，脏腑学说相配合，阐明人体的生理、病理的发生与发展。它是中医治疗中的一个重要的治疗手段之一。近年来，运用针灸治疗肿瘤疾病，越来越得到人们的关注，并也取得了一定的疗效。针灸治疗肿瘤，通过针或灸刺激一定的穴位，调和阴阳气血，疏通经络，达到扶正祛邪的目的，从而使肿瘤疾病得到缓解症状，肿块稳定缩小或消失。

临床实践证明通过针灸能够提高机体免疫力，调动自身的抗癌能力，抑制肿瘤的发生与发展，调节各脏器、各系统及整个机体的功能平衡，能缓解和改善因放、化疗而引起的多种不良反应及并发症，缓解肿瘤疼痛，治疗胃肠道反应，杀灭癌细胞，缩小肿瘤瘤体等。

四、抗肿瘤复发转移的探索

1. 抗肿瘤复发转移的思路 现代中医肿瘤认为：余毒未清，伏邪未尽——癌症复发与转移的关键因素；正气亏虚，正不抑邪——癌症复发与转移的决定因素；毒瘀互结，痰瘀互结——癌症复发与转移的重要因素；七情所伤，肝郁脾虚——癌症复发与转移不可忽视的因素。

抗肿瘤复发转移，常青认为：①是“早”中求“早”，这是指医者应善于在癌前期病变中见微知著，通过及早防治，以截断其病势，阻止其恶变；②是“晚”中求“早”，这是指患者实已内患癌肿，而尚不被医患两者所察觉，此时虽已晚期，但只要力争及早确诊，还是可以达到“晚”中求“早”之目的。故临床上应善于抓住那些易被忽视的非特异性症状和体征，从中发现病变之所在。于尔辛教授认为：“在现代检查手段还不能发现肿瘤复发转移前，中医的舌苔脉象能提前警示。”

抗肿瘤复发转移，以辨证论治为核心，以截断扭转为指导思想，坚持中医“先机论治”的思想，注重抓住正气亏虚、瘤毒内伏及“虚”、“毒”、“伏”3个关键点，“虚”、“毒”盛衰，决定“邪伏”之长短，“伏”是疾病转归之枢纽，也是治疗肿瘤追求的一种状态，即邪伏机体而不发病，一种正邪平衡的一种状态。治疗上强调“补虚”、“解毒”以及“截断传舍之势”，先安未受邪之脏。临证时截断传舍应逐络脉之余邪，应重在补虚、祛邪解毒，通络之品只在十之三四，但应长期用药，达安未受邪之地，以截断传舍。

2. 抗肿瘤复发转移的对策

（1）温通降浊：肿瘤患者体内的癌毒与瘀血、寒凝、痰饮等有害物胶结而蓄积，形成肿瘤或发生转移。关键之时，只要辨

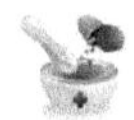

证准确，攻下法对肿瘤患者可放胆用之，此时应用，不仅是为了消除有形之物，更主要的是通过攻下，消除体内癌毒、瘀滞、寒凝、痰饮，以达祛得一分实邪，便可恢复一分正气之目的，是不补之中之真补。张景岳所言："此所谓盘根错节，有非斧斤不可者，即此之类。若优柔寡断，鲜不害矣。"从"毒结、血瘀、寒凝"为肿瘤转移病机这一角度出发，既要解毒、逐瘀、散寒，又要使邪有出路，且不伤及正气，集上述数功于一体者，通过解毒活血、温散里寒、软坚散结等多重功效以驱除体内之"毒结、血瘀、寒凝"，以达多途径、多步骤抑制肿瘤转移之目的。

（2）补益脏气和固摄脏气：正气本身具有对癌毒的固摄束缚作用，在"正虚"状态下，癌毒的扩散与转移趋势超过了正气的防护约束力，疾病便会进展。在固摄法对正气及癌毒的双重作用下，正气的耗散趋势得到抑制，正气水平得以提升，抗癌、固摄癌毒的能力增强，癌毒的扩散转移趋势同时受到抑制。

固摄法与培本解毒法相结合是抗癌转移的基本法则，才能发挥更大的作用。一脏有肿瘤，在其出现转移前，注意培补同摄本脏气，防其向生我脏转移，病稍重时注意培补固摄本脏气与生我脏气，同时补益我生脏之气，防其向我生脏转移。病已重时，仍要补固本脏气，同时补益我克与克我脏之气，防肿瘤邪毒向我克与克我脏转移。

另外，气不虚但推动过亢时慎补脏气，适当泻脏气。举例说明如肺癌无转移时，注意调护脾胃之气，固摄肺气，防传变到脾土系统，病稍重时防转移到肾水系统，注意补肾固肺肾之气。若病已严重，为防转移到肝胆，注意条畅肝气，补养肝血，固摄肺气与肾气。只有脑未见转移时，注意补心气，养心血，补肾填精，同时固摄五脏气，防转移到脑。余脏预防转移可以类推。

（3）导邪外出与排毒：导邪外出与补益固摄脏气须同时进行，二者不可偏废，也不矛盾。导邪外出分为三法：①为导邪从表里脏腑出；②为顺应五脏气机特点导邪外出；③为入络搜邪配领邪外出，仿青蒿鳖甲汤之义。三法须综合运用，适应脏腑与邪毒特点或用一法或三法全用。如肺癌应导邪从大肠出（肺与大肠相表里），以通便泻耶为法。肺气升已而降，故用汗法发散邪气，注意嘱患者适当运动来发汗以配合治疗。同时肺为水之上源，导邪从小便出。肝癌注意疏肝利胆，从少阳三焦通路导邪出，如和解少阳，透达膜原，利尿排泄郁积之鄂。胃肠癌注意健脾，升脾中请阳，降胃中浊阴，从二便出。余脏肿瘤导邪法大体相同。

排毒务净，不留隐患是预防、治疗及防止肿瘤复发转移的关键。手术后、放化疗综合治疗后的患者体内仍残存少量癌细胞，是引起转移和复发的重要原因，如不彻底清除，后患无穷，快速排毒疗法对这一部分的患者治疗更加重要，它可以彻底清除残留在体内的肿瘤细胞，达到延长生命的目的。临床体内癌毒排毒干净的标志是三印二触一点阴性。

总之，中医运用排毒疗法防治肿瘤，是因势利导、顺其自然，必须坚持现代肿瘤综合治疗的原则，坚持中医整体观念、辨证论治的原则，使癌毒及肿瘤排出干净，不留余邪。坚持长期导邪外出与排毒，时时注重导邪外出与排毒，防癌于无形之中，才能提高肿瘤患者的生存期及生活质量，减少肿瘤的复发及转移。

（4）扶正培本，提高机体抗癌力：中医认为“患癌必正虚”即“邪之所凑，其气必虚”以及整体观念及“治未病”“既病防变”的预防思想，扶持正气，提高机体抗癌能力，对防止肿瘤转移及长期生存起着至关重要的作用。由于癌毒易伤正气，尤其是中晚期，常造成患者气血阴阳的耗损，或五脏功能衰竭。如果再以单纯攻伐的方法治疗，使得正虚的正气更虚，抗癌力更弱，为残存的癌毒的复发和转移提供更有利的条件。余桂清等教授提出中西医结合治肿瘤的模式：诱导缓解—扶正治疗—巩固治疗—

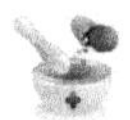

长期扶正治疗，对预防肿瘤复发和转移是非常符合临床实际的。其核心是强调治疗全过程中始终要保护人的正气，坚持长期扶正治疗以防转移。

现代医学研究发现脾与免疫功能密切相关，健脾理气药与扶正培本预防肿瘤转移具有核心作用。扶正培本是中医防治肿瘤及转移的基本法则，它既是最大特色，又是最大优势，在肿瘤防治中有极其重要的作用。扶正培本可诱导诸多细胞因子的释放，促使淋巴细胞转化，提高细胞免疫活性，使发生转移的癌细胞在运转中被杀灭。因此保护和增强患者的免疫功能是防止肿瘤复发与转移的关键。近年来大量的研究证明，大多有抗癌作用的扶正中药是通过增强免疫细胞和免疫因子的活性，调节机体内部平衡，发挥抗癌作用的。如黄芪中提取的黄芪多糖（APS）、黄芪皂甙甲能增强巨噬细胞酶蛋白合成系统功能和促进溶酶体生成作用，能增强 NK 细胞活性等。又如枸杞、淫羊藿、女贞子、人参、白芍、冬虫夏草及中药复方六味地黄丸、八珍汤均具有提高免疫，抗癌转移的作用。

总之，中医药预防肿瘤的复发与转移应在扶正培本的基础上，在提高机体细胞免疫活性、充分调动宿主的抗癌力，使发生转移的癌细胞在运动中被杀灭。同时配伍清热解毒或虫类攻毒中药，可进一步杀灭体内残余癌毒，减少转移概率；活血化瘀，软坚散结及燥湿化痰类中药则可降低血液黏稠度，减少癌细胞黏附性及运动性；收敛固摄类中药既可防止正气耗散又可防止癌毒扩散。

（5）解毒抗癌，改变癌毒特性：肿瘤的转移与癌毒的侵袭力度有关，细胞的恶性程度与分化程度有关。如能改变其侵袭性或降低其恶性程度，诱导其分化成熟为正常细胞或能促进癌细胞凋亡，那么就可以治疗肿瘤和防止肿瘤转移。王振义教授率先在世界上应用维甲酸诱导分化治疗急性早幼细胞白血病获得成功，充分证明癌细胞是可以逆转的，其肿瘤的特性和毒性是可以改变和降低的。张亭栋教授与陈竺院士合作研究，又成功地证明用中药砒霜（三氧化二砷）可以诱导白血病细胞凋亡，治疗白血病。此两项治疗肿瘤的重大研究成果均已得到国际医学界的公认。

近年来，我国各地研究单位报道了应用具有细胞毒作用单味中药及复方诱导分化和诱导凋亡治疗肿瘤的实验研究及临床观察，证明这些中药确实可以改变肿瘤细胞特性和毒力，从而治疗肿瘤和预防肿瘤转移。

（6）疏通瘀滞，阻断转移途径：现代研究证明癌症患者血液中由于癌细胞的特性而易脱落形成癌栓及手术、放化疗后残留癌细胞随血液流动，在正常情况下，气血流畅，癌栓有可能被改变，癌细胞不易着床，而在湿聚、痰凝、毒蕴时气滞血瘀，癌细胞便可着床生长，同时激活血小板凝集，把病灶包绕起来，避开人体防御系统的搜捕与攻击。血小板同时释放某些物质，增强血管的通透性，促进癌细胞增殖。

抗肿瘤转移研究表明：活血化瘀类中药可以改善肿瘤血液高凝状态，通过促纤溶，抑制血小板聚集，减少癌栓形成，使癌细胞与毛细血管内皮粘连性下降，转移灶内新生毛细血管退化及加强循环中的免疫辨别，从而减少转移的发生。

（7）重建脏腑功能：脏腑功能状态不仅是对整体生命能够延续的支持，也对抑制癌毒的发展具有重要意义，特别是在化疗、放疗、手术期间和之后更为关键。因此，重建恶性肿瘤患者脏腑功能在防治肿瘤的复发转移具有一定的积极作用。

重建脏腑功能从以下方面着手：①是对本脏腑功能的调理；②是利用脏腑表里关系去调理；③是利用脏腑五行生克关系去调理；④是提前调理脏腑，根据癌症容易转移的部位，在没有发现转移时即给予预防治疗，杜绝癌邪的侵袭，减少转移的发生。乳癌诊治过程中切脉发现右寸细弱，提示肺气不足，此时如无其他

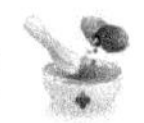

原因可寻，即应注意有肺转移可能，一要定期做胸片检查，二要中药加强补肺气治疗。同样是乳癌，切脉发现左尺沉，提示肾精不足，如果没有腰酸腿软等肾亏症状时，即要高度怀疑脑转移、骨转移的可能。

（8）以虫通络，通补奇经：所谓“久则血伤入络”即络病，而奇经病是络病的进一步发展，两者常联为一体。中医认为肿瘤等有形病证，均认为是络病和奇经病。因此，肿瘤临床上常多用虫类药，当以搜剔经络之痰瘀、有松透病根的功能，以其软坚消瘕之功，方能力起沉疴，消除瘕积肿块。

现代药理研究证明，全蝎、蜈蚣等虫类药破血力强，化瘀力专，能抑制肿瘤细胞的恶性增长，提高免疫能力，增加淋巴细胞的转化率，增强巨噬细胞的吞噬功能，是治疗肿瘤的理想药物。

通补奇经法：用填精养血药时，同时用辛香之品，使补而不滞，恢复八脉功能。奇经实证则用辛芳走泄之品缓通脉络，多以虫蚁搜剔，疏达痹阻；虚证主张既投血肉之补，又取芳香之通，以期达到“包举形骸，和养脉络”之目的。填精养血药：鹿角，鹿茸，当归，羊肉，河车，龟板，阿胶，动物脊髓等；辛香之品：麝香（引药向上），小茴香（引药横向），降香（引药向下），生姜（引药由脏向皮），细辛（引药由皮向脏）。

疾　病　篇

第八章　脑　瘤

一、临床指要

1. 概述　脑瘤为生长于颅内的肿瘤，包括原发的良恶性肿瘤及各种转移性肿瘤，属于肿瘤病中的危重之症。头为诸阳之会，手足三阳经均交会于头面属阳，脑为髓海，奇恒之腑属阴，有喜清恶浊、喜盈恶亏、喜静恶扰的特点，故在清窍正虚之时诸邪可乘虚而入。原发颅内肿瘤，多为肾精不足，肝肾阴亏；脑转移瘤的发生除与“内虚”有关，也与风、痰、瘀、毒有很大关系，风性善于走窜，痰瘀互结，上泛于髓海，积而成块，发为脑转移瘤，多见手术、放化疗后伤及正气，或邪蕴日久，郁而化火，耗气伤阴，最终导致气阴亏虚，病程迁延，可阴损及阳，阳损及阴，出现阴阳两虚。因本病虚实夹杂，正虚不足以祛逐邪实；或者是祛而不尽，余邪易死灰复燃，恶性脑瘤，手术很难根治，存在手术致残的风险，且易于复发，术后放化疗的严重不良反应也是影响患者生存质量的主要因素。生长在重要部位还不能手术，预后较差，而转移性脑瘤，多属肿瘤晚期，故本病实属胶固难愈之疾，中西医治疗都十分棘手。

2. 病理病机　病理因素为风、痰、瘀、毒、热、虚，痰瘀毒邪结聚，上扰巅顶，阻塞清窍。病机为脑髓空虚，诸邪（风、火、痰、瘀、毒）乘虚而入，积聚盘踞于脑部。其内因为久病耗伤、气血亏虚不能上荣于脑，则脑髓失养而致髓海空虚；又因脑为髓海，如有房劳伤肾、惊恐伤肾、先天肾元不足等导致肾精不足，肾不生髓上充于脑，则脑髓空虚。外因为饮食失调、感受外来邪毒致人体内生成风、火、痰、湿、瘀、毒等乘虚上窜脑海，占据清阳之位，正气不足，邪壅日甚，其发病机制主要由于髓海受损，痰毒瘀结，闭阻脉络而致脑瘤。

3. 临床表现 本病症见头痛、眩晕、恶心、呕吐、视物模糊、肢麻，甚则舌强、失语、抽搐、震颤、肢体偏瘫，感觉、运动、精神障碍，意识不清，甚则昏迷。

4. 现代综合治疗 本病早期原发灶或单个转移灶予以手术治疗，术后或不能手术者用放疗、伽马刀、化疗等姑息治疗，外科手术治疗可解除肿瘤对脑组织的压迫，缓解颅内高压，增加放、化疗的疗效，从而缓解患者的症状，改善神经机能状态，延长生存期，提高生活质量。目前认为立体定向放射外科（X 刀、伽马刀）可以取代手术和全脑放疗成为治疗脑转移瘤的首选治疗方法，手术后或放射外科治疗后辅以全脑放射治疗，可杀灭残存的癌细胞和其他部位的微转移病灶，进一步延长生存期。

5. 中医临床辨治基本思路和用药规律 基本病机以脾肾亏虚、痰瘀阻窍。治法以健脾补肾、化痰开窍、活血解毒。基本方以白金丸加味，药用（白矾 1.5 ~ 3 克，郁金 15 克，蛇六谷 30 ~ 60 克，天葵子 30 克，生半夏 15 ~ 30 克，生南星 15 ~ 30 克，生牡蛎 30 克，蝉蜕 10 克，僵蚕 12 克）。

二、临证要点

1. 临证分析 本病为本虚标实，治疗上以扶正祛邪、调整阴阳、以和为贵、以平为期为原则，扶正重在补肝益肾、滋补肾精、益气健脾；祛邪重在祛痰、化瘀、散结、解毒、熄风。

2. 主症辨证 痰毒瘀结者基本方加桃仁 12 克，白芷 10 克，炙蜈蚣3条，野菊花30克，七叶一枝花15克；脾肾阳虚者基本方加淫羊藿15克，补骨脂15克，熟附块6克，菟丝子30克，肉苁蓉30克；肝肾阴虚者基本方加生熟地黄各30克，山茱萸20克，枸杞子30克，女贞子15克，炙鳖甲15克，炙龟板15克；肝阳上亢者基本方加钩藤20克，石决明30克，代赭石20克，夏枯草30克。

3. 变法施治

（1）益肾填精、补脑生髓法：“正盛邪自消”，脑髓充足，癌毒何以篡夺停滞于清窍本位，临床用益肾填精、补脑生髓以扶正，药用桑椹子、菟丝子、益智仁、女贞子、补骨脂、羊藿叶、川断、龟板、枸杞子、山萸肉等。

（2）通下而泻上法：临床常配伍通腑泻热、清热解毒类的中药以达到通下热毒而泻上焦癌毒之功，所谓“通下而泻上”，因此常在中药汤剂中配用大承气汤。如患者恶心呕吐、头痛等脑水肿、颅内高压症状明显者则常选用泽泻、白术、牛膝、益母草、猪苓、冬瓜皮等活血利水药物以减轻脑水肿，而承气汤类处方合用活血利水类药物可以明显降低脑瘤患者的颅内压，通过泻大便、利小便可以交通上下，使上焦之癌毒邪热有出路，从而减轻患者的头痛、恶心呕吐等症状，改善脑瘤患者的生活质量。

（3）引经报使，直达病所法：临床加用白芷、桔梗、柴胡、川芎、辛夷花等引经药，以载药上行直达病所，并常配合经现代药理证明可以穿透血脑屏障的中药麝香、天麻、薄荷、石菖蒲、川芎、冰片等以增强抗癌中药的功效。

（4）清利头目法：脑为清窍，痰毒瘀诸邪内阻，神明失主，清窍不利，诸症丛生，故方中多加入清窍之品如蔓荆子、菊花、郁金、菖蒲等，还包括一些重镇安神药，如石决明、青礞石、珍珠母、羚羊角等。

（5）以毒攻毒法：脑瘤毒陷邪深，非攻不克，故以毒攻毒，全蝎、蜈蚣等虫药属抗癌之有毒之品，性峻力猛并因其属虫药而善搜剔逐瘀，即“辄仗蠕动之物，松透病根”，加之此类有毒虫类药多具消肿散结、熄风止痉、祛风通络、解毒散结、镇静止痛之功。

4. 放射性脑病 临床表现为头痛，记忆力减退，多语，答非所问，失语，偏瘫等，严重者可突发昏迷。一旦出现放射性脑病，只能对症治疗，无法逆转，因此早期用药防治相当重要。

早期以清热解毒、益气养阴，方以五味消毒饮合生脉散加味；中期以清热凉血、益气滋阴，方以清营汤合百合地黄汤加味；后期以益气滋阴、补肝肾，生脉散合知柏地黄汤加味。

三、临证心悟

蒋某某，男，66 岁，湖南某机关部。2010 年 4 月 30 日初诊。

患者 20 年前有脱髓鞘病史，用激素治疗，控制向愈。2010 年 3 月初，突然头痛，左侧瞳孔放大，眼睑下垂，不能睁开，伴有呕吐。头颅磁共振报告提示：斜坡及鞍区块状异常信号，斜坡膨胀，轮廓消失，视神经受压上抬，肿块占据蝶窦，考虑脊索瘤可能。患者因体虚畏惧手术，来医院就诊，来诊时头痛，左侧瞳孔放大，眼睑下垂，复视，时有恶心呕吐，面色少华，神疲乏力，舌质红，苔黄薄腻，脉细滑。

辨证：痰瘀上蒙，清阳不展。

处方：赤芍、天麻、白僵蚕、天南星、穿山甲、地龙、枸杞子、石菖蒲、泽泻、泽兰各 10 克，生黄芪 20 克，葛根 15 克，炙全蝎 5 克，制白附子 3 克，制马钱子 0.25 克（冲服），水煎服，每日 1 剂。

服药 15 剂后，头痛明显缓解，瞳孔恢复正常，眼睑狭窄有

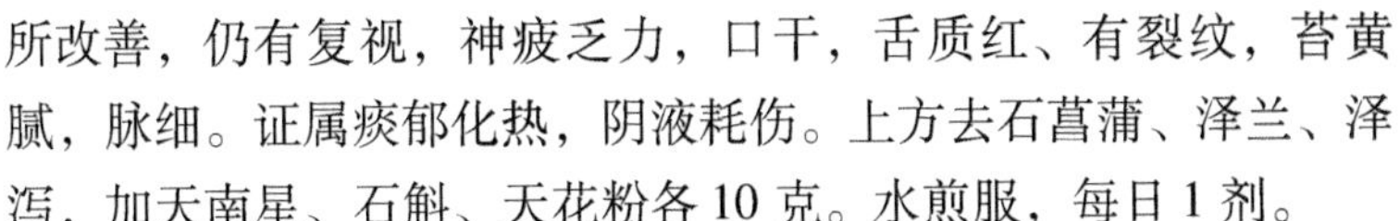

所改善，仍有复视，神疲乏力，口干，舌质红、有裂纹，苔黄腻，脉细。证属痰郁化热，阴液耗伤。上方去石菖蒲、泽兰、泽泻，加天南星、石斛、天花粉各10克。水煎服，每日1剂。

服药30剂后，复视、眼睑下垂进一步改善，稍有头昏，左眼视力模糊。转从标本同治，加用补益肝肾之品，上方改黄芪为30克，加制首乌10克，石决明30克，水煎服，每日1剂。

连服40剂后，左眼睑闭合基本恢复正常，多视，视力模糊，畏光，复视，右耳鸣响，舌质暗红，苔黄薄腻，脉细。

患者12月2日住某医院准备手术，以图根治，11月20日复查头颅磁共振并与4月9日磁共振比较，肿瘤缩小1/3，该医院认为半年内肿块缩小明显，其症状改善，建议暂不手术，用原法继续治疗。

患者于12月30日复诊，治以滋养肝肾，益气升阳为主，配以化痰消瘀，解毒软坚法。处方：生地黄、枸杞子各12克，炙鳖甲、天门冬、天花粉、天麻、天南星、穿山甲、炙白僵蚕、山慈姑各10克，生黄芪30克，葛根15克，炙蜈蚣、制白附子各5克，制马钱子0.25克。水煎服，每日1剂。服药半年余，畏光头晕等症状消失，惟感有时耳鸣。

2010年5月30日头颅磁共振示：鞍区斜坡脊索瘤术后，有少许残留。与2011年4月9日的磁共振片比较，肿块缩小2/3。原方加炙水蛭5克，路路通10克，磁石30克。水煎服，每日1剂。调治1个月后，诸症皆除，继续服药，巩固疗效。

2014年1月复查磁共振：左侧脑室体旁可见小片状长T1及长T2信号影，余脑质未见异常，脑沟裂增宽，鞍区未见异常肿物影，斜坡及蝶鞍部未见异常。

脑瘤病变在脑，其成因多由痰湿之邪结聚于脑，脑部气滞血瘀，痰瘀阻滞，毒邪凝结所致，在其病变过程中，脑络痹阻日久，化热动风，风火相煽，耗伤阴液，可致肝肾不足。故临床常用平肝熄风、清热解毒、化痰软坚、活血通络、补益肝肾等治疗。常用祛风、化痰、清窍、利湿、软坚散结、引经等诸药，如钩藤、天麻、白僵蚕祛风；青礞石、制天南星、桔梗等化痰；石菖蒲、珍珠母开窍；猪苓、泽泻、车前子利湿；白花蛇舌草、蛇莓、莪术软坚散结；用川芎、藁本引药上行，同时具有抗炎症、抗缺氧作用，增加脑血流量，抑制血小板聚集，并有抗肿瘤、镇静作用。

四、名老中医绝招

王绵之以补气升阳、降逆熄风治疗脑瘤

王某，女，36 岁。青岛市人。1987 年 12 月 23 日初诊。

听神经鞘瘤术后，语言謇涩，步履蹒跚。

初诊：患者于 1983 年 4 月因患脑瘤（听神经鞘瘤）前来诊治。

颅内肿瘤，多为痰湿之邪凝聚于脑，致使脑部气滞血瘀，痰瘀互结所致。治疗从此着手。经鞘瘤在北京某医院手术治疗，1985 年病情复发，于 1987 年 11 月 12 日再次手术。

观其人形体丰腴，面色萎黄无华，口眼歪斜，右耳失聪，右眼睑抽动不止，同侧面肌亦时有抽搐；语言謇涩，步履蹒跚；舌向右歪且颤抖不已，舌胖质暗边有瘀点，舌苔薄白，根部微腻；脉细滑少力，不耐重按。证属气血两虚，不能上奉清窍，且有痰瘀互阻，肝风内动。治以益气和血，化痰散结，开窍熄风。处方：生黄芪、川芎、怀牛膝、生地、丹参、红花、桃仁、炙远志、白僵蚕、地龙、石菖蒲、生龙齿、升生石决明等。14 剂。水煎服，日 1 剂。

二诊：药后舌已正，面肌抽搐止，但右眼睑仍瞤动，语言、

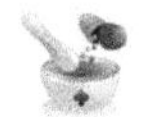

步履稍有好转，唯夜寐欠安。此肝风趋平，而心血不足之象。遂以上方加枣仁、茯苓、夜交藤、赤白芍等养血安神之品。14 剂。水煎服，日 1 剂。

三诊：诸症继续好转。唯自觉目睛仍时有胀痛。目为肝之窍，遂于原方加白僵蚕、地龙、青葙子等加强养肝通络之功。再服 14 剂。水煎服，日 1 剂。

四诊：药后目胀痛已除。眼睑仍有瞤动，语言、步履继续好转。舌质渐转红润，脉象渐起。均为正复邪却，向愈之征。因患者不能久留北京，遂以原方随证稍事加减后嘱患者继服。

半年后患者来信，言其各种症状已基本消失，自觉一切正常，生活已能自理。嘱效不更方，可以再服。

随访 5 年，期间曾嘱患者做 CT 复查，证实病未复发。

本案中王教授为使药物直达病所，气血上奉清窍，选用了生黄芪与川芎相配，用其补气而升阳的特点，解决了气血、药物上行的问题。同时配伍化痰和血，以及重镇熄风之品，使症状得以缓解。继以活血化瘀，化痰散结法治疗，而使患者日趋康复。

郁任存以滋补肝肾为主治疗脑瘤

窦某，男，44 岁。2004 年 6 月 18 日初诊。

视物不清伴头痛 4 个月余。

初诊（2004 年 6 月 18 日）：患者以视物不清 4 个月余，伴有头痛来诊。MRI 诊为脑干部占位，行放疗 28 次后就诊。现症见：眠差，恶心，视物不清，斜视，大便调。舌质暗红，苔薄白，脉沉细弱。辨证属肝肾不足，瘀毒上扰髓海。以滋补肝肾，熄风解毒化瘀为法。处方：夏枯草 15 克，浙贝母 10 克，枸杞子 10 克，女贞子 15 克，山萸肉 10 克，补骨脂 10 克，全虫 3 克，蜈蚣 4 克，钩藤 10 克，炒枣仁 20 克，川芎 15 克，白芷 10 克，陈皮 10 克，半夏 9 克，沙参 30 克，焦三仙 30 克，鸡内金10 克，砂仁10克。

复诊（2004年9月17日）：复查MRI示肿物无明显变化，诉复视略好转，口苦减轻，自觉行走时双下肢沉重，左手麻，寐可，二便可；舌暗红，齿痕，苔薄白；脉沉细弦。处方：全虫3克，蜈蚣4克，川芎15克，白芷10克，石斛15克，浙贝母10克，山萸肉10克，补骨脂10克，沙参30克，天花粉15克，生黄芪30克，太子参30克，菖蒲10克，枸杞子10克，女贞子15克，焦三仙30克，鸡内金10克，砂仁10克，威灵仙12克。

三诊（2004年10月26日）：看近物复视，双下肢沉重，乏力，畏寒，纳寐尚可，二便调；舌暗齿痕，苔薄白；脉沉细。处方：全虫3克，蜈蚣4克，川芎15克，白芷10克，石斛15克，浙贝母10克，山萸肉10克，补骨脂10克，天花粉15克，生黄芪30克，太子参30克，郁金10克，菖蒲10克，枸杞子10克，女贞子15克，焦三仙30克，鸡内金10克，砂仁10克，茯苓10克，泽泻12克。

四诊（2004年12月14日）：复查MRI较前略好转，自觉后背、颈项沉重，步态不稳，偶有饮水呛咳，纳食可，二便调，仍有斜视复视；舌暗齿痕，苔薄白；脉沉细滑。处方：全虫3克，蜈蚣4克，川芎15克，白芷10克，石斛15克，山萸肉10克，补骨脂10克，牛膝10克，天花粉15克，生黄芪30克，太子参30克，菖蒲10克，枸杞子10克，女贞子15克，鸡血藤30克，焦三仙30克，鸡内金10克，砂仁10克，葛根12克。

五诊（2005年2月23日）：左半身沉重，头闷，膝软乏力，畏寒，纳食可，胃脘胀，大便偏干，寐可，复视，饮水呛咳；舌暗红，苔黄；脉沉细滑。处方：全虫3克，蜈蚣4克，石斛15克，补骨脂10克，天花粉15克，生黄芪30克，太子参30克，菖蒲10克，焦三仙30克，砂仁10克，山药10克，茯苓12克，泽泻15克，丹皮12克，威灵仙15克，夏枯草15克，生地15克。

六诊（2005年4月12日）：近期复查MRI提示肿瘤压迫较2004年11月明显减轻，复视症状略好转，看远物正常。左半身沉重，纳食可，偶有哽咽，寐可，大便正常；舌淡，苔薄白；脉沉细。处方：全虫3克，蜈蚣5克，山萸肉10克，生黄芪30克，太子参30克，菖蒲10克，焦三仙30克，砂仁10克，鸡内金10克，浙贝母10克，制首乌10克，茯苓12克，泽泻15克，丹皮12克，威灵仙15克，夏枯草15克。

脑为髓海，骨生髓，肾主骨，故郁教授多年来治疗脑瘤均以治肾为主，肝肾多虚，故以滋补肝肾为主，同时兼用息风开窍之品，如石菖蒲、全虫、蜈蚣，同时兼用息风开窍之品，如菖蒲，全虫，蜈蚣，同时以生黄芪，太子参等益气，用药1年，磁共振成像显示：肿瘤压迫明显减轻，症状好转。

谢远明予先补肾固本、后化瘀通络治疗脑瘤

郑某，女，47岁。1990年7月20日初诊，时值大暑后3天。

头痛伴呕吐1个月。

初诊：1个月前无明显诱因突发头痛，以重痛为主，伴剧烈呕吐，阵发性加剧，1990年7月13日在医大二附院做增强颅脑CT提示：三脑室后部肿瘤，松果体体瘤可能。又在市中医院治疗，头痛稍减，疼痛呈间歇性，多在下午，夜间发作，呕吐，双眼困涩，口淡无味，不思饮食，大便不干，眠一般。查其面色晦黯，双目无神。低声呻吟、语声低怯；舌质紫黯，舌苔薄白；脉弦细。

诊其为：脑瘤（肾虚瘀血阻络）。法当益肾化瘀通络。方拟六味地黄汤化裁治之，处方：熟地24克，山萸肉12克，山药12克，丹皮10克，茯苓30克，泽泻10克，全虫10克，蜈蚣

2条，乌蛇10克，丹参30克，半枝莲30克，忍冬藤30克，12剂，水煎400mL，早晚分服。医嘱：畅情志、避风寒、忌辛辣刺激之品。

二诊：服后头痛明显减轻、发作次数减少，精神好转，纳增，呕吐少，现有时感心慌、气短、胸闷，二便调。舌质淡舌苔白，脉沉细。此乃为肾气已足，瘀血阻络较重，气血不通，心神失养而见上症。法当活血化瘀、通络宣痹。方用血府逐瘀汤化裁，处方：枳壳10克，赤芍12克，川芎12克，桃仁10克，红花10克，柴胡10克，牛膝10克，桔梗10克，生地10克，当归10克，丹参30克，香附12克，郁金10克，甘草10克，6剂，水煎400mL，早晚分服。医嘱：畅情志，避风寒，坚持治疗。

三诊：一直坚持服用中药，现头痛明显减轻，发作次数亦明显减少，诉颈项部强直，伴胃脘部胀痛。舌质红舌苔白，脉弦。此乃瘀血阻络，脉络不通，气血不畅，而见颈项部强直，法当加强化瘀通络之力，故前方加粉葛根以柔筋通络，处方：枳壳10克，赤芍12克，桃仁10克，川芎12克，红花10克，柴胡10克，牛膝10克，桔梗10克，生地10克，当归10克，丹参30克，粉葛根15克，香附12克，郁金10克，甘草10克，6剂，水煎400mL，早晚分服。医嘱：嘱其坚持服药，畅情志。

四诊：诉头晕，头痛，伴双胁掣痛，胸闷，心慌，夜休可，二便调。舌质暗红舌苔薄白，脉弦细。此乃气滞血瘀，法当继续理气化瘀，并通络止痛、宽胸理气。处方：枳壳10克，赤芍12克，川芎12克，桃仁10克，红花10克，柴胡10克，牛膝10克，桔梗10克，生地10克，当归10克，丹参30克，瓜蒌30克，薤白30克，姜虫10克，浙贝母15克，姜黄10克，桂枝15克，延胡索30克，川楝子15克，甘草10克。12剂，水煎400mL，早晚分服。医嘱：嘱其坚持治疗，定期复查。

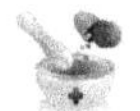

2002 年 12 月 12 日磁共振检查（西安交大医院，磁共振号：023382）：松果体未见明显异常。

肾主骨生髓，脑为精明之府，内藏脑髓，而为髓海。患者禀赋不足，肾精亏虚，脑髓失养，脉络失荣；久病入络，气滞血瘀，气血瘀阻而为脑瘤。六味地黄汤为滋补肾阴名方，随证酌加祛瘀通络之品；经治肾气已足，瘀血阻络较著，则以活血化瘀、通络宣痹为法，改用血府逐瘀汤化裁。始以补肾，本元稍足转以化瘀通络，标本兼顾。

第九章　鼻咽癌

一、临床指要

1. 概述　鼻咽癌系指发生于鼻咽及其侧壁的恶性肿瘤，其发病有明显地区性、人群易感性和家族聚集现象，世界上80%的鼻咽癌发生在我国，占我国头颈部肿瘤的首位。男女发病比例为（2.5～4）∶1，其发病90%以上与Epstein－Barr病毒感染相关。晚期患者预后差，中位生存期小于12个月，局部晚期的患者常规放疗后，5年生存率仅40%，多数患者均因为远处转移死亡。

2. 病理病机　病理因素为风、毒、热、痰、瘀邪结聚于鼻咽喉清窍，通过经络从属于肺、脾、胆、肾诸脏。病机为外感六淫邪气，或情志不遂，气机阻滞，或饮食失调、痰食之滞，以致机体气血运行失常和脏腑功能失调，而致痰气凝结，气郁血逆，郁火相凝。本病初期多由外感六淫、肺失宣肃，或情志不遂、忧郁气结所致，此时证以邪实为主。气郁化火，肝胆火毒上逆，致肝郁火盛；肝郁气滞，损伤脾胃，或素体脾胃虚弱，或化放疗期间，胃失和降，脾失运化，而致痰湿凝滞，此时证大多属本虚标实，虚实夹杂。晚期以正虚为主，尤其放疗后大多表现为阴津亏损，证见气阴两虚，或肝肾不足。

3. 临床表现　本病症见鼻塞、涕血、耳鸣、耳聋、头痛、面麻、复视等，可出现鼻咽部新生物、颈部淋巴结肿大以及颅神

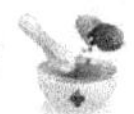

经出现一支或多支的麻痹体征。此外，由于鼻咽癌远处转移率较高，特别是以骨、肺、肝转移最为常见，可出现相应的症状和体征。

4. 现代综合治疗 本病的治疗常用放疗、化疗、手术、生物和靶向治疗以及对症支持治疗，目前公认放疗是鼻咽癌的首选治疗方法，对Ⅰ、Ⅱ期患者，单纯采用放疗即可。然而由于本病确诊时，75%的患者已属Ⅲ期或Ⅳ期，而放疗仅针对局部治疗，不能防止远处转移，且低分化鳞癌和未分化癌恶性程度高，生长快，易出现淋巴或血行转移，故常需在放疗基础上给予化疗。在头颈部肿瘤中，以鼻咽癌的化疗效果最好，化疗不但可以杀灭微小转移灶，减少远处播散的风险，化疗药物还可作为放射治疗的增敏剂，此外，在放疗之前先用化疗可使巨大肿瘤的体积缩小，从而缩小放疗的照射野，减少放射损伤。手术治疗只适用于对放射治疗不敏感（高分化）和放射治疗后残余或复发的病例。

5. 中医临床辨治基本思路和用药规律 基本病机以热毒伤阴、痰瘀蒙窍，治法以清热解毒、益气养阴、化痰开窍。基本方以消瘰丸加味，药用野菊花30克，猫爪草30克，夏枯草30克，苍耳草15克，辛夷30克，生南星10克，生半夏10克，石上柏30克，玄参30克，牡蛎30克。

二、临证要点

1. 临证分析 本病初起多为邪实，病至晚期多为虚实夹杂之证，以热毒伤阴为主要特点，故立法时应强调清热解毒、养阴生津，同时要注意辨病与辨证相结合、局部辨证与整体辨证相结合、中医治疗与西医治疗相结合。

2. 主症辨证 邪毒肺热者基本方加桔梗6克，蚤休15克，金荞麦30克，鱼腥草30克；肝郁火盛者基本方加龙胆草9克，黄芩30克，白花蛇舌草30克，郁金12克，丹皮12克，土茯苓30克；痰湿凝滞者基本方加海藻15克，山慈姑15克，象贝母9克，穿山龙30克；阴津亏损者基本方加北沙参30克，麦冬30克，天花粉30克，川石斛30克，太子参30克。

3. 放疗三期施治

（1）初期用药：石上柏30克，蛇舌草30克，夏枯草30克，牡蛎30克（先煎），野菊花30克，薏苡仁30克，苍耳子15克，茯苓20克，川牛膝20克，桃仁10克，土鳖虫10克，枳壳10克，僵蚕10克，皂角刺15克，海藻30克，猫爪草15克。

（2）中期用药：蛇舌草30克，夏枯草30克，野菊花30克，薏苡仁30克，石斛30克，茯苓20克，川牛膝20克，砂仁10克（后下），鸡内金10克，芦根60克，生地黄40克，女贞子15克，玄参40克，白茅根30克，南北沙参各30克，旱莲草20克，太子参30克。

（3）后期用药：北沙参30克，石上柏30克，夏枯草30克，葛根15克，薏苡仁60克，有瓜石斛30克，茯苓30克，炒槟榔30克，鸡内金15克，砂仁10克（后下），芦根30克，生地黄40克，女贞子15克，玄参40克，白茅根30克，南沙参30克，墨旱莲20克，太子参30克，山楂30克，麦芽30克，辛夷15克，天花粉30克。

4. 放疗并发症治疗

（1）口咽黏膜反应：在鼻咽癌的放疗过程中，患者常常出现口腔黏膜的急性毒副反应，如黏膜出血、水肿、糜烂、白膜形成，口干咽痛，吞咽困难，影响进食。

中医认为放射线其性属热，易灼液伤津，造成机体热毒过盛，气阴耗伤。

治疗以清热解毒、养阴生津为主，予以沙参麦冬汤加减（北沙参、麦冬、天花粉、芦根、川石斛、玄参、石上柏、银

 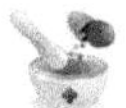

花、苍耳子、丹参等）服用，同时注意口腔卫生，可用生理盐水或朵贝氏液漱口，以改善症状。

（2）放射性脑及脊髓损伤：脑及脊髓损伤为放射性慢性并发症，一般潜伏期2年左右。放射性脑病表现为头痛，记忆力减退，多语，答非所问，失语，偏瘫等，严重者可突发昏迷。放射性脊髓损伤表现为低头触电感，一侧上下肢运动障碍，感觉障碍，完全瘫痪或截瘫等。

中医辨证属肝肾两虚，经脉失养，瘀血阻络。

治法以滋补肝肾，佐以活血通络，可选用左归丸加减（生熟地、山萸肉、杞子、女贞子、肉苁蓉、补骨脂、菟丝子、龟板胶、怀牛膝、地龙、丹参、鸡血藤、川芎等），酌加蜈蚣、全蝎、僵蚕。

（3）鼻腔出血：鼻咽癌病程过程中或放疗后，常常并发鼻腔出血，甚至鼻腔大出血。

其病机主要是血热妄行、阳络受损，或气不摄血、血不循经所致。

选用犀角地黄汤加减［犀角1.5～3克，或用水牛角30～60克，生地黄40克，丹皮15克，白茅根30克，茜草根30克，仙鹤草30克，侧柏叶30克，阿胶10克（烊冲），还可酌加炒栀子12克，生石膏30克］，也可以用野山人参1.5～3克调服。

外治可用冷水浸湿毛巾或冰袋敷于患者的前额，用手指揉按患者入前发际正中线1～2寸处，或紧捏一侧或两侧鼻翼，亦可用血余炭、马勃、百草霜、田七末、云南白药等药末吹入鼻腔。严重者可用明胶海绵或凡士林纱条填塞止血。

（4）继发感染：鼻咽癌由于病灶浸润，黏膜损伤，免疫功能低下，或放、化疗后，易继发感染。表现为咽痛，涕痰稠黄，咽部红肿，表面有黄白色脓点，或口腔黏膜溃烂，头胀痛，发热等症。

属胆脾二经湿热熏蒸所致。

治疗宜清热解毒为主，选用黄连解毒汤加减（蝉蜕 10 克，僵蚕 10 克，辛夷花 15 克，黄连 6 克，黄芩 15 克，栀子 15 克，银花 30 克，连翘 30 克，山豆根 12 克，生地 12 克，丹皮 10 克）。

外治可选用洗必泰液、康复新溶液、生理盐水等含漱，亦可选用滴鼻灵滴鼻，锡类散涂口腔溃烂处。

三、临证心悟

欧某某，女，44 岁。湖南株州人，2009 年 12 月初诊。

因头痛、耳胀 2 个月，广州市某肿瘤医院诊断为鼻咽癌（中晚期）。予放疗、化疗 2 周后出现头晕，乏力，口干，咽痛，口、咽黏膜水肿、糜烂，进食困难，恶心呕吐，体重下降等症状，外周血白细胞下降至 $1.0\times10^9/L$。患者难以继续接受治疗而终止疗程，前来求诊。诊见：精神萎靡，面色皖白，头昏头痛，口干，气短，进食困难，便秘，舌尖红，苔白中微黄，脉细。证属气阴两虚，治宜益气养阴法。处方：黄芪、旱莲草、生牡蛎（先煎）、白花蛇舌草、生谷芽、北沙参各 30 克，党参 20 克，白术、茯苓、砂仁（后下）、麦冬、石斛各 10 克，山药、女贞子各 15 克。水煎服，每日 1 剂。服 5 剂后，症状明显好转，守原方服药 1 个月，症状基本改善。坚持用中药治疗至今，未见复发。

“正气虚则成岩”，若正气虚弱，不能抵御邪气，则疾病丛生。脾为后天之本，乃气血生化之源，脾的功能失调，则气血生化匮乏；脾为生痰之源，脾气虚则痰湿生，结为痰核而成肿块。而且放射治疗在杀伤癌细胞的同时，也伤阴耗气，致气阴两伤。故我主张放疗期间应扶正气、益气和胃、滋养阴津；放疗后，益

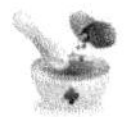

气养阴佐以祛邪防复发。吾认为不改鼻咽癌放疗前的中医辨证，无论什么证，一旦经放疗后，绝大多数都会出现气阴两虚的情况，故治疗当以益气养阴为主。药用黄芪、党参、茯苓、五味子、谷芽、甘草益中气、健脾胃；女贞子、旱莲草、熟地黄滋阴补肾；北沙参、麦门冬、玄参、石斛养阴生津；生牡蛎软坚散结；白花蛇舌草解毒清热散结。用之临床收效颇佳。

四、名老中医绝招

陈瑞春以清热养阴润肺治疗鼻咽癌

郝某，男，60岁。2002年9月2日初诊。

以鼻腔反复出血2年余，加重半月前来就诊。患者述及2年前出现鼻腔出血，左侧尤甚，在乡镇卫生所给予止血药（名称不详）治疗，疗效不佳，半月前病情加重，出血量大，色鲜红。8月25日在外院行鼻咽CT检查，检查结果示：鼻咽癌侵及左侧蝶窦，部分筛窦、左上颌窦可能性大。因患者拒绝手术治疗，遂来门诊求治。患者症见：鼻腔仍有出血，鼻腔瘙痒并有堵塞感，头胀痛，口干，口苦，饮水量多，食纳可，小便黄。舌质黯淡，苔薄微腻，舌中间及根部浮黄，脉弦数。

处方：生石膏30克，竹叶10克，北沙参20克，麦冬、法半夏各10克，芦根30克，炙甘草6克，桑白皮、黄芩各10克，白及、白茅根各15克，百部、杏仁各10克。水煎服，每日1剂，并嘱其煎药时另加粳米（自备1撮）。

9月11日上药服7剂后复诊，患者自觉服药后症减，鼻腔出血量减少，仍有头疼，偶有耳闭，纳食、睡眠尚可，舌质淡红，苔薄黄腻，故守方加赤芍10克。后患者一直以此方为基础方加减，服药半年病情稳定。

李佩文运用扶正祛邪辨治疑难鼻咽癌

【病案1】某某某，女，69岁。

初诊：（2010年1月29日）鼻咽癌放疗后已经3年，2009年10月曾昏迷。复查头颅CT显示：鼻咽后壁增厚，右咽隐窝大面积溃疡，颌下淋巴结肿大，双肺尖索条影，右脑大片低密，考虑脑梗死或放疗后损伤。一般情况不佳，消瘦，口干咽痛，双耳听力明显下降，头晕，头颈不适，行走不利。RBC下降，Hb曾降至6g（但检查未发现活动性出血），经输血后好转。舌质淡，苔白厚，脉沉细。诊为鼻疽，证属气血双亏，痰浊内停。治宜益气养血，化痰散结。处方：党参15克，麦冬10克，五味子10克，枸杞子20克，黄精10克，沙参20克，蔓荆子10克，当归15克，藁本10克，泽泻10克，鸡血藤10克，川芎10克，升麻10克，白术15克，山药15克。14剂，水煎服，每日1剂，早晚各1次。嘱患者复查颅脑MRI，除外肿瘤复发转移。

二诊：（2010年4月2日）2月24日复查颅脑MRI显示：颅内复发转移灶，合并瘤内出血、水肿，陈旧脑梗，脑白质脱髓鞘病。在外院行头颅脱水及放疗，现放疗已经完成，患者剧烈消瘦，浑身不适，疼痛，耳听力下降，视力下降。舌质红，少苔，脉沉细。处方：藁本10克，茯苓20克，蔓荆子10克，猫爪草10克，当归15克，白芍20克，炙甘草5克，金铃子10克，泽泻10克，川芎10克，野菊花10克，羌活10克，白芷10克，党参20克，生黄芪15克，白花蛇舌草20克。14剂，水煎服，每日1剂，早、晚各1次。

三诊：（2010年6月30日）恶液质，复查脑MRI病灶稳定。患者浑身不适、乏力较前有好转，咽部不适，偶有干咳，听力下降，舌淡红，苔薄黄，脉弦细。治宜益气清肺，通络疏风，散结。处方：北豆根10克，射干10克，浙贝母10克，百部

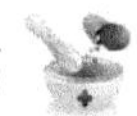

15克，枸杞子20克，女贞子15克，蔓荆子10克，菊花10克，白蒺藜10克，钩藤10克，藁本10克，川芎10克，炙鳖甲15克，石见穿10克，山慈姑10克，八月札10克，白花蛇舌草20克。14剂，水煎服，每日1剂，早、晚各1剂。

体会：鼻咽癌的恶性度不太高，预后相对较好。不一定需要手术，放疗也能达到根治的目的。本例患者鼻咽癌就未手术，行放疗已经3年，病情稳定。2009年10月因昏迷，复查头颅CT显示：鼻咽后壁增厚，右咽隐窝大面积溃疡，颌下淋巴结大，右脑大片低密，考虑脑梗死或放疗后损伤，未能确诊是否为肿瘤复发转移。一般情况不佳，消瘦，口干咽痛，双耳听力明显下降，头晕，头颈不适，行走不利。不能除外肿瘤的复发及颅内转移。故初诊时李教授一方面积极治疗缓解症状，另一方面建议患者一定要进行脑MRI的检查，除外脑转移。诊为鼻疽，证属气血双亏，痰浊内停。治宜益气养血，化痰散结。党参益气，当归、鸡血藤、川芎、枸杞、白术养血活血，鼻咽癌放疗后的患者多半有阴虚热毒症状，故加用麦冬、沙参、黄精、五味子养阴润燥，蔓荆子、藁本、升麻清利头目。

患者2月24日检查MRI果然确定颅内复发转移灶，合并瘤内出血、水肿。在外院做了头颅脱水及放疗。但放疗后患者剧烈消瘦，浑身不适，疼痛，耳听力下降，视力下降，均为放射线的毒性所致。治疗上以扶正祛邪为主：党参、生黄芪益气，白芍、当归、川芎养血，藁本、蔓荆子、白芷、野菊花、羌活清疏风热，清利头目，缓解头痛头晕，金铃子行气止痛，猫爪草、白花蛇舌草散结抗瘤。

三诊时患者浑身不适、乏力较前好转，复查脑MRI病灶稳定。感咽部不适，偶有干咳，听力下降。治宜益气清肺，通络疏风，散结。以射干、北豆根利咽，浙贝母、百部化痰止咳，加入炙鳖甲、石见穿、山慈姑、八月札抗瘤。

【病案2】某某某，男，59岁。

初诊：（2009年9月11日）患者于2007年6月行鼻咽癌手术，局部有肿物侵犯颅底，术后行放化疗，致左耳聋。2009年8月复查见左颈部中下小淋巴结影，未再放化疗。现口干、反酸，舌质红，少苔，干燥。诊为鼻疽，证属气阴两虚，治宜益气生津、养阴润燥。拟麦门冬汤加减。处方：沙参10克，石斛10克，麦冬15克，生地10克，北豆根10克，牛蒡子10克，野菊花10克，射干10克，煅龙骨10克，煅牡蛎10克，石见穿10克，白花蛇舌草10克，鸡内金10克，焦三仙各10克，佛手10克，木瓜15克，厚朴10克，大腹皮10克。14剂，水煎服，每日1剂，早、晚各1次。

二诊：（2009年10月23日）服上方后，口干有好转，饭后烧心，易于流鼻血。左颈部中下小淋巴结稳定。舌质干红，少苔。处方：野菊花10克，丹皮15克，地骨皮10克，谷精草15克，络石藤10克，仙鹤草20克，白及20克，茜草10克，花蕊石20克，沙参20克，石斛20克，麦冬15克，猫爪草10克，紫草6克，柏子仁15克，白花蛇舌草20克。

三诊：（2009年12月4日）偶有鼻血，量减少，心烦。舌红，黄燥苔，脉弦滑。处方：蒲公英10克，地丁10克，野菊花10克，黄芩10克，沙参10克，石斛15克，麦冬10克，地骨皮10克，枳壳10克，丹皮10克，槐花10克，仙鹤草20克，炒谷芽30克，炒麦芽30克，鸡内金10克，白及15克，白花蛇舌草15克，佛手15克，谷精草15克。

四诊：（2010年1月8日）鼻血止，耳鸣，烧心可，视物不清，眼底黄斑结构不清。复查B超左颈部中下小淋巴结已消失。舌红少苔已不燥。处方：野菊花15克，蒲公英15克，地丁10克，北豆根10克，木贼10克，石决明20克，丹皮10克，槐花10克，仙鹤草15克，地骨皮10克，苍耳子5克，白及

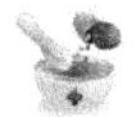

15 克，谷精草 15 克，玫瑰花 10 克，青皮 10 克，鸡内金 10 克，焦三仙各 10 克。

五诊：（2010 年 4 月 30 日）鼻衄止，烧心减少，视物不清，舌红少苔，脉弦。上方加茯苓 10 克，柏子仁 10 克。

体会：患者为鼻咽癌，于 2007 年 6 月行手术，局部有肿物侵犯颅底，遂在术后行放化疗。由于放疗量较大，导致左耳聋。2009 年 8 月复查见左颈部中下小淋巴结影，并出现鼻衄之症，虽然未确诊为复发转移，但从临床判断，与肿瘤应该有关，但患者拒绝再次放化疗，求治于中医。

就诊时诉现口干、反酸，偶有鼻衄，舌质红，少苔，干燥。因放疗对于局部唾液腺的损伤是长期的，难于恢复，故口干与放疗密切相关。此时诊为鼻疽，中医辨证为气阴两虚，治宜益气生津、养阴润燥。方用麦门冬汤加减，大量使用生地、麦冬、沙参、石斛、黄精等养阴生津之品，配合野菊花、射干、山豆根等清热解毒利咽药物，收到了很好的改善口干的功效。

服上方后，二诊时口干有好转，饭后烧心，易于流鼻血。左颈部中下小淋巴结稳定。因出血，故加大止血药的力度，中药加用清热凉血、止血散结之品，如丹皮、地骨皮、仙鹤草、白及、茜草等，迅速收到止血之功。颈部的小淋巴结使用石见穿、猫爪草、谷精草、木贼等清热解毒散结药物。随后病情好转，出血减少，颈部小淋巴结通过用药也消失了。

第十章　肺　癌

一、临床指要

1. 概述　原发性支气管肺癌（简称肺癌）是指原发于支气管黏膜、腺体和肺泡上皮的恶性肿瘤，是世界各地最常见的恶性肿瘤之一，目前大多数国家肺癌发病率均呈上升趋势。根据肿瘤的大体形态及其生长的部位，可分为中央型、周围型和弥漫型三种。组织学分型为：鳞癌、腺癌、腺鳞癌、大细胞癌、小细胞癌、类癌等等。肺癌分为小细胞和非小细胞两大类，其中非小细胞肺癌占80%。肺癌的发生与吸烟关系较为密切，另外与职业性致癌因素（如无机砷、石棉、铬、镍等）、电离辐射、大气污染以及生物学细胞遗传物质的改变有关。

2. 病理病机　病理因素与其生理功能密切相关，肺受邪侵则津液不能正常输布，留结为痰，治节不能则血留为瘀，痰瘀结聚，酿毒生热，又致耗气伤阴，最终为气阴双亏，痰瘀交聚。其发病与肺、脾、肝、肾密切相关。

病机为正气虚损，阴阳失调，邪毒乘虚而入，导致肺脏功能受损，宣降失司，气机不畅，血行受阻，津液失于敷布，聚而为痰，痰凝气滞，瘀阻脉络，痰气毒瘀胶结，日久形成肺部积块。故肺癌是因虚而病，因虚致实，其疾病本质是全身属虚，局部属实。

3. 临床表现　本病的肺部主要表现为6大症状：

（1）咳嗽：阵发性刺激呛咳。无痰或仅有少量白色泡沫样黏痰。

（2）咯血：间断性反复少量血痰，往往血多于痰。色泽鲜，痰血不相混。偶见大咯血。

（3）发热：中、低度发热。

（4）胸痛：持续性尖锐而剧烈的疼痛。

（5）胸闷气急：或突然出现数日后渐轻，或缓慢出现渐趋加重。

（6）喘鸣：局限性、吸气性哮鸣，咳嗽后并不消失。

肺外表现主要是由于肿块压迫，侵犯邻近的组织、器官，远处转移以及副肿瘤综合征，如纵隔淋巴结转移、压迫喉返神经而出现声音嘶哑；压迫上腔静脉而出现头晕、眼花、头颈部浮肿，胸颈部浅静脉怒张等上腔静脉综合征；肺上沟瘤，常压迫交感神经引起霍纳征：患侧眼球凹陷，上眼睑下垂，瞳孔缩小，额部汗少等；肺癌产生的某些特殊激素、抗原、酶或代谢产物等引起的内分泌紊乱或异位内分泌综合征、肺源性骨关节增生、神经肌肉病变、皮肤病变、癌性肾病等副肿瘤综合征以及其他远处部位转移引起的相应症状和体征。

4. 现代综合治疗 本病的治疗临床选用以下几种模式：①术后放、化疗；②术前化疗；③通过化疗使不能手术的患者变为可手术；④放、化疗同时进行；⑤放、化疗与生物反应调节剂联合应用。非小细胞肺癌首选手术治疗，一般Ⅰ期应做肺叶切除；Ⅱ期应做肺叶及淋巴结清扫，术后可行放疗和（或）化疗。小细胞肺癌主要以化疗为主，辅以局部放疗；化疗、放疗、靶向治疗主要是对不能手术治疗的非小细胞肺癌的治疗及局部并发症的缓解治疗。

5. 中医临床辨治基本思路和用药规律 基本病机以气阴两虚、毒瘀互结。治法以益气养阴、化瘀解毒。基本方以沙参麦冬汤加减，药用百合30克，沙参30克，麦冬15克，五味子6克，太子参30克，浙贝母10克，生半夏10克，干蟾皮6克，白英30克，鱼腥草30克。

二、临证要点

1. 临证分析 首先辨邪正盛衰：肺癌是高度恶性的肿瘤，发展快，变化速，辨邪正盛衰，是把握祛邪扶正治则和合理遣方用药的关键。其次辨证候虚实：肺癌的发生多与肺肾不足、痰湿交阻有关。肺癌早期多见痰湿瘀毒蕴之证，以邪实为主；肺癌晚期多见正虚毒热，精气亏虚之证，以正虚为主，病情复杂，虚实互见。其根本病机为肺、脾、肾三脏亏虚，痰凝血瘀、气滞毒结，治疗应辨病与辨证相结合，标本兼顾，分清邪正轻重，扶正祛邪并用，合理把握药物的剂量与主次。

2. 主症辨证 阴虚内热者基本方加地骨皮30克，秦艽15克，知母20克，银柴胡10克；痰瘀阻滞者基本方加僵蚕12克，青礞石10克，瓜蒌仁30克，浮海石30克，桃仁12克，土鳖虫10克；热毒蕴肺者基本方加蚤休20克，龙葵30克，山豆根12克；饮停胸中者基本方加龙葵30克，椒目10克，葶苈子30克，蝼蛄10克；气血两亏者基本方加黄芪50克，鸡血藤25克，补骨脂10克，当归12克，生首乌25克；肝肾亏虚者基本方加女贞子30克，旱莲草20克，黄精20克，菟丝子15克，枸杞子30克，熟地黄30克。

3. 变法施治

（1）培土生金法：培土生金也称补脾益肺，是治疗肺脾两虚证的一种治法。培土生金要分清甘平、甘温与甘凉，肺胃阴分不足者宜用甘凉培土生金法，基本药为北沙参、麦冬、玉竹、石斛、粳米、乌梅、五味子、甘草；肺虚损不足者宜甘温培土生金法，基本药为黄芪、人参、桂枝、干姜、白术、茯苓、陈皮、半夏、桔梗、山药、生苡仁等。

（2）补水生金法：根据“五脏之伤，穷必及肾”、“金水相生”的理论，临床常将补肾法贯穿于肺癌各证型的治疗中，酌用淫羊藿、仙茅、肉苁蓉、葫芦巴、菟丝子、锁阳、补骨脂、巴戟天等温肾助阳，生地黄、熟地黄、玄参、天冬、山茱萸、鳖甲、龟板等滋阴补肾。

4. 肺癌术后 病机为肺气阴亏虚，痰浊内生，脉络壅滞，聚而成积，痰毒流注。癌毒以痰毒为主，可夹瘀、热、湿等，故而肺癌术后治疗及术后防复发、转移方面，以养阴益气、化痰解毒为原则。

（1）扶正重在补肺阴，兼以补肺气，方以生脉散等；肺病日久必及心，子病及母也。

（2）健脾化痰使痰湿不聚，肺络通畅，方用二陈汤、三子养亲汤等。扶正在肺癌的防治中应用广泛，目的在于增强机体抗病防病、既病防变等能力，采用益气养阴法，方药多以生脉散加减，药物常选用西洋参、太子参、沙参、天冬、麦冬、玉竹、五味子等。健脾常用方为四君子汤、参苓白术散等，常用药物为人参、党参、黄芪、白术、山药、薏苡仁、白扁豆等。

（3）肾为先天之本，肾气充足则肾能纳气，治法宗“益火之源，以消阴翳，壮水之主，以制阳光”，肾阴阳同补，临床常用有黄精、熟地黄、女贞子、桑椹、肉桂、鹿茸、淫羊藿、补骨脂、巴戟天、续断、菟丝子等。

5. 肺癌脑转移 肺癌脑转移的症状有头痛、头晕、呕吐、视力障碍、失语、偏瘫等，中医学认为其病机不外为邪毒蕴聚清窍，或为清气不荣于脑。风、痰、瘀积聚于脑，结而成瘤；肝肾阴虚、脾气虚弱者，精血、清气皆不能上荣清窍，清气不升，浊气不降，而生头痛、头晕等症。

治以熄风、活血、化痰为法，兼以补益脾肾。

方药：天麻、全蝎、川芎各10克，钩藤（后下）、僵蚕、黄芪、女贞子各20克，补骨脂15克，蜈蚣2条，大黄（后下）5~10克。

方中天麻、钩藤、僵蚕熄风化痰止痉；全蝎、蜈蚣、川芎活血化瘀；黄芪益气；补骨脂、攻贞子补肾；大黄除活血、通便外，取其给邪以出路之意。

三、临证心悟

周某某，男，50岁，浙江人。

本人病重，其女至孝，不远千里来我院咨询，患二期矽肺。2007年7月13日于浙江大学附属一医院诊断为左上肺癌，两肺内转移，肺门及纵隔、腋窝淋巴结转移，少量胸腔积液，正在接受化疗。食纳可，动则喘。余况不明。

2007年8月1日，一诊：嘱其停止化疗，扶正为主。

处方：高丽参15克（冲服），生半夏45克，生南星30克，两头尖45克，海藻45克，止痉散3克（冲服），干姜30克，辽细辛45克，白芥子10克，鹿角霜45克，肉桂10克，姜炭10克，熟地30克，麻黄5克，炙甘草30克，制附片45克，生山萸肉60克，生姜90克，加水3000mL，文火煮取600mL，日分3次服，30剂。服后喘止，食纳可，精神佳，患者体力改善，能亲自来面诊。

2007年10月30日，二诊：患者病情平稳，在前方基础上加减：炙甘草120克，干姜90克，高丽参30克，生山萸肉90克，制附片100克，茯苓45克，瓜蒌30克，薤白30克，生半夏50克，白酒150mL，加水2500mL，武火急煮取500mL，小剂量频服，每日1剂。服药后肿物破裂出血，方中瓜蒌薤白白酒

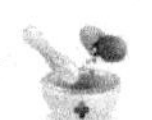

汤、瓜蒌薤白白酒汤治胸痹，此胸痹非水而是血，故效不佳。

2007 年 11 月 30 日，三诊：于杭州胸腔镜微创抽血后性胸水好转，包裹性胸腔积液，现胸中紧滞。于是当务之急宜温阳祛瘀利水为要。

处方：制附片 100 克，干姜 75 克，高丽参 15 克（冲服），五灵脂 30 克，芦根 45 克，丹参 120 克，檀香 10 克，砂仁 10 克，桂枝 45，桃仁 30 克，红花 30 克，茯苓 45 克，泽泻 30 克，炙甘草 60 克，葶苈子 10 克，车前子 10 克，肉桂 10 克，生姜 45 克，大枣 30 枚，加水 2500mL，文火煮取 300mL，日分 3 次服，30 剂。

肺癌患者发现时大多已是晚期，所幸纳食尚可，胃气尚佳。但临床表现动则喘，元气已伤，故扶正为主，故处方常用阳和汤、麻附细辛汤加减。阳和汤常治疗阴疽，温化寒凝。要认真观察患者，判断邪由表内陷，凝阻于太阴之脏。邪之来路即是邪之出路，故用麻附细辛汤托透伏邪。就伏邪之问题我作了深入研究，有些患矽肺的患者，有形之物客居肺脏，亦可称之伏邪，即是“因缘会合”、“伤风不省便成痨”，外邪内陷，影响了脏腑的正常功能。例如外感风寒，若治之不当，误用清热解毒甚或输抗生素，不异于自毁长城，自撤藩篱，表证虽去而邪已内陷。若陷入太阴脾则下利腹痛、纳差；若陷入太阴肺则喘咳，外感后遗咳嗽经久不愈者甚多，或气管炎、肺炎；若外邪陷入少阴肾则病肾炎；若外邪内陷入少阴心则病心肌炎等。所以肺癌大多是风寒小病误治而来。

肺癌胸水是西医目前无法解决的难题之一。常用温阳祛瘀利水之法，自拟胸水方，一方中丹参活血祛瘀，行气止痛，瘀血重则重用丹参。二方葶苈大枣泻肺汤，葶苈子主癥瘕积聚结气，破坚逐邪，清利寒热，通利水道。三方千金苇茎汤，重用芦根 50 克至 100 克宣肺润燥。加入桂枝振心阳，温命门之火以助气化，云茯苓、泽泻、车前子利水，炙甘草、人参补元气。故利胸水有很好的疗效。

四、名老中医绝招

王绵之从肺损及心治疗肺癌

张某，男，73岁，台商。2005年6月24日初诊。

患者右肱骨头上皮样血管内皮细胞癌肺转移。

初诊：因患右肱骨头上皮样血管内皮细胞瘤及左肺支气管扩张入院，经手术切除治疗后，右上肢及肩胛部已基本愈合。今以咳吐暗红色痰为主要症状。经CT检查发现两肺皆有大片阴影，属“多发性转移灶”。现咳痰依旧，体温37.5℃，饮食二便尚可；舌色暗红中部有薄腻苔，左脉弦滑数而来去不匀，寸部不耐重按。综上诸象，是肺损及心，治以益气和血，以扶正而除恶血为治。处方：生晒参15克，麦冬15克，赤芍、白芍各12克，当归20克，炒白术12克，茯苓15克，制桑皮9克，川贝母粉6克（分冲），阿胶珠9克（分冲），陈皮10克，五味子3克，炙地骨皮9克，炙紫菀9克，牡丹皮6克，百合15克。每日1剂，水煎服。

复诊：2005年10月12日。电话告知，药后感觉甚好，嘱其继续服药，待身体恢复便于乘飞机亲自来复诊。

以上病案患者病情稳定，咳吐暗红色痰一症已消失。该案治疗的特点在于“肺损及心，治以益气和血，扶正以除恶血为治”。用药从肝脾入手以治肺，取其土能生金之理；养肝柔肝，以避木旺刑金。全方用药绝少使用刚躁动阳之品，恐其有耗血动血之弊。

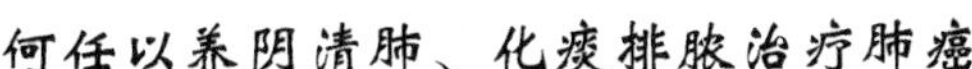

何任以养阴清肺、化痰排脓治疗肺癌

王某，男，51 岁。2006 年 4 月 10 日初诊。

确诊为右上肺癌及胸膜、自身转移，伴胸腔积液、纵隔淋巴结肿大 3 个月。

初诊：去年 10 月开始感到右侧胸部隐痛，今年 1 月始明显感到体力下降，消瘦，右侧胸痛逐渐加剧，入院检查诊断为右上肺癌及胸膜及自身转移，伴胸腔积液、纵隔淋巴结肿大。不能手术，故采取化疗 4 次。现胸痛气急，偶有咳嗽咳痰，胃纳欠佳，时做噩梦，语声沉闷；舌淡红，苔中厚腻，脉弦而虚。辨证属肺积病，正虚邪实。治宜养阴清肺，化痰排脓。以自拟肺痿肺痈汤加减治疗。

处方：玄参 10 克，麦冬 10 克，浙贝母 10 克，忍冬藤 20 克，桔梗 20 克，炙百部 20 克，连翘 15 克，冬瓜子 30 克，生甘草 10 克，蒲公英 30 克，北沙参 20 克，蚤休 15 克，薏苡仁 15 克，黄芩 10 克，野荞麦根 30 克，鱼腥草 20 克。14 剂，煎服，每日 1 剂。

复诊：服药 14 剂后，症状未见明显好转，精神困惫，气急、胸痛、胸闷；舌淡红，苔白腻，脉弦滑。辨证仍属正虚邪实，但痰浊深重，难以即时取效，原方再加化痰降气之药。服用 14 剂后，气急转平，精神好转，胸痛胸闷减轻，食欲改善。继以自拟参芪苓蛇汤加味治疗。一直服药，病情稳定。

本则案例初诊虽辨证准确，方药对症，然疾病深重，未能即时见效，可是临证之难。经复诊加减用药后，病症渐见好转，终有成效。自拟肺痿肺痈汤，以玄参、麦冬、北沙参滋养肺阴；浙贝母、桔梗、炙百部宣肺化痰；连翘、黄芩、蒲公英清热解毒；冬瓜子、薏苡仁化痰排脓；生甘草调和诸药。为治疗肺痿、肺痈、肺积病出现胸闷胸痛、咳嗽气急等症的有效方剂。

周仲瑛从解毒攻邪，扶正消癌治疗肺癌

计某，男，73岁。2005年6月16日初诊。

发现右肺鳞癌3个月余，伴咳嗽、咳痰，痰中带血。

初诊：患者有长期吸烟史，高血压、糖尿病、高脂血症病史。2003年查见右上肺空洞，按肺结核治疗。2005年3月痰中带血，去省人民医院查为肺鳞癌，6月10日行伽马刀治疗。CT检查：右上肺肿块放疗后与2005年3月29日比稍小，内部坏死明显，两肺感染，局灶性纤维化，局部支气管扩张，左下肺大疱（2005年5月9日，省中医院）。稍有咳嗽，胸无闷痛，痰不多，偶有痰中带血，疲劳乏力，口干，食纳知味，寐尚可，二便正常；舌质紫黯，苔中、后部黄腻，脉细滑。诊为：肺癌，热毒痰瘀证。此为长期吸烟，烟毒袭肺，肺气膹郁，酿生癌毒，癌毒阻肺，耗伤气血津液，加之放射治疗，进一步损伤肺之气阴，故见咳嗽、痰中带血，疲劳乏力，口干等热毒痰瘀阻肺、气阴两伤之症候。治以益气养阴扶助正气，化痰祛瘀解毒抗癌。因患者食纳知味，二便正常，知脾胃运化功能尚正常，故把解毒攻邪作为重点。自拟扶正消癌汤加减。

处方：南、北沙参各12克，太子参10克，大麦冬10克，天花粉10克，生薏仁15克，山慈姑12克，泽漆15克，猫爪草20克，肿节风20克，漏芦15克，仙鹤草15克，炙僵蚕10克，露蜂房10克，鱼腥草20克，白花蛇舌草20克，狗舌草20克，地骨皮15克。7剂，水煎服，日1剂。

二诊（2005年6月23日）：咳减，痰少，未见出血，口干不显，无胸闷胸痛，食纳尚可，二便正常。苔中部黄腻、质暗红，脉小滑。处方：6月16日方加炙桑皮12克，羊乳15克，平地木20克。

三诊（2005年7月14日）：近况平稳，咳痰不多，呈白色

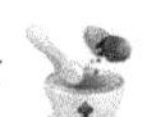

泡沫状，无胸闷痛，纳可，大便稍干。薄黄、质暗，有裂痕，脉小滑。处方：6 月 16 日方加生芪 12 克，羊乳 12 克，平地木 12 克，桑白皮 10 克，去蛇舌草。

四诊（2005 年 7 月 28 日）：近日军区总院 CT 复查，原右上肺病灶较前缩小。自觉症状不多，稍有痰，精神良好，二便正常。苔中后部黄腻，质紫暗，脉细滑。处方：6 月 16 日方去地骨皮、狗舌草，加炙桑皮 12 克，羊乳 15 克，生芪 15 克，平地木 20 克，龙葵 20 克。

五诊（2005 年 8 月 11 日）：自觉症状不多，不咳，咳痰少，胸不痛，食纳知味。苔黄薄腻，脉细滑。查肝肾功能正常，血糖 9.6mmol/L，癌胚抗原：19.9U/L。证属热毒痰瘀互结，气阴两伤。处方：炙鳖甲 12 克，南北沙参各 12 克，天麦冬各 10 克，太子参 12 克，生黄芪 15 克，仙鹤草 15 克，生薏苡仁 15 克，山慈姑 15 克，白花蛇舌草 20 克，龙葵 20 克，半枝莲 20 克，炙僵蚕 10 克，漏芦 15 克，猫爪草 20 克，羊乳 15 克，鬼馒头 15 克，露蜂房 10 克，肿节风 20 克。

该案例患者长期吸烟，烟毒袭肺，肺热气燥，酿生癌毒，癌毒阻肺，耗伤气血津液，加之放射治疗，进一步损伤肺之气阴。结合舌脉，辨证为热毒痰瘀阻肺，气阴两伤证。其病证特点，虚实夹杂，实者热毒痰浊瘀结，虚者气阴两亏，故治疗以益气养阴扶助正气，化痰祛瘀解毒抗癌。因脾胃运化功能尚正常，故拟解毒攻邪作为重点。药用南北沙参、太子参、大麦冬、天花粉、生薏苡仁、仙鹤草、地骨皮以清肺益气养阴，山慈姑、泽漆、猫爪草、肿节风、漏芦、炙僵蚕、露蜂房、鱼腥草、白花蛇舌草、狗舌草清热解毒、化痰祛瘀、消结散癌，诸药合用，共奏扶正消癌之功。此后几诊，均在此法基础上加减运用，并在诊治过程中随时根据病情的变化调整扶正与抗癌的比重。至第五诊患者正气渐复，遂进一步加大消癌力度，加用炙鳖甲、龙葵、鬼馒头等解毒抗癌，软坚散结。体现了“驱邪即是扶正”、“邪不祛，正更伤”的学术观点。药后患者自觉症状基本缓解，复查 CT：“原右上肺病灶较前缩小。”

第十一章　食管癌

一、临床指要

1. 概述　食道癌是指发生于食管黏膜上皮的恶性肿瘤，是人类较为常见的恶性肿瘤之一，我国是世界上食道癌发病率最高的国家，死亡占恶性肿瘤死亡的22.34%，位居第3位。本病是典型的生活方式癌，发病与饮食习惯、营养状态、微量元素和癌前病变等多方面因素有关，某些理化因素的长期刺激和食物中致癌物质是食道癌的重要原因，生活习惯如吸烟、酗酒、粗糙及烫食物有关。

2. 病理病机　病理因素是痰、气、瘀、毒、虚，发病规律往往从实证到虚证。病机为长期大量饮酒，喜欢热食，嗜食辛酸燥热之品，燥伤津液，咽管干涩，瘀热停留，内阻于食道。忧思可伤脾，脾伤则气结，气结则津液不得输流便聚而成痰，痰瘀互结为有形之块阻于食道发为本病。膈噎日久，耗气伤阴，精血被夺，形体消瘦，大便不适，已属病之晚期。

3. 临床表现　本病的早期症状见吞咽食物梗噎感，一般能进普食，咽下食物时胸骨后有轻微疼痛或闷胀不适，患者感觉食管内有类似米粒或蔬菜片贴附于食壁，咽不下又吐不出来；进行性吞咽困难是中、晚期食管癌最典型的症状，另有胸痛或背部疼痛，呕吐黏液为透明状带有泡沫，黏稠者可连绵不断，呕吐量随梗阻程度不等，声音嘶哑，癌组织坏死、溃破或侵及大血管引起呕血或黑便。终末期全身广泛转移出现相应症状及体征，出现黄疸、腹水、肝功能异常、呼吸困难、咳嗽、头痛、昏迷等；肿瘤侵及食管外膜引起食管穿孔，出现纵隔炎、肺炎、肺脓肿等。

4. 现代综合治疗 本病的治疗有手术、放射、化疗等方法，手术治疗是食管癌的主要手段，早期食管癌使用手术，有相当部分患者可达治愈，食管癌手术治疗平均5年生存率为25%左右。放射治疗同样是食管癌重要治疗手段，颈段及上胸段食管癌应以放射治疗为首选，放射治疗5年生存率为16% ~19%，中、晚期食管癌放射治疗的5年生存率为10%左右。化学治疗适应于中、晚期食管癌不能手术或放射治疗和手术后、放射治疗后复发的患者，总之，现有的治疗手段适应证局限、并发症较高。

5. 中医临床辨治基本思路和用药规律 基本病机以脾肾两亏、痰瘀胶结、气逆不降。治法以补益脾肾、化痰散瘀、降逆。基本方以参赭培气汤加减，药用威灵仙30克，石见穿30克，穿山甲10克，酒大黄10克，花粉15克，代赭石30克，莪术15克，生半夏15克，半枝莲30克，干蟾皮6克。

二、临证要点

1. 临证分析 辨证主要是察虚实，紧抓痰、瘀、虚三大特点，虚以肝肾阴虚为本，兼脾虚，邪实以痰湿为主，夹瘀毒。临床以甘凉濡润法、滋养胃阴、和降胃气，配合化痰散瘀消散癌肿，在病程的不同阶段，选方用药因时而变，在疾病的早期，常用方较大，攻邪之药较重，当患者病至后期，正虚明显时，常以扶正为主。

2. 主症辨证 胃阴受损者基本方加沙参20克，麦冬15克，太子参30克，玄参20克，石斛30克；痰瘀交阻者基本方加降香6克，硇砂0.5克，白芥子10克，天竺黄12克，乳香6克，

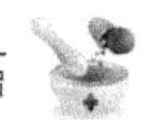

急性子 10 克；胃气上逆证者基本方加旋覆花 12 克，丁香 6 克，降香 15 克，枇杷叶 30 克，紫菀 20 克；痰涎阻胃者基本方重用生半夏 30 克，加竹沥 30 ~ 60mL，枇杷叶 30 克，瓜蒌仁 30 克，生天南星 30 克；放疗期间基本方加生地黄 25 克，玄参 30 克，麦冬 30 克，沙参 30 克，金银花 50 克，注重加女贞子、山茱萸、熟地黄等药补肾生水。

3. 复法大方临床运用　手术、放疗后患者常见局部疼痛，进食疼痛加剧，痰涎较多，此为痰瘀交阻，气滞阴伤，当兼顾化痰散瘀，养阴和络，常选旋覆代赭汤、瓜蒌薤白半夏汤、麦门冬汤相配。

胸膈疼痛，有烧灼感，牵及两胁不适，泛酸嘈杂者，属气郁化火，肝胃郁热，常以旋复代赭汤、黄连温胆汤、金铃子散、左金丸、沙参麦冬汤相配。

嗳气、恶心，口干口苦，舌质光红无苔者，此属胃阴受损，失于和降，常以益胃汤、百合汤、橘皮竹茹汤相配。

癌毒本属热盛成毒，而化学药品、放射线亦有热毒之性，故用药中常配以善走消化道的清热解毒之品，攻邪常用石见穿、急性子、海藻、生半夏、礞石、山慈姑、蜂房、半枝莲、蚤休、威灵仙、藤梨根等。

三、临证心悟

赵某，男，48 岁，农民。1992 年 2 月 18 日初诊。

患者因进行性吞咽困难 2 个月来就诊。自诉近 2 个月来胸膈满闷隐痛，进食馒头则症状加重，有噎感，自觉身乏无力，形体消瘦。经食道钡餐检查发现食道中段狭窄，病变约 4cm 长。复经胃镜取病理证实为食道癌。患者因对手术有恐惧心理，要求服用中药治疗。诊见：舌红少苔，脉弦细。

中医诊断：噎嗝。西医诊断：食道癌。

辨证：痰湿凝聚、气血瘀滞。

立法：化痰软坚，活血解郁。

方药：陈皮、半夏、川楝子、木香、蜂房、川贝母、玄参白花蛇舌草、赤芍。水煎服，每日 1 剂。

二诊：患者服药 7 剂，自诉进食会发噎略有好转，痰较前少，但仍时有胸痛，发憋等不适之感，大便干。此证仍是痰凝血瘀经络阻隔，应在前方基础上加以宽胸理气之品，以顺应气机通畅则瘀血可化。故前方加瓜蒌、薤白、丝瓜络，继服 15 剂。

三诊：自诉服药后胸闷气憋明显好转，已能慢慢吞咽馒头 1 个（100 克）。因能进食，故自觉精神较前好。嘱服前方加蝉蜕、莪术以加攻伐之势。患者又服 15 剂。自诉症状明显好转，带药 15 剂回家继服。2 个月后来电话，诉一直服用此方，症状稳定，能每顿进食 100～150 克馒头，无明显胸痛。经食道镜检查，原肿瘤已缩小食道中段狭窄较前好转。嘱其继服中药观察治疗，不适随诊。

食道癌证属中医噎嗝，乃中焦阻滞不升降，胃气上逆，久而痰毒交阻成有形之癥。中焦耐上下内外之枢，“升降息则神机化灭”。五谷不能入胃，中气则不能生化，元气消耗日甚，必一身大肉尽脱，终将不治。故以开通中焦上下交通之路为治。现谈一谈我用生半夏生南星在食道癌中的心得，生半夏生南星有毒，《本草蒙鉴》记载：“味辛，微苦，气平，生寒热温。沉而降，阴中阳也。有毒。反乌头，恶皂荚，畏雄黄、生姜、干姜、秦皮、龟甲；忌羊肉、羊血、海藻、饴糖。生用则口麻入喉咙。”此种生半夏生南星煎水煮 2 小时，自尝不麻为度。用生半夏 45 克，生南星 60 克捣碎煮 40 分钟以上，汁色黄，无刺激性气味，但渣滓仍麻舌，再煮 40 分钟，以不麻舌为佳。煮 100mL，顿服之，观察半小时如无不适为好。每日 1 次，胃舒腹胀消则停药。

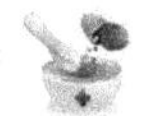

各家本草均谓之与乌头相反，若与附子同用，药师不予配，均虑其反，不愿担当责任，但我每次临床使用，我皆亲自反复尝过，确无任何不适，故可重复验证推广使用。

四、名老中医绝招

刘沈林运用瓜蒌薤白半夏汤合丹参饮治疗食道癌

戴某，男，51岁。2004年9月5日初诊。患者2003年12月发现食道癌晚期，未予手术，给予放疗及间断化疗，2004年7月设置食道支架。刻诊：吞咽不适，食欲减退，面色少华，乏力，虚弱汗多，胸脘痞闷，恶心欲呕，泛吐黏痰，腹胀便秘，舌质紫暗，苔薄白腻，脉细涩。给予化痰行瘀，宽胸散结。

药用：全瓜蒌15克，薤白、川桂枝、紫丹参各10克，檀香6克，砂仁（后下）3克，化橘红10克，天南星6克，南沙参15克，法半夏、枳实、竹茹、川厚朴各10克，火麻仁、半枝莲、石见穿各15克。水煎服，每日1剂，7剂。

9月12日二诊：服上方3剂后即觉吞咽不适感明显减轻，痰量较前有所减少，大便秘结有所改善，然仍时有汗出乏力，苔脉同前。拟益气健脾，化痰散结。

处方：原方去化橘红、天南星，加黄精、太子参、淮山药各15克。水煎服，每日1剂，14剂。

9月26日三诊：来人代诉，服上方后，目前病情稳定，要求原方巩固。

按语：患者为食道癌晚期，癌毒久侵，又经放疗、化疗，正气渐亏，胸阳不展，以致痰凝湿阻，气滞血瘀为患。其病机为虚实错杂，但所谓“急则治其标”，治当通阳散结，化痰祛瘀为先，以防邪阻益甚而饮食不进。刘老所用为瓜蒌薤白半夏汤合丹参饮加味。瓜蒌薤白半夏汤功在通阳散结，祛痰宽胸；丹参饮由丹参、檀香、砂仁组成，功善活血化瘀，行气止痛。因患者痰湿较盛，泛吐黏液，故加天南星、竹茹、化橘红以助化痰湿；其胸脘痞胀较著，故加用枳实、厚朴、火麻仁以行气导滞，润肠通便；又恐其药性温燥太过，故用南沙参清肺养阴，益胃生津；癌毒久居，故选用石见穿、半枝莲活血化瘀，解毒散结。患者药后症状明显改善，提示胸阳得展，气滞得通，痰瘀得祛，癌毒得控，但阳气虚损始终存在，故汗出乏力依旧，当趁此时扶正以驱邪，故用黄精、太子参、淮山药健脾益气，兼顾滋阴，以防攻邪太过而伤正。

朱良春以痰瘀互结论治食道癌

陈某，男，58 岁，工人。1953 年初始觉胸骨部刺痛，进食时尤甚，吞咽时有异物感。嗣后纳食难下，吞咽困难，甚则食入复吐。曾在某医院检查诊断为“食道中段 7cm 淋巴细胞多变形鳞状上皮癌”，多方治疗不效，于 1984 年 1 月就诊。症见形体消瘦，胸中疼痛，口干便秘，舌暗红边有瘀斑、苔根腻，脉细涩。

痰瘀交结，阻于食道，气阴亏耗，虚实夹杂。

治宜化痰消瘀，益气养阴，攻补兼施。

处方：生黄芪 30 克，北沙参、肥玉竹、淮山药各 15 克，莪术 8 克，白花蛇舌草、生薏苡仁、全瓜蒌各 30 克，参三七末、炙全蝎末各 3 克（分吞）。水煎服，每日 1 剂，30 剂。另：海藻 30 克，水蛭、守宫各 10 克。研细末，分作 10 包，每服 1 包，每日 2 次。连服 3 个月，胸中疼痛明显好转，咽物已无障碍。散剂改为每日 1 包或 2 日 1 包，坚持服药 1 年，疼痛消失，诸恙均瘥，经上海某医院复查，食道正常，扩张良好。5 年后随访，身体尚佳。

食道癌隶属中医噎嗝范畴。初期以标实为主，气、血、痰三

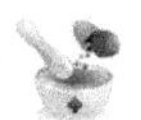

者结于食道。后期出现本虚，津血枯槁，阳气亦衰。朱老辨治本例从痰瘀互结着眼，以散剂为主，海藻与守宫、水蛭相伍，达到痰化坚软、瘀消结散之目的，辅以黄芪、人参、山药等扶益正气，乃获相得益彰之效。

周仲瑛以解毒通络抗癌治疗食道癌

袁某，男，75 岁。2000 年 2 月 15 日初诊。1997 年 2 月无明显诱因出现吞咽困难，食欲不振，消瘦明显。经食管镜检查诊断为食道鳞癌，于 1997 年 5 月行食道癌根治术，手术顺利。1999 年 4 月发现右颈部有一肿大淋巴结，行手术切除，病检提示为转移性鳞癌。胸部 CT 检查提示纵隔淋巴结肿大。行化疗效果不显，右颈部淋巴结继续长大。于 2000 年 2 月 15 日再次行放疗，扩大治疗范围。期间请周老会诊配合中药治疗。诊见：胸闷气急，纳食不香，夜寐不宁，形体消瘦，神疲乏力，舌淡，苔薄白，脉细弱。

证属气阴两虚，癌毒积聚。

治宜益气养阴，清热解毒，通络抗癌。

处方：太子参、佩兰、白芍、白术、黄芪各 10 克，白花蛇舌草 20 克，天花粉、苦参、白僵蚕、半枝莲各 12 克，蛰虫 6 克，炙蜈蚣 3 条，薏苡仁 30 克，炒山楂、炒麦芽、炒谷芽各 18 克，夜交藤 20 克。水煎服，每日 1 剂。

二诊：服上方 14 剂后，诸症减轻，纳食渐增，食之有味，夜能安卧，肌肉渐长，舌脉同前。原方加山慈姑、芦根各 12 克，何首乌 15 克，仙鹤草 7 克。水煎温服，每日 1 剂。

三诊：服 20 剂后，患者病情好转，可下床活动，守方继进。

四诊：患者咳嗽，痰黏色黄，舌苔灰黑，脉濡数。周老认为证属肺胃不和，脾运不佳，湿热内蕴。原方去黄芪、白术、夜交藤、白芍，加用法半夏、炒枳实各 10 克，瓜蒌 20 克，黄连

4克，以祛痰利湿。

五诊：服上方7剂，患者咳嗽渐止，痰色转白，舌淡，苔薄白，脉濡缓。去法半夏、炒枳实、瓜蒌、黄连，加用黄芪、白术继续服用至今，患者病情稳定，未发现复发及转移。

周老认为本病早期以肝郁气滞，湿热内聚多见；中期则以瘀血阻滞，脾胃虚寒型为主；后期表现为气阴不足，癌毒积聚。本例方中太子参、黄芪、白术、白芍、天花粉益气养阴，扶正培本；白花蛇舌草、半枝莲、苦参苦寒，清热解毒，利湿消肿；蛰虫、炙蜈蚣白僵蚕活血化瘀，散结消肿；佩兰、薏苡仁、炒山楂、炒麦芽、炒谷芽、夜交藤化湿消食，通络安神。诸药合用，共奏益气养阴，清热解毒，通络抗癌之功。

第十二章　胃　癌

一、临床指要

1. 概述　胃癌是指发生在胃上皮组织的恶性肿瘤，是一个多基因参与的、多阶段发展的疾病，其病因还不十分清楚。虽然早期胃癌手术后5年生存率近90%，但仍有10%左右出现复发和转移，进展期胃癌术后的复发和转移率更高，达50%以上。淋巴和血行转移、腹腔转移是威胁患者生命的主要因素。60岁以上人群为高发人群，男女发病比例约为2∶1。我国为胃癌的高发地区，据世界卫生组织2000年的统计，42%的胃癌患者在我国，其原因可能与饮食习惯、生活环境、幽门螺杆菌（Hp）感染等因素有关。

2. 病理病机　病理因素是气虚、气滞、痰湿、瘀血、热毒、食浊。病机多为忧思过度，情志不遂，饮食不节，损伤脾胃，运化失司，痰湿内生，气结痰凝。病久常可因气机郁滞，血行失畅，而致瘀血内结；脾胃损伤，宿谷不化，积而化热，耗伤胃阴，亦可因气郁日久化火伤阴；脾虚日久则可耗气伤阳，以致脾胃阳气虚，日久损伤肾阳，故产生噎膈反胃之证，有气结、瘀血、热结、食积及脾胃虚寒之证。但气滞可出现在胃癌的任何阶段，痰气交阻大多出现在胃癌的中晚期，热结伤阴多见于胃癌晚期。

3. 临床表现　本病症见中、上腹不适或隐痛，剑突下有压痛或有可疑之块状物，原因不明的纳呆，腹胀、消瘦、呕血、黑便，原有胃病史，近期加重者。大便隐血持续阳性，GI 检查可有胃之局部充盈缺损或胃壁僵硬貌，黏膜中断，局部有梗阻象，胃镜下组织呈灰白色，局部表面有出血点、溃疡面污秽或巨大溃疡有环堤状，病理证实为癌细胞或脱落细胞学检查证实之。

胃癌晚期常因肿瘤外侵，淋巴及血行播散而引起一系列相应症状及体征，表现为胃酸低下或缺乏、腹泻或便秘；左锁骨上淋巴结转移；腹腔腹膜后淋巴结转移、腹水；肝、肺、骨、卵巢等器官转移；癌肿破溃，胃壁穿孔（大出血、腹膜炎）等。

4. 现代综合治疗 本病的治疗有外科治疗、化疗、放疗、热疗及生物靶向免疫治疗等，外科治疗是目前能达到治愈目的的主要治疗方法。一旦胃癌诊断确立，应尽早争取外科根治手术，对于无法实施根治术的患者，可给予做姑息性治疗，胃癌的化疗有效率较低，只能作为辅助疗法。

5. 中医临床辨治基本思路和用药规律 基本病机以脾胃虚弱、痰瘀阻滞、升降失常。治法以健脾益气、化痰祛瘀、寒热并用、辛开苦降。基本方以半夏泻心汤加减，药用党参 30 克，薏苡仁 30 克，砂仁 6 克，生半夏 10 克，九香虫 10 克，蒲公英 30 克，百合 30 克，乌药 15 克，五灵脂 10 克，蒲黄 10 克，鸡内金 15 克，麦芽 30 克。

二、临证要点

1. 临证分析 本病辨证主要在于分清虚与实的关系，虚是以气虚为主还是以阴虚为主、脾虚是否及肾等；实则应分清食积、气结、热蕴、痰凝、血瘀何者为主抑或协同为患。治疗以健脾补肾、化湿浊、消食导滞，首重健脾益气，扶正祛邪。病至晚期，多脾虚及肾，故后期多需酌加补肾助阳之品以温脾阳、助

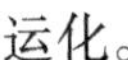

运化。

2. 主症辨证　肝气犯胃者基本方加柴胡 10 克，枳壳 15 克，郁金 15 克，刀豆子 12 克；胃热伤阴者基本方加麦冬 20 克，南北沙参各 20 克，天花粉 30 克，玉竹 15 克；气滞血瘀者基本方加三棱 30 克，桃仁 12 克，红花 10 克，土鳖虫 6 克，莪术 30 克；痰湿凝结者基本方加浙贝母 6 克，全瓜蒌 30 克，山慈姑 15 克，生天南星 10 克；脾胃虚寒者基本方加附子 6 克，干姜 10 克，高良姜 12 克，吴茱萸 6 克，荜拨 10 克。

3. 变法施治

（1）建中补虚常以黄芪建中汤为主方，用于治疗中晚期胃癌或手术后表现有中焦虚寒者，患者胃脘部隐痛或痞塞不舒，得食则缓。药用炙黄芪、桂枝、白芍、吴萸、陈皮、法半夏、木香、延胡索、生苡仁、炒谷芽、炒麦芽、茯苓等。

（2）温阳运脾常以附子理中汤、四神丸为主方，药用炒党参、炒白术、炮姜炭、茯苓、煨木香、肉豆蔻等。

（3）顾护胃气，慎用寒凉之品。临床上确需以苦寒为主时，亦须配以甘温，顾护脾胃。

（4）选药平和，勿伤脾阳，勿损脾阴，同时既要重视甘温补脾，又要常合酸温益脾，使阴阳互根，以平为期。

4. 并发症治疗

（1）出血：胃癌并发出血主要表现为呕血和便血，可以是少量慢性出血，检查呕吐物隐血或大便隐血呈阳性，也可以是大量呕出或便出鲜红色血。出血量达到约 20mL 时，隐血试验可呈阳性反应，出血量达 50 ~70mL，表现为黑便。

中医认为与脾气虚弱、气不摄血和脾胃虚寒、脾不统血有关，方可选用：①归脾汤（白术 12 克，茯神 9 克，黄芪 15 克，龙眼肉 12 克，酸枣仁 12 克，人参 12 克，木香 9 克，当归 9 克，远志 6 克，生姜三片，大枣 15 克，甘草 6 克）加十灰散治疗；

②黄土汤（灶心土15克，白术12克，附子9克，干地黄9克，阿胶9克，黄芩9克，甘草6克）加当归补血汤治疗。

（2）梗阻：以幽门梗阻和吻合口梗阻为多见，表现为食不能进，食入即吐，或吐出黄色和黄绿色液体，可以是完全性梗阻也可以是不完全性梗阻。

1）对于不完全性梗阻运用大承气汤合旋覆代赭汤（生大黄、厚朴、枳实、芒硝、旋覆花、代赭石、党参、半夏、生姜、大枣、炙甘草）以通腑降逆。

2）对完全性梗阻者，使用胃管将胃内容物引出，并冲洗胃后用大承气汤浓煎100mL左右经胃管缓慢滴入，每日1次，严重者每日2次。

3）对肿瘤进展而致梗阻者，可用硇砂2～6克，溶于150mL水中，经胃管缓慢滴入，溃疡性肿瘤慎用。

（3）倾倒综合征：胃癌大部切除术与胃肠吻合术后，失去了胃和幽门的正常生理功能，胃内容物骤然倾倒至十二指肠或空肠引起一系列症状，表现为头晕目眩，偶有晕厥，神疲乏力，大量汗出，胸闷心悸，面色苍白并伴有上腹胀满，恶心欲吐，大便溏泻等消化道症状。

中医认为此乃气虚血亏，治疗宜补气益血为主，方用八珍汤（当归9克，川芎6克，白芍药12克，熟地黄9克，人参9克，白术15克，茯苓15克，甘草6克，生姜三片，大枣15克）合当归补血汤治疗。同时嘱宜少量多餐，多进干食少进汤，限制食糖，予高蛋白质、高脂肪和低碳水化合物饮食。

5. 胃癌复发转移 病因是正气亏虚，虚则致积，积而益虚，虚以脾、胃、肾虚是本，以气滞、血瘀、痰凝是标的观点。

（1）以益气养胃、健脾补肾、活血化瘀、清热解毒攻补兼施为基本大法，方药选用黄芪、太子参、党参、白术、枸杞子、女贞子、菟丝子、补骨脂益气养胃、健脾补肾以扶正为本，水红

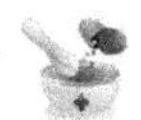

花子、三七、苏木、藤梨根、白花蛇舌草等活血化瘀、清热解毒以祛邪为标，防治胃癌术后的复发和转移。

（2）重视脾肾二脏，健脾补肾防止胃癌的复发和转移。中医认为“肾为先天之本，脾为后天之本”。正如李东垣所述：“水为万物之父，土为万物之母，二脏安和，一身皆治，百病不生。”

（3）用药方面，注重某些特效药的运用，传统方药与现代研究相结合。白芷、血余炭、炒蜂房、生蒲黄具有祛腐生肌修复胃黏膜作用，在防治胃癌复发和转移时，此乃每方必用之品。藤虎汤具有活血解毒之功效，也是治疗胃癌多年的经验方，现代研究显示体外实验具有抑制消化道肿瘤细胞生长的作用。

三、临证心悟

谭某某，女，34 岁，湖南永州人。

2007 年 8 月 10 日，一诊：胃癌全切除术后半年，化疗后呕逆不能进食，呃逆不止，满腹绞痛，水米不进月余。心动神摇，体重骤降 10kg，面色苍黄晦暗，但欲寐。脉微细，舌淡齿痕。中气伤残，肾气不保，救阳为急。

处方：炙甘草 120 克，干姜 90 克，高丽参 30 克（另炖），制附片 100 克，白术 90 克，肉桂 10 克（后下），吴茱萸 30 克，生半夏 75 克，茯苓 45 克，生山萸肉 120 克，生姜 120 克，生姜汁 10mL，大枣 25 枚，加水 3500mL，文火煮取 400mL，少量多次缓缓呷饮。服后心悸消失，呃噫、腹痛等症状消失，但欲寐症亦消失。在服药期间仍坚持化疗 6 个疗程而体力、饮食均能支持。

2008 年 1 月 2 日，二诊：患者自诉左胁时痛，乳房胀痛，偶呃逆，生气后尤甚。易怒，腹中时鸣响，转矢气多。腰痛，腿软，有时头晕。诸症已退七八，体重回升3kg，左胁时痛，舌脉均较前改观。

处方：制附片60克，肉桂10克，沉香10克，砂仁10克（后下），山药60克，茯苓45克，泽泻30克，怀牛膝30克，晒参30克，炙甘草50克，白术90克，干姜90克，五灵脂30克，乌梅30克，2日1剂，连服3个月，煎法同前。服后患者逐渐恢复，反复加减此方服用1年而愈。

一般胃癌患者已是危重之至，几天发之也可能。水米不进月余，体重骤降以致消瘦，肌肉尽脱之状。呃逆不断是胃气败绝，极其危险之兆。中医所言胃气，乃指后天纳化五谷之脾胃肠—消化系统之功能，胃全切并非胃气全无。“心动神摇”，心悸动不能自主，如鱼之少水而躁动不安，乃中气大虚之象。

中气乃人一身气机升降出入之动力，人活一口气即指中气。中气为四象之母，是人身体中的气机圆运动之轴。五脏六腑之气皆是由中气化生，并由中气不断滋养。中气虚则人的整体功能衰退，中气无，即是“出入废，神机化灭，升降息，则气孤危”。中气依赖中焦脾胃，脾胃病不能纳谷，中气得不到补充，故中气虚极欲散，出现“心动神摇”及呃噫频频之危象。

“脉微细，但欲寐”，乃是少阴病见症，心神弱不能维持身体正常运行，而心神来源于肾中之阳，肾阳衰竭故谓“肾气不保”。此时救阳气，补中气乃是当务之急。故以救心汤纳心肾之阳，合理中汤以补中气。

“满腹绞痛”，表明中焦气机不利而痛，而“舌淡齿痕”表明是因寒湿阻滞气机，故以温阳。因患者只能少量服药，故常以“小量多次，缓缓呷饮”，一剂药3天服完。服后，心悸消、呃噫、腹痛等症减或消，但欲寐症亦消。在服药期能坚持化疗半年而能耐受化疗为佳。

四、名老中医绝招

孙桂芝运用复法大方论治胃癌

【病案1】某男，48岁。2004年1月13日就诊。

胃癌术后4个月，临床分期为T3N1M0，术后病理为中高分化腺癌，部分黏液腺癌；淋巴结转移5/14。既往有丙肝史，现正在化疗中，白细胞$2.5\times10^{9}/L$。主诉：乏力、纳差、恶心呕吐，泛酸。舌暗红，苔白，脉沉细。

治宜健脾和胃，降逆止呕，消瘀散结。

处方：橘皮、竹茹、清半夏各10克，枇杷叶、太子参、炒白术、茯苓各15克，代赭石15克，煅瓦楞、生蒲黄（包煎）、白芷、白蔹菜10克，藤梨根、凌霄花各15克，白花蛇舌草、鸡内金、生麦芽各30克，炙甘草10克。嘱患者每剂水煎2次，共取汁500mL，分4份，2日服完。每日早、晚9点各服一次，忌烟酒、羊肉、带鱼。患者服药后顺利完成全程化疗，消化道不适、骨髓抑制等现象明显改善。目前仍坚持服中药，各项复查指标均未见异常，一直坚持工作，体重增加，生活正常。

【病案2】任某，男性，36岁，北京市房山区农民。

1990年11月29日，突感上腹部疼痛恶心，黑便2次，伴心悸、气短、乏力而急诊入院。查体：体温37.1℃，脉搏102次/分，血压13.3/8kPa。急性病容，痛苦状，贫血貌，面色苍白，睑结膜、甲床苍白、浅表淋巴结无肿大，腹部软、肝脾未触及，剑下压痛（+），无反跳痛，脉沉细数，苔薄白，舌质淡。血常规：白细胞$12\times10^{9}/L$，中性粒细胞80%，淋巴细胞20%，血红蛋白46g/L。大便潜血实验（+++）。胃镜示：胃小弯4cm×4cm溃疡、渗血，疑为胃癌。即行胃大部切除术，术中见肿瘤已侵犯浆膜，局部粘连，胃小弯及胃窦下部可触及多个肿大淋巴结。术后病理：胃小弯幽门区平滑肌肉瘤，肿瘤大小约4.3cm×4.3cm×2.5cm，表面溃疡形成，淋巴结转移2/8。术后1个月行ACP方案化疗1个周期。

中医辨证属气血双亏型。治则健脾益气，养血安神，佐以抗癌。

方药：太子参、炒白术各15克，生黄芪30克，茯苓、生地各15克，当归10克，紫河车5克，血余炭、白芷各10克，炒露蜂房6克，鸡内金、生麦芽各20克，山萸肉10克，虎杖10克，藤梨根30克，水煎服，每日1剂，分2次服。患者先后化疗6个周期，中药健脾益气，佐以抗癌。随症加减，坚持治疗。加味西黄丸，每日3次，每次2粒口服。

1993年1月8日复查未见异常。胃镜示：吻合口小弯侧黏膜冲血水肿未见溃疡。病理：胃黏膜组织中度慢性炎症，部分黏膜上皮呈绒毛状增生。患者无自觉症状。食量每日0.4~0.5kg，体重增加7kg，体质良好可参加体力劳动，随诊至今已健康生活12年。

第十三章　大肠癌

一、临床指要

1. 概述　大肠癌是指原发于大肠黏膜上皮的恶性肿瘤，是结肠癌与直肠癌的总称，为消化道常见的恶性肿瘤，其发病率仅次于胃癌与食管癌。本病的发病年龄以 40 ~ 60 岁居多，但 21 ~ 40 岁的中青年亦占相当比例约 40%。男性较女性多，男女比例为 2∶1。好发部位为直肠，其次为乙状结肠，向上则逐段减少，至盲肠又渐增多。

2. 病理病机　病理因素是湿热、热毒、气滞血瘀、阳虚。病机为饮食不节，感受外邪，忧思抑郁，久泻久痢，劳倦体虚，湿毒蕴结；寒温失节，或久坐湿地，寒气客于肠内，或饮食不节，恣食肥甘、醇酒厚味等，损伤脾胃，运化失司，大肠传导功能失常，湿热内生，热毒蕴结，流注大肠，瘀毒结于脏腑，火热注于肛门，结而为癌肿；或因素体正亏，脏腑功能失调，脾气虚弱则运化失调，致湿热邪毒蕴结，浸淫肠道，气滞血瘀，湿毒瘀滞凝结。

3. 临床表现　本病肿瘤发生在右半结肠时，临床表现是腹痛并伴有消化不良症状，如上腹部不适感，纳差，恶心呕吐，便秘与腹泻交替等；中、晚期患者可触到腹部包块，并伴有消瘦、乏力、贫血等全身表现。若肿瘤发生在左半结肠，主要症状为大便习惯改变及不完全性肠梗阻，大便习惯改变包括大便次数及形状的改变，当肿瘤坏死继发出血时，可出现黏液血便，但量一般较少。因左半部结肠癌早期即可出现肠梗阻及大便改变，因此诊断较右半结肠癌为早，肠梗阻中 22% ~55% 的原因是结肠癌所致。

4. 现代综合治疗　本病的治疗为手术为大肠癌的首选治疗方法。Dukes A 期，可单独手术治疗，术式可选局部切除术或根治术。对 Dukes B 期、C 期及部分 D 期患者，据肿瘤位置可选择右半结肠切除术、横结肠切除术、乙状结肠切除术、全结肠或次全结肠切除术、直肠、肛管完全切除并行永久性人工肛门和保留肛门括约肌功能的直肠部分切除术。放疗较常用于直肠癌患者。①术前放疗：可提高手术切除率，减少术后局部复发率，剂量一般取 DT2000 ~4000cGy/2 ~4 周；②术后放疗：除早期患者外，术后均应行局部放疗，总剂量可达 5000 ~6000cGy/5 ~6 周；③姑息性放疗：适于不能手术的晚期患者或术后复发者，可明显改善便血、疼痛、便闭等症状；④根治性放疗：需经过严格筛选的病例，肿瘤在距肛门 12cm 以内，直径≤3cm，外生型、可活动的高、中分化肿瘤，无淋巴结转移者，照射剂量 5000 ~6000cGy/5 ~6 周。化疗用于大肠癌术后的辅助治疗及晚期大肠癌、大肠癌术后复发转移患者的治疗。

5. 中医临床辨治基本思路和用药规律　基本病机以脾肾两虚、湿毒内结。治法以健脾补肾、化湿解毒。基本方以六合汤加减，药用：党参 30 克，莪术 15 克，桂枝 12 克，赤芍 12 克，马齿苋 30 克，半枝莲 30 克，椿根皮 20 克，赤石脂 30 克，苡仁 50 克，藤梨根 30 克。

二、临证要点

1. 临证分析　本病为虚实夹杂，实以痰湿、热毒、瘀滞，

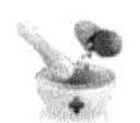

虚以脾肾阳虚、肝肾阴虚、气血亏虚。早期偏气滞、湿热、血瘀，多表现为邪实为主；晚期患者临床多偏脾肾阳虚、肝肾阴虚、气血亏虚，多表现为以虚为主。治疗应“通补兼顾不宜滞”，体现以“治中焦如衡，非平不安”的原则。

2. 主症辨证　湿热内蕴者基本方加黄芩15克，黄连6克，白头翁15克，败酱草30克；瘀毒内阻者基本方加桃仁10克，红花10克，大黄10克，土鳖虫6克；脾肾阳虚者基本方加补骨脂15克，吴茱萸6克，肉豆蔻6克，炮姜15克；肝肾阴虚者基本方加黄柏10克，生地黄30克，熟地黄30克，龟板15克，山茱萸30克；气血双亏者基本方加生黄芪40克，当归12克，仙鹤草30克，鸡血藤30克，鹿角胶30克，阿胶10克。

3. 变法施治

（1）健脾补肾，据临床辨证酌加理气活血、利湿解毒、消导之品，方用参苓白术散和六味地黄丸加味。

（2）瘀毒并治，法以解毒利湿、活血化瘀，代表药物为西黄丸加红藤、虎杖、败酱草等。

（3）疏肝运脾，六腑以通为用，肝气郁滞，犯胃则脘痛、呕恶、吞酸、嘈杂；克脾则腹胀、便泄，大凡肿瘤患者出现气郁、气滞不疏之证者，均可用疏肝理气法治之。“健脾先运脾，运脾必调气”治宜疏肝健脾，调运和中，可选用加味香苏散。

（4）疏肝调机，疏肝调机制气可调畅气机，使气行则血行，气血调和而达祛邪抗癌之目的，可选用四逆散合四物汤。

（5）柔肝养肝，大肠癌最容易发生肝转移，临床二至丸加白芍、酸枣仁、木瓜、乌梅。

（6）通阳疗法：狭义地讲，所谓通阳，即温通之法，寓温阳、通下之意，广义地讲，只要能扶助阳气到达病所的方法都属通阳之法，包括扶正气、补脾肾、祛水湿、化痰浊、通瘀滞等。“阳虚三夺统于脾”，虽有夺精、夺火、夺气之不一，但脾阳充旺，健运有权，则“三阳自泰”，后天有继也。肾阳者，真阳也，乃一身阳气之根本，能温煦全身各脏器之阳，故阳虚之治，本在脾肾。术后阳气受损的特点，应以扶正为主，使机体尽快恢复。

对于放、化疗期间的以顾护正气、防治不良反应为主，应分段论治，第一阶段以健脾化湿、和胃止呕为主，顾护后天之本而防治消化道反应，第二阶段以健脾益肾、鼓舞肾气为主，顾护先天之本而防治骨髓抑制，使机体正气得到保护。

温阳药物众多，临床多选用于姜、肉桂、附子、吴茱萸、补骨脂、姜黄等。干姜能温中，亦能解表，“破血消痰均可服，癥瘕积胀悉皆除”，呕吐、无汗者宜之，取其祛寒散结。附子辛甘大热，为纯阳之品，善入气分，通行十二经。其性走而不守，善补命门之真火，启动下焦气化，为百药之长，攻兼通补，可破症坚、积聚、血瘕。温补阳气，有利于气血复原；散寒通阳，可促使气血通畅，尚能燥湿。张元素谓“附子温脾胃，除脾湿”，用之振奋脾阳，以求“离照当空，阴霾自散”之效，同时，附子具有引阳入阴之妙，热证亦不避附子。

三、临证心悟

1. 乌梅丸在肠癌术后的运用 乌梅丸为《伤寒论》厥阴病之主方，主治蛔厥及久痢。该方重用乌梅，取其至酸之昧、至柔之性，入肝经以敛肝泻肝（肝以散为补，以敛为泻），以川椒、细辛、干姜、附子、桂枝之辛温刚燥，配黄连、黄柏之苦寒，寒热刚柔并用，复以人参、当归补益气血，集酸苦辛甘，大寒大热于一身，养肝阴，疏肝用，清上热，温下寒，燮理阴阳，具有安蛔制蛔、调肝理脾、敛肝熄风等功效。体现了《内经》“肝欲散，急食辛以散之，用辛补之，酸泻之”和《金匮要略》“见肝之病，知肝传脾，当先实脾……夫肝之病，补用酸，助用焦苦，益用甘味之药调之”的组方原则。

本方融酸敛、苦寒、辛温、补气、养血于一体，将性味作用不同甚或相反的药物组合于一方、寒温并投、补泻兼施，以适应复杂病症的治疗。

肠癌术后发作时以标实为主，病机为湿热瘀结，肠腑血腐肉败，症见便下脓血；不发作时以脾虚为主，脾胃运化功能薄弱，症见便溏多泻或表现为虚中夹实，肠腑积滞未净，症见大便夹有黏液，腹部隐痛。肠癌术后在证候上既有腹部怯寒怕冷，大便溏而不实等脾阳不振，中焦虚寒，久泻脾虚的一面；同时又见有舌红苔黄，肛门坠胀，大便黏液，滞而不爽等湿热蕴结的一面，表现为“胃热肠寒”或“上热下寒”之证。

乌梅丸方适应证广，病机错综复杂，临床要“由常达变，随机化裁，既要针对具体病种，别其风动之缓急，寒热之多少，虚实之偏颇以及所乘犯之脏器，及时调整比例，加减药物。若风甚者重用酸，寒热甚者调苦辛，虚多者多用甘味；病偏上者重配连、桂，病偏中者，重配连、姜，病偏下者，重配附、柏；病夹表者重配细辛；病夹水者重配川椒；病势缓者以丸缓治，病势急者丸改汤服；病兼他经病机，或合他经治法”。

清代温病学家叶天士灵活化裁乌梅丸，“广泛用于肝胃不和、胃阳衰弱、肝风内动以及厥阴病寒热错杂和暑热伤阴所致之呕吐、胃痛、泄泻、痢疾、久疟、痞证、蛔厥、消渴以及暑热伤阴等病证”。

当代杰出的中医学家蒲辅周先生认为：“外感陷入厥阴，七情伤及厥阴，虽临床表现不一，谨守病机，皆可用乌梅丸或循其法而达异病同治”。

著名中医学家任应秋教授的老师刘有余先生说：“凡阳衰于下，火盛于上，气逆于中诸症，皆随证施用”。

著名中医学家刘渡舟教授说："凡临床见到的肝热脾寒，或上热下寒，寒是真寒，热是真热，又迥非少阴之格阳、戴阳可比，皆应归属于厥阴病而求其治法……临床见到阳证阴脉，或阴阳之证杂见，而又有气上冲心证的，皆应抓住厥阴纲领以求辩治之理，则就起到提纲挈领之目的"。

著名中医临床家、清代御医后裔曹鸣高先生善治肠病，他用乌梅丸法治疗顽固性肠病有着丰富的临床经验和深刻见地，疗效卓著。曹老先生运用乌梅丸治疗肠病，主要是取其组方之旨意大法，所谓"师法而不执方"。根据不同病程和临床表现进行化裁。如曹老先生云："干姜可改用炮姜。因干姜主散、炮姜主守、且能止血。大黄（制或炭）每亦配用，因大黄除清阳明瘀热湿浊之外，并有化瘀止血的作用。至于大黄、附子用量的比例，则按阴阳寒热的偏胜而定，如白多于红，附子之量重于大黄；红多于白，大黄之量重于附子。"

2. 病例　樊某某，男，69 岁，贵州铜仁人。2003 年 10 月发现高血压，房颤，胆结石，慢性淋巴细胞白血病，白细胞 4.32 万，淋巴细胞 0.85，体检发现双肾大小不一，脾脏偏大。2006 年 12 月发现患肛管高中分化癌，大小2cm×2cm，肠息肉 2 个，大小 1cm×1cm。

其子甚孝，为疗父病，自学中医，苦读经典多日，经朋友举荐来我院求诊于我。

2006 年 12 月上旬，一诊：直肠癌，便血不止，色鲜红，无苔。

处方：赤石脂 30 克，乌梅 30 克，川椒 10 克，黄连 10 克，炮姜 30 克，辽细辛 45 克，炙甘草 30 克，肉桂 10 克（后下），加水 3000mL，文火煮 2 小时，煎 2 次，取浓汁 300mL，入参汁，日分 3 次服，每日 1 剂。

5 剂血止，排出许多黑血块，乙木能升则血下行。

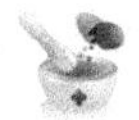

2007年1月16日，二诊：守方，乌梅增至45克，加海藻30克，反复服用1年，患者家属电话告知其基本康复。

此病初期未见不适症，到了中晚期则应是中气大虚，气机升降失常。在气机的圆运动中，乙木厥阴不能正常有序升发，郁而下陷化热，而成寒热错杂之厥阴症。胆经甲木不降而患胆结石、心动悸（房颤）、上盛（高血压）、白血病、直肠癌等，皆属乙木升发疏泄失常之症。乙木郁而升发不畅，木不化火则心火不足而心动悸（房颤），肝藏血之功能失常则血液为之病（白血病），木气下陷郁结成有形之癥瘕（直肠癌），甲木上盛（高血压），故以乌梅丸变方治之。因便血不止，改黄柏为炭，加赤石脂，乃桃花汤之意治下焦肠道，与上桂合为三畏汤，乃治下焦便痢脓血之良方。服药后有阴症转阳之兆，如出现许多疱疹、高热等。又有沿厥阴经循行处发出许多疱疹，有病邪由内向外出表之兆。但此种出疹，有时属正常排毒反应，有的则属木火外泄冲克肺金之病症，临证不可一概而论，要以患者整体状况变化趋势而作判断，此时就要有医师的经验了，非经验丰富者，可能会心生疑虑，非病家信任之深，也可中途更换他法或医院。

四、名老中医绝招

王晞星应用升阳益胃汤治疗结肠癌

马某，男，50岁，2005年4月26日就诊。

结肠癌术后患者，化疗加中药治疗1年，病情平稳。近日出现纳差，大便稀，每日1~2次，舌胖大，苔薄，脉细。辨证属脾虚清阳不升。治宜健脾益气，升阳益胃。方用升阳益胃汤化裁。处方：生黄芪、太子参各30克，白术、茯苓各15克，半夏、陈皮、羌活、防风各10克，独活30克，柴胡10克，白芍

18克，牡丹皮、猪苓各30克，甘草6克，水煎服，每日1剂。7剂后诸症皆除，继以扶正祛邪之品以延长生存期，提高生活质量。结肠癌病位在大肠，但离不开脾虚这一基本病机，加之化疗亦可引起脾胃损伤。脾胃气虚、清阳不升可出现上述诸症。遵李东垣："诸风药皆是风能胜湿"，又如飧泄及泻不止，以风药升阳之理论，予升阳益胃汤即获良效。

邱佳信运用复法大方治疗直肠癌

顾某，男，51岁，1999年3月初诊。1998年9月因间歇性便血就诊于上海某医院，经结肠镜检查报告为直肠癌，行直肠根治术，术后病理报告为溃疡型乳头管状腺癌中分化。术后予"CF+SFU+羟基喜树碱"化疗6个疗程。1999年1月2日出现上腹部不适，肿瘤医院B超报告显示：肝实质性占位而求治于本科。入院时诉上腹部隐隐作胀，易疲倦，纳呆，大便溏，日行3次，舌质淡胖，舌苔白，治疗以中药健脾益气、清热解毒、软坚散结为原则。

拟方：太子参12克，炒白术9克，茯苓30克，姜半夏9克，青皮、陈皮各5克，红藤30克，菝葜30克，野葡萄藤30克，藤梨根30克，生牡蛎30克，夏枯草15克，柴胡9克，郁金9克，佛手9克，绿萼杨9克，焦山楂、焦神曲各9克，鸡内金12克，蜈蚣3条，垂盆草30克，珠儿参9克，黄柏12克，马兰根30克，水煎服，日服2次。服5剂后，患者感觉良好，上腹隐胀，纳呆减轻，大便较正常，患者生活质量良好，生存期亦延长，查CD38.8%；CD57 0；CD86 2.2%，NK 26%，提示：机体免疫功能提高。

邱教授认为，从中医辨证角度来看，消化道恶性肿瘤邪实是客观存在，而脾虚贯穿疾病的始终。《诸病源侯论》云："脾胃不足，虚弱失调之人，多有积聚之病。"《医宗必读·积聚》指

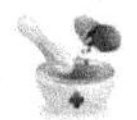

出“积之成者，正气不足，而后邪气踞之”，而脾胃为后天之本，脾胃功能失调，正气生成不足，机体抗邪能力下降，造成疾病的发生，再则脾失健运，津液不能输布，痰浊凝聚，形成邪毒，在疾病发展过程中，两者又互为因果，造成疾病的恶化。从临床表现来看，消化道恶性肿瘤常有共同症状，如疲乏无力、面色少华、腹胀不舒，便溏，脘腹隐隐作痛，按中医辨证则应辨为脾虚。李东垣言：“善治病者，惟在调和脾胃。”上述病案中健脾益气始终贯穿治疗整个过程，配合“实则泻之”、“留者攻之”、“结者散之”、“坚者消之”，病情得到控制，好转。现代医学研究表明，健脾药物有抗癌增效作用和对正常细胞的保护作用，有反实变作用，对肿瘤转移有控制作用，能使白介素 2 水平上升，NK 细胞活性提高，抑制消化道恶性肿瘤 p53 基因突变，可使 N－ras 的过量表达趋向于正常。

李佩文以滋养肝肾防治大肠癌

某某，男，69 岁。

初诊：（2009 年 9 月 11 日）2006 年行直肠癌手术，术后完成 6 周期化疗。现复查未见肿瘤复发转移，但近日眼干，易于疲劳，小便频繁，淋漓不尽，多汗，脉细，舌红，苔薄黄。证属肾气亏虚。治宜益气升提，补肾固涩。处方：党参 15 克，枸杞子 20 克，沙苑子 10 克，五味子 10 克，郁金 15 克，决明子 10 克，浮小麦 30 克，升麻 10 克，莪术 15 克，生薏苡仁 30 克，椿皮 10 克，泽泻 10 克，合欢皮 10 克，生熟地各 10 克，杜仲 10 克，白花蛇舌草 30 克。14 剂，水煎服，每日 1 剂，早、晚各 1 次。

二诊：（2009 年 11 月 20 日）眼干稍好，仍多汗，胆固醇较高。处方：木瓜 15 克，牛膝 10 克，络石藤 10 克，鸡血藤 10 克，生黄芪 15 克，枸杞子 20 克，桑白皮 15 克，葛根 10 克，野菊花 10 克，决明子 10 克，白蒺藜 10 克，沙参 20 克，麦冬 10

克，石斛10克，石决明20克，椿皮10克，百合20克，五味子10克，藤梨根15克，白花蛇舌草30克。14剂，水煎服，每日1剂，早、晚各1次。

三诊：（2010年4月16日）一般情况好，下肢麻木感，偶有头晕。舌淡红，苔薄黄，脉细。处方：枸杞子20克，桑枝15克，葛根10克，木瓜15克，络石藤10克，鸡血藤10克，野菊花10克，沙参20克，白蒺藜10克，麦冬10克，石斛10克，生石决明20克，百合20克，五味子20克，草决明10克，藤梨根15克，白花蛇舌草30克。14剂，水煎服，每日1剂，早、晚各1次。

体会：患者为直肠癌术后，完成了术后化疗，生存期已经3年，就诊时一方面是希望服中药治疗一些临床症状，另一方面是为了预防肿瘤复发转移。当时觉眼干，易于疲劳，小便频繁，淋漓不尽，多汗，诊为肠蕈，淋证，证属肾气亏虚。治宜益气升提，补肾固涩。处方以党参、升麻益气升提，眼干、小便频考虑与肝肾阴虚有关，以枸杞子、沙苑子、决明子、生熟地滋补肝肾明目，五味子、浮小麦止汗，莪术、白花蛇舌草抗癌散结。

服药后眼干稍好，仍多汗，胆固醇较高。加用五味子敛汗，石斛、麦冬、野菊花、白蒺藜滋阴祛风明目。三诊时一般情况好，下肢麻木感，偶有头晕。舌淡红，苔薄黄，脉细。加桑枝、葛根、木瓜、络石藤、鸡血藤通络，以改善下肢麻木感，继续以藤梨根、白花蛇舌草解毒抗癌。

通过中药治疗，患者缓解了临床症状，改善了体质，并且肿瘤也比较稳定，至今未见肿瘤复发。

第十四章　肝　癌

一、临床指要

1. 概述　原发性肝癌是指自肝细胞或肝内胆管细胞发生的恶性肿瘤，是我国常见恶性肿瘤之一，其死亡率在消化系统恶性肿瘤中列第3位，仅次于胃癌和食管癌。我国每年死于肝癌约14万人，约占全世界肝癌死亡人数50%，早期即有肝内播散，就诊时往往已进入中晚期，加之患者多合并有肝硬化，发展变化快，治疗难度大，预后差，晚期肝癌的生存期一般只有3~6个月，曾被称为“癌中之王”。肝癌具有起病隐匿、恶性程度高、发展变化快、生存期短、死亡率高的特点。

2. 病理病机　病理因素为湿热瘀毒结聚、气滞、肝火、肝阴阳亏虚。病机为湿热毒邪侵袭，情绪不畅、饮食不节，脾胃受伤，以致湿热内生，肝郁化火，枢机不利，脾失运化，痰浊内生，升降失常，日久成毒挟瘀，瘀毒互结，积聚结块。肝癌初期，癌毒多以气滞、血瘀、痰凝、湿浊、湿热、火郁热毒各有偏盛，或痰瘀互结，湿浊、湿热毒瘀互结，表现为邪实壅盛，正虚不著；中期肝癌，毒势鸱张，癌毒淫溢，多因互结，耗气伤阴竭血，而邪实不减，表现为邪实正虚兼夹；肝癌晚期，癌毒毒势仍盛，流散四方，或入血动风、内陷心包，正气大虚，逐渐出现阴竭阳虚、阴阳离决。肝癌病位在肝胆，与脾、肾密切相关，肝癌预后差，病程中可发生臌胀、出血、黄疸、发热等并发症。

3. 临床表现 肝癌早期症状颇不典型，主要为消化道表现，如上腹部不适、腹胀、纳呆、乏力，时有腹痛胁痛等，如进行性肝肿大，应考虑有肝癌的可能。晚期症状则多种多样，其中以肝区疼痛为主，肿瘤接近表面，增长迅速者，肝区痛重，长于膈面可向右肩部放射，如肿瘤发展较慢，部位深在，则肝区痛较轻或为胀痛。发热可能为肿瘤坏死所致。还可伴有腹胀、纳差、呃逆、腹泻、消瘦、乏力、鼻衄、齿衄、皮下瘀斑等。肿大，质地坚硬，伴或不伴结节，有时可闻及血管杂音。压痛明显，腹水，黄疸，脾肿大及肝硬化表现为肝癌的 5 大体征。

肝癌晚期三大并发症，可导致患者死亡。

（1）肿瘤破裂出血可由肿瘤自身发展迅速所致，亦可由外伤，或治疗后坏死、软化所致，占肝癌死亡率的 9% 。

（2）消化道出血发生在肝硬化基础上，占肝癌死亡率的 15. 1% 。

（3）肝昏迷引起的因素很多，如损害肝脏的药物、感染、电解质紊乱、利尿药的过度应用及放腹水等，占肝癌死亡率的 35% 。

4. 现代综合治疗 本病的治疗要根据肿瘤大小、部位、门静脉有无癌栓、肝功能代偿等情况，分别按照下列目标治疗，一为根治，二为延长生存期，三为减轻痛苦。手术治疗是提高原发性肝癌远期疗效的首选方法，而提高肝癌的手术切除率尤为重要。因此，通过综合治疗使不能切除的大肝癌变为可切除的小肝癌是综合治疗发展的主要方向，是目前治疗肝癌较有效的方法，尤其是小肝癌（肿瘤直径 <5cm），术后 5 年生存率可达 67. 8% ，且肿瘤越小预后越好。早期病例可做肝局部叶段切除、亚叶段切除和肝叶切除，此外局部治疗还有瘤内无水酒精注射、冷冻治疗、微波凝固治疗、高强度聚焦超声治疗、射频治疗、电化学治疗和激光凝固治疗等，中期病例，少数患者可做手术切除，多数

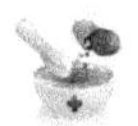

患者有赖于非手术治疗。近年采用经导管肝动脉化疗栓塞（TACE）或单纯灌注化疗、肝动脉结扎（HAL）、肝动脉栓塞（HAE）、放疗等综合措施，明显提高了治疗效果。

5. 中医临床辨治基本思路和用药规律 基本病机以肝郁脾虚、毒瘀互结。治法以疏肝健脾、化瘀解毒、消导散结。基本方以鳖甲煎丸加减，药用：夏枯草30克，生牡蛎30克，山慈姑12克，鳖甲30克，桃仁12克，干蟾皮6克，龙葵30克，穿破石40克，川椒10克，溪黄草30克，砂仁6克，九香虫10克。

二、临证要点

1. 临证分析 辨证关键是要审证求“因”，审证求“机”，抓住病变本质，首先辨别肝癌病期；其次当分清癌毒性质；再次分清正虚种类如何；还需结合辨别主病脏腑，才能图谋立法。本病属本虚标实之证，本虚可见肝阴虚、脾气虚、肝肾阴虚等，标实主要包括气滞、血瘀、痰凝、水湿、湿热、热毒诸证。

2. 主症辨证 肝气郁结者加枳壳30克，槟榔20克，元胡30克，川楝子12克；气滞血瘀者加炮山甲6克，延胡索30克，八月札30克，石见穿30克，土鳖虫6克；热毒内蕴者加蛇莓30克，藤梨根30克，蒲公英30克，冬凌草30克；肝肾阴虚者加女贞子20克，旱莲草30克，枸杞子30克，熟地黄30克，生地黄20克；水瘀郁结者加大腹皮30克，水红花子15克，商陆6克，茯苓皮30克，桂枝10克。

3. 三期施治 初期以肝失疏泄，气机郁结为主，治疗以攻邪为主，常以四逆散合四君子汤为底方，加用与证型相符的抗癌中药；中期大多在接受放、化疗，正气耗损较大，则以木郁土虚，肝脾同病为主。治疗当以攻补兼施，祛邪与扶正并重，既祛除痰、湿、瘀等郁结病理产物，扶人体气机之正气以顺气机，临证多选用柴芍六君子汤合二至丸为底方，佐以生半夏、生天南星、浙贝母、白芥子、海蛤壳、瓦楞子等化痰软坚药，三棱、莪术、桃仁、土鳖虫、大黄等化瘀抗癌药，理气化瘀为治；晚期则以精气血虚极，肝脾肾同病为主，癌毒扩散，正虚邪盛，治疗当以扶正缓治为主，兼理脾补虚，临床上仍多选用柴芍六君子汤合三才封髓丹为底方，佐以太子参、淫羊藿、淮山药益气健脾药，车前子、薏苡仁、大腹皮、猪苓等利水药，佛手、厚朴枳壳、槟榔等行气药，扶正为主祛邪为辅为治。肝癌晚期要慎用活血化瘀破血之品如水蛭、大黄、乳香、没药、血竭等，润肠通便、保持大便通畅、如火麻仁、槟榔等，预防消化道出血，用护胃抑酸、收敛止血之品，如血余炭、仙鹤草、海螵蛸等。

4. 变法施治

（1）顾护脾胃，脾胃为后天之本，气血生化之源，有胃气则生，无胃气则死，故治疗应将顾护脾胃常用党参、太子参、白术、淮山药、薏苡仁、砂仁、九香虫等平补脾胃之剂，温而不燥，补而不滞。

（2）佐以消导，常合用炒谷芽、炒麦芽、焦山楂、焦六曲、鸡内金等以健胃消食。

（3）疏肝柔肝，多选取药性柔润、理气不伤阴的八月札、合欢皮、绿萼梅、代代花等药物。

（4）养阴柔肝，为用酸甘化阴之法，酸性药物如白芍、乌梅、五味子等补益肝体，配以甘寒生津之品如生地黄、北沙参、女贞子、天门冬、石斛等，一敛一滋，化生阴血，滋润脏腑。

（5）补肾以益肝，肝肾同源，肝阴虚日久必损及肾阴虚，肾虚水不涵木，则肝阳愈亢肝阴愈虚，补肾滋水以涵木，多选用熟地黄、山萸肉、菟丝子、女贞子、墨旱莲、黄精等。

5. 并发症治疗

（1）肝性脑病：可出现肝臭、扑翼样震颤、精神性格的改

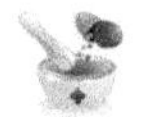

变、神经系统功能障碍，根据程度不同可分为4期，即前驱期、昏迷前期、昏睡期和昏迷期。常由消化道出血、大量利尿、大量放腹水、感染、镇静药应用不当以及水电解质紊乱等诱发。一旦发现肝癌患者出现肝性脑病前驱期症状时，应提高警惕，卧床休息。同时控制蛋白质饮食，特别是非优质蛋白质饮食，以减少蛋白质在肠道内经细菌作用分解成氨而吸收入血。待肝性脑病恢复后再逐渐增加蛋白的摄入量。如肝性脑病反复出现，则应再度禁食蛋白质。

中医认为多由痰扰心神或热入营血所致。

治疗以化痰开窍、凉血清心为主可选以下药物：

1）紫雪丹3~6克，每日2~3次，适用于高热、抽搐、昏迷的患者。

2）安宫牛黄丸，每次1丸，每日2~3次，口服。

3）清开灵注射液60~80mL，加入10%葡萄糖静脉滴注，每日1~2次。

4）醒脑静注射液4mL加入10%葡萄糖静脉滴注，每日1~2次。

5）中药灌肠：大黄、芒硝、枳实各30克，丹皮20克，煎汁400mL加食醋20mL，每日分2次灌肠，每次20~30分钟。同时也可配合维生素、抗感染以及降血氨的西药治疗。

（2）上消化道出血：肝癌并发上消化道出血常因食道或胃底静脉曲张破裂出血所至，但也有因药物或应激引起的出血。在肝硬化门脉高压基础上发生的肝癌或门静脉、肝静脉癌栓形成，均易引起门脉压力增高导致食管下段曲张的静脉破裂出血。此合并症甚为危急，即使抢救成功也易导致肝功能迅速恶化而诱发肝性脑病或肝肾综合征。常表现为大量呕血，有时呈喷射状，色较鲜，有时以黑便为主。出血多或快时，大便呈暗红色或血，还伴随口渴、头晕、心悸、尿少，或突然出现晕厥、烦躁不安、精神萎靡等症状。实验室检查可见红细胞减少，血色素下降，红细胞压积变低。大便潜血呈强阳性或血便。肝功能检查异常及有类肝癌的酶学改变。尿素氮可升高。一旦发现应紧急处理，方用黄土汤合独参汤加减，药用：熟附块10克，生地炭30克，灶心土60克，白及30克，白术30克，炒黄芩30克，仙鹤草30克，阿胶10克，人参30克。

中成药止血可选用：

1）生大黄粉、白及、三七粉各等分研末，每次3～6克，加少许水伴成糊状吞服，每日2～3次。

2）云南白药1克，每日4次，吞服。

三、临证心悟

吴某，男，65岁，湖南浏阳人。

2006年5月28日因纳差、厌油腻体检，经市人民医院及北京301医院确诊为“原发性肝癌晚期”。左肝三个肿物，分别为6.0cm×5cm，2.9cm×3.1cm，5.0cm×2.6cm，右肝一个肿块7.5cm×4.1cm。

2006年5月29日入住市人民医院，介入化疗1次，致精神倦怠，已不能自由活动。经我建议，2006年6月11日，赴到我院求诊。由于患者已无法行动，由儿代诊并面告，患者面色苍黄晦暗，气短神疲。舌胖、淡紫、齿痕、中裂，苔白腻，舌边瘀斑成片。脉微细而数疾，120次/分，纳差，二便调，体重61.5kg。

2006年6月11日，诊为：高年阳衰，寒湿凝聚三阴。

处方：海藻30克，甘草30克，清全蝎12克，大蜈蚣12条，制附片45克，肉桂10克（后下），白芥子10克（炒研），麻黄5克，大熟地90克，鹿角霜45克，姜炭5克，鸡矢藤60克，高丽参15克（研冲），五灵脂15克，加水3000mL，文火煮

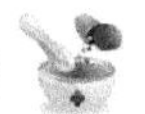

取500mL，日分3次服，10剂。反复加减此方随诊1年，而愈，患者至今健在。

面色苍黄晦暗，是正虚邪盛。中气足则气血能温煦周身，上荣于面；中气虚则气短神疲，气血不荣于面，故面色不华。单纯的正气不会有晦暗之色，邪盛则可有晦暗之气色。苍青晦暗之色是属木，是肝之色外观，黄色属脾，肝病及脾，故纳差腹胀。

舌胖、淡紫、齿痕，舌边瘀斑成片乃属寒湿阻滞，气血有瘀之舌象。舌两边有瘀斑成片候肝，舌中裂、苔白腻，可候知脾胃因中气虚寒而不运脾，故纳差腹胀。

脉微细而数疾，每分钟一百二十次，脉诊可候正气与邪气。脉微细可候知正气不足，脉数疾可候知正气欲脱。脉数一般主热，亦主正虚。什么情况下是热，什么情况下候虚？当发热明显，面色红赤，脉洪滑有力，可断为大热之象。若元气虚极欲脱时之数疾，必脉无力或无胃气，此时不可断为热，反而元气愈虚，脉动愈数疾。

此类患者一般通过手术、介入、化疗之后，便卧床不能动，可见化疗对正气的损伤是非常大的。中医治疗肝癌的宗旨是“和”。方法不外乎两种：一是扶正以驱邪，二是驱邪以扶正。正气虚则百病生，正复邪自去。若正气尚足，局部邪势鸱张，或急则治其标，则驱邪为主，邪去正自复。但此类肝癌患者正气将竭，扶正为主，兼以驱邪。

四、名老中医绝招

周岱翰妙用茵陈五苓散治疗肝癌

黄某，男，52岁，于1997年3月6日以“消瘦半年，黄疸2个月余”就诊。患者有肝炎及肝硬化病史，半年前，渐觉纳呆，体重减轻3～4kg，3个月前在某医院诊为原发性肝癌并切除肝右叶肿瘤，术后1个月出现尿黄、目黄，遂来求诊，症见：身黄、尿黄，消瘦倦怠，口苦纳呆，大便干，舌暗红，苔薄黄干，脉弦黄。外院B超检查示：肝右叶近肝门区肿物2.6cm×2.3cm。肝功能损害，直接、间接胆红素、胆汁酸明显升高，AFP达1580mg/mL。

中医诊断：黄疸，肝积。

证属湿热蕴结，肝盛脾虚。治宜清肝解毒，利胆退黄。

方用茵陈蒿汤合五苓散加减。处方：茵陈蒿、党参各20克，栀子、茯苓、猪苓、泽泻、白术各15克，大黄12克，半枝莲、溪黄草各30克。

二诊时，患者倦怠减轻，胃纳稍增，仍恶油腻，尿色转淡，大便溏，烦躁，口苦，夜寐不宁，舌苔薄黄，脉弦数。

证属湿热互结，肝郁气滞，宜清肝解郁，祛湿利胆为法。

方用茵陈蒿合小柴胡汤，并加半枝莲、溪黄草清泻肝火。

1个月后三诊：患者诉原手术医院B超示：肝右叶肿物1.8cm×1.5cm，肝功能好转，AFP下降至530mg/mL，体重较初诊时增加2.5kg。现口苦糜黄，胃纳、睡眠佳，眼圈黧黑，大便略干，舌红绛，苔少，脉弦滑略数。

证属湿热未除，肝热血瘀。用茵陈五苓散合隔下逐瘀汤加白术、白芍、茯苓、猪苓、半枝莲、仙鹤草。

四诊诉服上药后大便稍溏，但便后惬意，溺黄减轻，胃纳稍减，睡眠欠安，口干不喜饮，眼下黧黑减轻，舌绛苔白，脉弦细。

证属肝盛阴虚。治宜清肝利胆，健脾祛湿，用茵陈蒿汤合小柴胡汤加减。

五诊：患者诉复查肝右叶占位已消失，AFP106mg/mL，身体稍虚弱，胃纳少，嘱其继续中药治疗，同时嘱加食物疗法，如

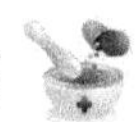

西洋参炖鸡及全鳖猪骨薏苡仁汤或服全鳖、猪骨煲半枝莲之属。

1998 年 7 月 10 日，无不适症状，外院影像学、肝功能、AFP 均在正常范围，已恢复工作，每月自行配服首诊时的茵陈五苓散加减 1 周。随访 10 年，患者现健在。

周仲瑛从湿热毒瘀互结论治肝癌术后

徐某，男，65 岁，2004 年 7 月 29 日初诊。

肝癌术后，有慢性乙肝病史多年，2004 年 5 月体检发现左肝有 6.5cm×5.5cm 大小肿块，2004 年 6 月 3 日于某肿瘤医院手术切除左肝及胆囊，术后 AFP 从 26μg/L 上升至 377μg/L，昨日复查 AFP：928μg/L。患者目前自觉尚好。眠食俱佳，肝区不痛，二便正常，尿黄。周师辨证为湿热毒瘀互结，气阴两伤；治拟益气养阴，清化湿热毒邪。处方：炙鳖甲（先煎）15 克，太子参 12 克，天冬、麦冬各 10 克，枸杞子 10 克，仙鹤草 15 克，炙女贞子 10 克，墨旱莲 10 克，莪术 6 克，八月扎 12 克，炙鸡内金 10 克，蜀羊泉 20 克，土鳖虫 5 克。

2004 年 9 月 27 日复诊：自觉症状不显，食纳良好，二便正常。复查 AFP：17.2μg/L，乙肝“二对半”病毒指标转为“小三阳”。后继续服用中药调理巩固。

刘嘉湘以健脾补肾治疗肝癌

郭某，女，64 岁。2000 年 3 月出现少腹部胀闷不适，伴恶心呕吐。B 超显示：胆囊结石。X 线显示：机械性不安全性肠梗阻。经剖腹探查，结肠肝曲处见一 3cm×7cm 的肿块，质硬，侵及浆膜。术后病理示：中分化腺癌。予 3 次化疗。12 个月后 CT 检查示：肝右叶转移性肿瘤。B 超显示：心包积液。患者出现神疲乏力，胸闷气短，口中异味，纳差，恶心呕吐，腰酸，舌质淡胖，质腻，脉细弱。

辨证属脾肾两虚，运化失常，湿毒内聚。

治宜健脾益肾，解毒化湿。

方药：黄芪 30 克，党参、炒白术各 12 克，茯苓、红藤各 15 克，石见穿、藤梨根、白花蛇舌草各 30 克，八月扎 12 克，生薏苡仁 30 克，丹参 12 克，半枝莲 30 克，仙灵脾 15 克，仙茅 12 克，石燕 30 克，焦山楂、焦神曲各 9 克，鸡内金 12 克。水煎服，每日 1 剂。上方服用 14 剂后，患者口中异味消失，恶心腹胀、乏力胸闷等均缓解。继服上方，2001 年 1 月，CT 示：肝右叶转移性瘤与 2000 年 12 月相仿，B 超检查未见心包积液。

第十五章　胰腺癌

一、临床指要

1. 概述　胰腺癌是指原发于胰腺外分泌原发上皮性恶性肿瘤，按病变部位划分为：胰头癌、胰体癌、胰尾癌和全胰癌，发病年龄以 45 ~ 70 岁为最多见，60 岁左右为高峰，男女之比（1.7 ~2）：1，是一种早期表现隐匿，缺乏特异性，发病迅速，预后不良的消化系统恶性肿瘤，被称为癌症之“王中王”。近年来，胰腺癌的发病率逐年上升，由于受胰腺解剖学和胰腺生物学特征等因素的影响，胰腺癌早期容易侵犯周围组织器官和转移，加之早期缺乏明显的症状、体征，缺乏简便可靠的诊断方法，因此早期诊断比较困难，确诊时多属晚期，已失去根治性手术机会，治疗困难。胰腺癌预后甚差，在症状出现后平均寿命 1 年左右，扩大根治术治疗的 5 年存活率也仅 4%，多数患者终因黄疸、消化道梗阻等并发症所致全身衰竭而死。

2. 病理病机　病理因素是气滞、血瘀、湿热、热毒。病机为后天失养、饮食失调、七情郁结导致机体免疫监控功能失调、基因突变，饮食失节、饥饱失宜，损伤脾胃，脾失健运，不能输布水谷精微，湿浊凝聚成痰，痰阻气机，血行不畅，脉络壅塞，痰浊与气血搏结；情志抑郁，肝气不舒，脏腑失和，气机阻滞，脉络受阻，血气不畅，气滞血瘀；脾虚生湿、脾湿郁困、久则化热，湿热蕴结，日久成毒，全身发黄，形成脾胃湿热，病程牵延，气滞血瘀、瘀毒内结；由脾及肾，肾阳虚衰不能温养脾阳，由肾及脾，使脾肾阳气俱伤，正气虚损。总之，脾虚木郁，土虚生湿，湿郁化热，气滞血瘀，痰瘀湿热相搏结，患癌之后气虚而郁，胆汁排泄受阻，以致出现阴阳气血逆乱的复杂局面。

3. 临床表现 本病以腹痛、黄疸、食欲不振、消瘦为主要表现，尤以腹痛更为多见。其典型的腹痛为：位于中上腹深处，常为持续性进行性加剧的钝痛或钻痛，可有阵发性绞痛，餐后加剧，腹痛常在仰卧时加重，特别在夜间尤为明显，迫使患者坐起或向前弯腰，屈膝以求减轻疼痛，有放射痛，胰头癌多向右侧，而体尾癌则大部向左侧放射，腰背部疼痛则预示着较晚期和预后差；黄疸是胰腺癌，特别是胰头癌的重要症状，黄疸属于梗阻性，伴有小便深黄及陶土样大便，伴有胆囊肿大而无压痛者称为Courvoisier 征，对胰头癌具有诊断意义；消化道症状最多见的为食欲不振，其次有恶心，呕吐，可有腹泻或便秘甚至黑便，腹泻常常为脂肪泻，消瘦，乏力，腹块，症状性糖尿病，部分胰腺癌患者可表现焦虑，急躁，抑郁，个性改变等精神症状，晚期胰腺癌患者出现游走性血栓性静脉炎或动脉血栓形成、腹水。

4. 现代综合治疗 本病的治疗早期胰腺癌应争取作根治术，对无法作根治性切除者应酌情行姑息手术，分流胆汁或解除肠道梗阻，但只有 10% ~15% 的患者具有手术切除的机会，而手术后复发转移率高，手术时 70% ~80% 已有淋巴结转移，对放疗、化疗均不敏感，近年来临床运用氩－氦刀冷冻、伽马刀放疗、介入化疗等方法可以明显缓解症状、提高生存率。

5. 中医临床辨治基本思路和用药规律 基本病机以脾胃气虚、湿热瘀阻、运化升降失常。治法以益气健脾、消食运化、清热化湿祛瘀。基本方以六君子汤合小陷胸汤加减，药用（潞党参 30 克，炒白术 30 克，苏梗 15 克，瓜蒌 30 克，姜半夏 12 克，干蟾皮 6 克，薏苡仁 30 克，蛇莓 30 克，砂仁 10 克，莪术

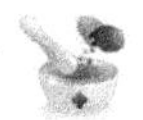

15克，九香虫10克）。

二、临证要点

1. 临证分析 辨证“关节点”在于察中焦升降纳运与痰瘀阻滞，调后天脾胃之枢纽，以后天促先天，调气以调瘀，在调理后天脾胃的基础上参以理气、化湿、消积之法，同时力避滋腻伤中、攻伐伤正。

2. 主症辨证 湿热毒盛者基本方加茵陈30克，柴胡10克，大黄12克，虎杖30克，藤梨根30克，穿破石40克；气滞血瘀者基本方加桃仁10克，三棱15克，莪术30克，五灵脂10克，穿山甲12克，土鳖虫10克；湿浊阻遏者基本方加石见穿30克，山慈姑30克，生天南星10克（先煎），代赭石30克（先煎），旋覆花12克。

3. 辨病变部位施治 胰头癌属湿热毒瘀，拟用清热解毒、祛瘀散结，药用：八月扎30克，炮山甲12克，红藤30克，龙葵30克，平地木30克，大黄15克，虎杖30克，穿破石40克，蒲公英30克，三棱30克，石见穿30克，莪术30克，九香虫10克，郁金9克，土鳖虫10克，广木香9克。

胰腺体尾癌属气滞痰湿毒阻滞、通降失调，拟行气化湿、通降气机，药用：柴胡10克，枳壳30克，赤芍15克，青皮15克，陈皮30克，穿山甲12克，木香12克，三棱15克，莪术15克，延胡索30克，旋覆花10克，蛇莓30克，藤梨根30克，代赭石30克，生半夏30克，柿霜10克。

4. 并发症治疗

（1）黄疸：发生于胰头部的胰腺癌、肝、乏特壶腹周围、胆总管或肝胆管，胆囊转移等患者。胆道梗阻者可行经皮胆道引流（PTCD）或胆总管空肠吻合术。

中国医学对黄疸分阳黄与阴黄两种。在临床诊疗中分三个类型辨证。

1）热重于湿型：常用半枝莲、白花蛇舌草、茵陈、山栀、黄芩、大黄等。

2）湿重于热型：常用茵陈、苡仁、茯苓、猪苓、龙葵、白术、郁金等。

3）急黄暴发型：宜于犀角、丹皮、元参、鲜生地、茵陈、草河车等。

（2）疼痛

1）毒邪蓄结，持续锐痛，肿块坚硬，舌青紫暗，脉眩者，常用蒲公英、白花蛇舌草、野菊花、土茯苓、白屈菜、夜葡萄藤、三棱等。

2）血瘀经络，刺痛有定处，舌紫有瘀斑，脉涩者，常用白花蛇舌草、五灵脂、延胡、三棱、莪术、参三七、天龙等。

3）气滞不通，胀痛不舒，时缓时急，脉玄舌暗者，常用郁金、香附、八月扎、枳壳、橘叶等。

（3）消化道梗阻：当有持续性呕吐或呕吐物含有胆汁时，表示癌肿侵犯到十二指肠下段。

1）不完全性梗阻运用大承气汤和旋覆代赭汤，药用生大黄、厚朴、枳实、芒硝、旋覆花、代赭石、党参、半夏、生姜、大枣、炙甘草等。

2）完全性肠梗阻者，应于胃肠减压，使用胃管将胃内容物引出，并冲洗胃后用大承气汤浓煎至100mL左右经胃管缓慢滴入。也可考虑于行胃空肠吻合，以解决营养补充的问题。

三、临证心悟

杨某某，女，52岁，湖南娄底人。

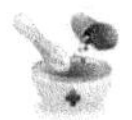

2008 年 03 月 31 日，一诊：胰腺癌剖腹检查，10cm，与胃底粘连浸延，无法手术，缝合后久不收口。近来，腰左肿物 13cm，坚硬，疼痛。面色萎黄灰暗，重度贫血。脉微细，舌淡紫，经放疗化疗 13 次，伽马刀摧残。食不下，冷战，肢厥，危！依赖止痛药月余，日渐加剧。6 月手术，8 月广泛转移胃肠。

处方：盐附子 30 克，干姜 30 克，白术 30 克，高丽参 30 克（另煎），炒麦芽 60 克，炙甘草 60 克，肉桂 10 克（后下），砂仁米 30 克（姜汁炒），生半夏 45 克，茯苓 45 克，生姜 45 克，加水 3000mL，文火煮取 300mL，入参汁，日分 4 次服，2 日 1 剂，3 剂。沿用此方加减服用半年，而愈，患者至今健在。

根据四诊合参，诊为劳倦内伤，痰湿中阻，肾气大虚者，此类患者大多为下焦命门火弱，脾胃不能中和故食纳不香。腰困如折，“二腰者肾之府也”，此乃肾气大虚之症，患者的心态较好，淡泊生死，病则易愈。高年患者，虚证居多，虽有癥瘕积聚，非实证壮人之脉，不可轻用攻下之法，常调和肝脾兼祛湿，则攻补兼施，如七补三攻，细查正邪之盛衰以施立法用药。还要继承先贤留下的宝贵治疗经验。有些患者服药后出现眩晕昏厥、呕吐、腹鸣转矢气、泻秽物等现象即是瞑眩。一出现瞑眩之象，必是治之有效，是佳兆，乃是身体自我修复之现象，出现这些现象一定要告之患者不要害怕，但要预防护理以免出现危象。

四、名老中医绝招

尤建良运用调脾抑胰方治疗胰腺癌

尤建良采用著名肿瘤专家赵景芳之调脾抑胰方治疗 42 例晚期胰腺癌，结果 42 例患者治疗后生存期均超过 6 个月，生存 6～12 个月共 17 例，13～24 个月共 20 例，2 年以上共 5 例，其中最长者已生存67个月，平均生存期16个月。并能明显减轻胰腺癌腹痛、腹胀、黄疸、食欲不振等症，减轻症状有效率92%。明显改善了患者的生存质量，延长了患者的生命。

调脾抑胰方以健脾调中立意，理气化湿，和降消积。

基本药物组成：潞党参10克，炒白术10克，苏梗10克，枳实10克，全瓜蒌10克，茯苓12克，茯神12克，姜半夏12克，陈皮6克，淮山药15克，薏苡仁20克，炒谷芽20克，炒麦芽20克，猪苓30克，徐长卿30克，八月札30克，炙甘草6克。

主治：胰腺癌腹痛、腹胀、黄疸、食欲不振等。

根据患者不同情况再辨证加减：腹胀者，加大腹皮、佛手片；腹痛剧烈者加醋柴胡、延胡索；脾虚食欲亢进者加黄芪建中汤；恶心呕吐者加姜竹茹、旋覆花、代赭石；伴黄疸，肿块压迫胆总管严重者加山慈姑、虎杖、青黛、野菊花、茵陈、山栀、制大黄；大便秘结者加重全瓜蒌用量，另加决明子、生大黄；伴腹水者加冬瓜皮、车前子、商陆、甘遂。

李佩文治疗胰腺癌的诀窍

【病案1】某某，女，64岁。

初诊：（2010年6月4日）患者于2010年2月因为腹痛，当地医院行CT检查，结果为胰头占位，考虑为胰腺癌。已经不能手术。因体质太差亦未行全身化疗。病情缓慢进展。上腹痛，恶心，厌食，消瘦，睡眠差。舌质淡，苔薄黄，脉沉细。

诊为伏梁，证属气血双亏。治宜养血止痛，益气安神。

处方：党参20克，沙参20克，当归15克，代赭石10克，金铃子10克，元胡10克，佛手10克，木香10克，焦槟榔10克，土茯苓10克，红藤10克，鸡内金10克，焦三仙各10克，炙甘草5克，白花蛇舌草10克。14剂，水煎服，每日1剂，

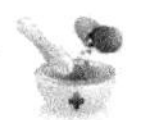

早、晚各1次。

二诊：（2010年6月23日）诉胸背痛、下腹痛减弱，恶心减轻，进食增加，精神好，二便调，舌红苔薄黄，脉沉细。

调整处方为：党参15克，白术10克，茯苓10克，白芍15克，瓜蒌20克，川楝子10克，元胡10克，乌药10克，佛手10克，陈皮10克，鸡内金10克，焦三仙各10克，炙鳖甲10克，红藤10克，焦槟榔10克，络石藤10克，八月札15克，藤梨根10克，白花蛇舌草20克。14剂，水煎服，每日1剂，早、晚各1次。

体会：胰腺癌属于恶性度非常高的肿瘤。一般发现时已经为晚期，很少有患者还有手术机会，就算能手术者，也多在术后1年左右复发。胰腺癌对放化疗也不敏感，治疗效果非常差，绝大部分的患者生存期不到1年。并且胰腺癌患者的临床症状也比较多而重，如剧烈腹痛、黄疸、厌食、消瘦、腹水等，给患者带来很大痛苦。

本例患者发现胰腺癌时已经没有手术机会了，因体质太差亦未行放化疗。出诊时出现上腹痛、恶心、厌食、消瘦、睡眠差。症状较多，生活质量差。诊为伏梁，证属气血双亏，治宜养血止痛，益气安神。党参、沙参炙甘草益气，当归养血活血，代赭石降逆止呕，焦槟榔、木香、佛手行气止痛，元胡、金铃子、红藤止痛，鸡内金、焦三仙健脾开胃，土茯苓、白花蛇舌草抗癌解毒散结。

经过中药的使用，患者胸背痛、下腹痛减弱，恶心减轻，进食增加，精神好转，二便调，诸症有所缓解。二诊时加大抗癌消肿的力度，以期控制肿瘤，延长生存期。方中加入了鳖甲、藤梨根抗癌，川楝子、元胡、乌药既加强止痛功效，又有活血抗癌化瘀之功。

【病案2】某某，女，69岁。

初诊：（2010年8月26日）患者2010年1月因腹痛在安贞医院就诊，全面检查后诊为胰腺癌，肝转移、肺转移。行替吉奥化疗4个周期，病情稳定。2010年7月腹痛加重，中日友好医院腹CT示：胰腺癌肝转移，瘤体较前加大。

就诊时患者一般情况不佳，恶液质，神清精神差，乏力，腹部胀痛，需要使用止痛剂盐酸羟考酮120mg，12小时1次。不思饮食，双下肢水肿，大便秘结，小便调，舌暗红，苔黄厚燥，脉弦细。

诊为伏梁，证属瘀毒内结。治宜清热解毒，行气止痛。

处方：乌梅丸加减：生黄芪15克，当归15克，赤芍10克，元胡20克，白芍15克，黄连5克，乌梅15克，细辛3克，川椒10克，莪术5克，八月札12克，黄精20克，木香8克，鸡内金20克，白花蛇舌草15克，火麻仁15克，郁李仁10克，14剂，水煎服，每日1剂，早、晚各1次。

二诊：（2010年9月10日）腹痛减弱，恶心减轻，进食增加，精神好，二便调，舌红苔薄黄，脉沉细。中药上方加白英12克，厚朴5克。

三诊：（2010年10月21日）病情稳定，仍消瘦，止痛剂在缓慢加量，大便略干，一日一行。舌质红，苔薄黄，脉细滑。

处方：黄芪15克，黄连5克，太子参20克，炒枳壳10克，乌药12克，当归10克，元胡12克，莪术10克，八月札12克，苏梗10克，红藤12克，白芍20克，络石藤12克，木香8克，厚朴8克，炒麦芽20克，火麻仁10克，白花蛇舌草15克，14剂，水煎服，每日1剂，早晚各1次。

四诊：（2010年11月4日）近日咳嗽，有痰不易咳出，胸闷，腹痛。

处方：生黄芪15克，黄连5克，太子参20克，枳壳10克，

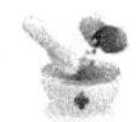

瓜蒌12克，鱼腥草20克，前胡15克，苏梗10克，川芎10克，当归10克，预知子12克，元胡12克，乌药12克，白芍20克，木香8克，厚朴8克，火麻仁10克，白花蛇舌草15克，14剂，每日1次，水煎服，早、晚各1次。

五诊：(2010年11月26日）一般情况尚可，病情稳定。

处方：生黄芪20克，黄连5克，党参15克，枳壳8克，乌药12克，当归10克，元胡12克，川芎10克，乌梅15克，苏梗10克，瓜蒌12克，白芍20克，莱菔子12克，浙贝母15克，鳖甲15克，白花蛇舌草15克，火麻仁12克，炒麦芽30克，14剂，水煎服，每日1剂，早、晚各1次。

体会：由于消化吸收障碍，胰腺癌晚期患者均表现出恶液质状态，食纳差，消瘦，腹痛的发生率也很高，且大部分患者都属于中重度疼痛，需要使用麻醉性止痛剂。

本例患者发现胰腺癌时已经没有手术机会了，曾行全身化疗，效果不明显。7月以后病情进展，体质差，已不能再化疗。就诊时恶液质状态，极度消瘦，乏力，腹部胀痛，需要使用麻醉性止痛剂盐酸羟考酮。不思饮食，双下肢水肿，大便秘结，小便调，舌暗红，苔黄厚燥，脉弦细。诊为伏梁，证属瘀毒内结。治宜清热解毒，行气止痛。以乌梅丸为主方加减：黄连、黄芩清热，白芍、细辛、乌梅缓急止痛，赤芍、元胡、莪术行气活血，化瘀散结，兼具止痛之功，生黄芪益气，黄精滋阴，当归养血活血，木香行气止痛，川椒止痛，鸡内金健脾开胃，火麻仁、郁李仁润肠通便，白花蛇舌草解毒抗癌。

用药后腹痛减弱，恶心减轻，进食增加，精神好转，二便调。效不更方，二诊基本以原方治疗。

三诊时病情稳定，肿物变化不大，仍消瘦，止痛剂在缓慢加量。由于麻醉性止痛剂的使用，导致大便干。故治疗除继续行气活血，解毒散结外，加用通络止痛药物，如红藤、络石藤，及乌药、八月札以加强止痛治疗。

四诊时出现咳嗽，有痰不易咳出，胸闷，仍腹痛。考虑患者长期卧床，有坠积性肺炎的可能，中药除了针对原发病应用川芎、当归、预知子、元胡、乌药、白芍、木香、厚朴、白花蛇舌草行气活血，解毒散结药物外，加以瓜蒌、鱼腥草、前胡、枳壳、苏梗宽胸止咳，清肺化痰。

到11月时，患者已服药3个月，一般情况尚可，病情较为稳定。继续按照原来的辩证思路，维持治疗，以期减轻症状，延长寿命。

【病案3】某某，男，75岁。

初诊：（2010年12月24日）2010年10月底黄疸，MRI胰头等壶腹部占位，活检为癌，2010年9月2日CT肝门占位，符合转移表现，腹膜后淋巴结肿大，疑门脉、胆总管等处，部分管腔狭窄、闭塞，倒枝形成。升结肠壁厚，除外十二指肠狭窄，近端扩张，左肾上腺转移，双下肺转移可能性大，盆腔积液。11月4日在301医院行胆管下端癌姑息手术，胆肠吻合术。12月8日始厌食、恶心、呕吐，下肢水肿，腹水量大。12月9日DSA下腔静脉造影及支架植入，引流腹水。刻下：腹水、腹胀，抽取腹水约1500mL，憋气好转，下肢稍肿，食欲可，消瘦，尿少。脉沉细，舌红，少苔。

诊为伏梁，证属脾虚湿阻。治宜健脾利水，软坚散结。

处方：生黄芪20克，生薏苡仁20克，猪茯苓各10克，桂枝5克，牛膝10克，车前子10克，鸡内金10克，炒谷麦芽各30克，佛手10克，炙鳖甲10克，八月札10克，莪术10克，蒲公英15克，石见穿10克，野菊花10克，红豆杉6克，15剂，水煎服，每日1剂，早、晚各1次。

二诊：（2011年1月14日）现腹胀减，小便较前增多，厌食，萎靡，消瘦，大便色黄，睡眠差。脉弦，舌厚腻苔。

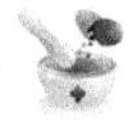

治宜健脾疏肝，理气散结。处方：党参 10 克，白术 15 克，茯苓 20 克，佩兰 10 克，柴胡 10 克，陈皮 10 克，茵陈 10 克，鸡内金 10 克，佛手 10 克，木香 10 克，厚朴 10 克，炒谷麦芽各 30 克，焦槟榔 10 克，大腹皮 10 克，八月札 10 克，白花蛇舌草 20 克，15 剂，水煎服，每日 1 剂，早、晚各 1 次。

体会：胰腺癌晚期，广泛转移，导致阻塞性黄疸，恶液质，中医认为气血阴阳不足，脾失健运、水湿内停，治疗当以益气健脾利水为主，软坚散结为辅。方中以生黄芪、生薏苡仁、车前子、猪茯苓益气、健脾、利水，牛膝、桂枝温阳利水，鸡内金、炒谷麦芽助消化、增食欲，佛手理气，炙鳖甲、八月札、莪术、红豆杉软坚散结，石见穿、蒲公英、野菊花清热解毒。二诊在上方基础上加茵陈、木香、厚朴、焦槟榔、大腹皮等，去利胆退黄、理气散结之理。

第十六章　乳腺癌

一、临床指要

1. 概述　乳腺癌是发生于乳腺小叶和导管上皮的恶性肿瘤，是妇女中最常见的恶性肿瘤，发病率仍在逐年增加。19 世纪人们认为乳腺癌是一种局部性疾病，区域淋巴结是癌细胞通过的机械屏障，遵循时间与解剖学的规律，按照“淋巴—血液”的传播途径进行，即乳腺癌先经局部病变后发展为全身病变的 Virshow 假说，20 世纪 80 年代以后，学者已经认同乳腺癌是一种全身性疾病，并非局部病变，其转移规律并非局部浸润、淋巴转移、血行转移的模式，而是肿瘤播散无固定，转移和扩散在早期便可发生。

2. 病理病机　病理因素是“气郁”、“气火”、“痰瘀癌毒”凝阻乳络，与肝、脾、胃、肾有关。病机为情志内伤，气滞血瘀，痰浊凝滞，肝肾不足、冲任失调，正气不足、气血二虚。乳头属足厥阴肝经、肝脉布络胸胁，宜疏泄条达。郁怒伤肝，肝失疏泄则胸胁脉络气机不利。乳房属胃，脾胃互为表里，脾伤则运化无权而痰浊内生，以至无形之气郁与有形之痰浊相互交凝，经络痞涩，日积月累，结滞乳中而成；恣食厚味，脾胃运化失司，以致痰浊凝结，积聚日久，痰凝成核，痞阻经络而成乳癌；肾为元气之根，冲任之本。肾气充盛则冲任脉盛，冲任之脉上贯于乳，下濡包宫。冲为血海，任主胞胎，冲任之脉系于肝肾，肝肾

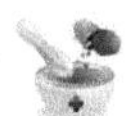

不足，无以充养冲任，冲任失调而致气、血虚，气血运行不畅而致气滞血凝，阻于乳中而成；肾为先天之本，脾为后天之本，脾肾虚损则正气虚弱。因虚致病，因病致虚，病邪日久耗精伤血，损及元气，造成气血双亏。

3. 临床表现　本病以无痛性肿块为首发症状，肿块多为单个，极为少见同一乳房内多个病灶者，肿块形态差别较大，一般为形态不规则，边缘不清晰，质地较硬，固定或活动度较小；乳头溢液有多种原因，其中乳癌占 1% ~7%，乳头溢液为乳癌惟一症状者少见，多数伴有乳腺肿块，溢液的性质可为血性、浆液血性、黄色水样、乳汁样；乳头改变可见双侧乳头不在同一水平面上，乳头扁平、回缩、凹陷、乳头糜烂等；乳癌表面皮肤改变与肿块部位深浅和侵犯程度有关，肿块小、部位深，皮肤多无变化，肿块大、部位浅，较早与皮肤粘连，使皮肤呈现凹陷，称"酒窝征"。若癌细胞堵塞皮下淋巴管引起皮肤水肿，形成橘皮样改变，已属晚期表现。

4. 现代综合治疗　本病的治疗不再以单一的手术治疗为主，而是向着综合治疗的方向发展，常有外科治疗、化疗、放疗、内分泌治疗、免疫治疗、新辅助化疗等，外科治疗是目前能达到治愈的主要治疗手段之一，一旦乳腺癌诊断确立，应尽早争取外科根治手术，常见的手术方式分为根治术（改良根治术、扩大根治术）、全乳切除术、1/4 乳切除术等，化疗主要有术后的辅助化疗、术前的新辅助化疗、术后复发转移及晚期乳腺癌的姑息化疗；放疗主要用于术后的辅助性治疗，目的是消除淋巴结引流区未被清除的转移灶和消灭手术可能残留的癌细胞；内分泌治疗主要适用于激素依赖性乳腺癌患者，激素受体测定可作为选择内分泌治疗的标志。Ⅰ期患者做改良根治术，亦可做保留乳房的保守手术及术后根治性放疗，一般不需要做化疗和放疗，高危患者可做术后辅助化疗。Ⅱ期做改良根治术，术后 4 周内先做辅助化疗，其后再做放疗，ER（+）或绝经后的患者术后行内分泌治疗。Ⅲ期患者先术前化疗，再做根治行手术，术后进行化疗、放疗、内分泌治疗。Ⅳ期患者以化疗和内分泌治疗为主。

5. 中医临床辨治基本思路和用药规律 基本病机以肝郁气滞、毒瘀互结。治法以疏肝理气、化瘀解毒。基本方以逍遥散加减，药用：香附15克，郁金15克，青皮15克，柴胡10克，桃仁10克，王不留行25克，党参30克，八月札30克，女贞子15克，半枝莲30克，白花蛇舌草50克。

二、临证要点

1. 临证分析 首先应分清虚（气虚、血虚、心虚、脾虚、肾虚）、实（痰、郁、瘀、滞、毒、便秘、疼痛）、寒（湿、肿、疼痛）、热（心火、肝火、胃火、肺热），治疗原则主要包括扶正和祛邪两个方面，具体表现为疏肝解郁、调补冲任、清热解毒、益气养血，以及疏肝清热、清肝解郁、养血调肝、益气养荣、清热化痰、补益气血、健脾和胃、滋补肝肾、活血养血等多种具体治疗方法。

2. 主症辨证 脾虚蕴湿者基本方加党参30克，淮山15克，茯苓15克，白术15克，苡仁30克，陈皮15克；气虚血瘀者基本方加桃仁15克，当归15克，川芎20克，赤芍15克，北芪50克，莪术15克，土鳖虫6克；湿热阻络者基本方加忍冬藤30克，藤梨根30克，伸筋草15克，威灵仙15克，海桐皮15克；脾肾两虚者基本方加生熟地各30克，菟丝子30克，高良姜15克，砂仁6克，吴茱萸6克；肝肾亏虚者基本方加黄精30克，旱莲草30克，山茱萸30克，牛膝30克。

3. 并发症治疗

（1）术后皮瓣坏死：治疗以扶正祛邪，益气健脾，活血化

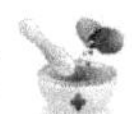

瘀，养血生肌。方用五味消毒饮合血府逐瘀汤加减：党参15克，黄芪30克，焦白术15克，茯苓15克，当归9克，红花6克，丹参30克，桃仁9克，鬼箭羽12克，制首乌12克，砂仁5克，穿山龙40克。

（2）术后上肢水肿：目前西医治疗效果不佳，早期利用中医药和功能锻炼、有利于上肢功能恢复及预防上肢水肿，手术后患肢淋巴水肿者常存在气虚血瘀、水湿内停、经络阻滞的症状，可以表现为轻、中、重三度，乳腺癌术后经脉损伤，血脉不通，气机壅滞，气滞水停，水液泛滥，形成上肢水肿。

治疗以通经活络，补益气血，利水消肿。

方用黄芪桂枝五物汤合桃红四物汤加减：党参15～30克，当归9克，生黄芪60～120克，茯苓皮15克，焦白术15克，鬼箭羽9～15克，益母草30～60克，桃仁9克，红花9克，穿山甲6克，穿山龙30～60克，鸡血藤30克，桑枝30～50克，半枝莲15克，威灵仙30～50克，天仙藤15克，鸡血藤30克，嫩桂枝10～30克，路路通30克，地龙10～30克，丝瓜络30～90克。

可用按摩、理气活血祛风化湿温阳益气中药膏外敷治疗术后上肢肿胀。

（3）放射性肺炎：患者常存在肺热血瘀、热邪伤阴症状，以清热凉血、养阴利肺之法治疗，常用生脉饮合百合固金汤加减治疗。

方药：生黄芪30克，太子参30克，麦冬15克，五味子10克，木香10克，当归15克，芦根30克，百合30克，生地20克，紫菀30克，百部30克。

（4）放射性皮肤炎：属热毒灼肤，拟以清热解毒、凉血护肤之法治疗，五味消毒饮百合地黄汤加减治疗。

方药：太子参30克，麦冬20克，五味子6克，金银花

30克，蒲公英30克，地丁15克，野菊花10克，连翘10克，百合30克，生地30克，苦参10克，白鲜皮15克，地肤子15克，茯苓20克，生黄芪60克。

三、临证心悟

郭某某，女，48岁。四川绵阳人，1997年4月初诊。

患者左乳发现肿块1年，时有隐痛。1998年初肿块明显增大，伴有疼痛，于同年2月去某医院就诊，并将肿物切去组织一块做病理检查，病理报告为乳腺癌。建议行乳癌根治手术。患者未做手术，于1998年4月来医院就诊。

诊见：患者形体消瘦，面色晦暗，倦怠乏力，纳食无味，失眠多梦，查：左乳头内陷，可扪及一约4cm×3cm的肿块，质硬如石，边缘不清，与皮肤及皮下组织粘连，成橘皮样改变。双腋下可扣及多个蚕豆大小的淋巴结，质硬推之不移。舌苔淡白，脉沉细。

辨证为肝郁脾虚，血瘀痰凝。治宜疏肝健脾，化痰散瘀。方药：柴胡、白芍、丝瓜络、香附、郁金各10克，青皮、陈皮各15克，首乌藤30克，王不留行10克，路路通10克，夏枯草30克。水煎服，每日1剂。

在治疗过程中，曾加减运用过女贞子、旱莲草、玄参、党参、川贝母、全瓜蒌、白芥子、莪术等药物，并配合服用西黄丸。间断服药2年余，患者病情平稳，精神良好，纳食正常，乳房肿块亦明显变软缩小，约2cm×1.5cm，腋下淋巴结亦明显缩小，约黄豆大小，且推之可移动。后患者中段服药治疗于2004年复发，且再药未效，于2004年12月死亡。此患者单纯服中药治疗生存8年。

乳房属阳明胃经，乳头属厥阴肝经。肝胃二经失调，郁久化

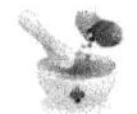

热有形之痰与无形之气相互交炽，积久成核，变生岩症。常兼以肝肾不足，冲任又失去其调节，气运失常，气滞血瘀，阻于乳络，毒与热结相搏，成为至阴之毒，至晚期溃破、翻花、出血，虽血水淋漓，但不为脓，故称之为阴毒。国医称乳腺癌为“乳岩”。《丹溪心法》论岩时云：“若于始生之际，便能消除病根；使心清神安，然后施之治法，亦有可安之理。”指明早期治疗乳岩是有治愈可能的。根据本人经验，该病早期治疗较好，临证要抓住早期以消为主。如发现乳房有肿块，坚硬如石，推之不移，虽无明显全身症状时，也积极治疗，常用玄参、白芍、党参调补气血；柴胡、郁金、香附、青皮、陈皮疏理肝气；丝瓜络、路路通温经通络；女贞子、首乌藤温肾壮阳；莪术、三棱破血化瘀；生牡蛎、夏枯草软坚散结。

四、名老中医绝招

何任以扶正兼祛邪治疗乳腺癌

何任认为肿瘤形成的根本原因还是“邪之所凑，其气必虚”，因此以“扶正祛邪”为治疗原则。何氏根据目前临床乳腺癌患者多已行过手术、放疗或化疗等西医治疗应以扶正为主，目的在于尽量调动人体本身的免疫功能。常用药有人参、黄芪、茯苓、猪苓、胶股蓝、白术、甘草、当归、天冬、红枣、薏苡仁等。

而抗癌药应视患者情况，间歇的或重或轻的运用。如化疗、放疗间歇期，或血象中白细胞不能低时，中药抗癌药可多用些，用重些。反之，则相对的少些、轻些，以避免“虚者损之”。常用的抗癌药有山海螺、山慈姑、穿山甲、皂角刺、夏枯草、蒲公英、香茶来、白花蛇舌草、七叶一枝花、土贝母、猫人参、半枝莲、王不留行，八月札等，并对见证作辨证施治。

陆德铭以扶正祛邪、调冲任治疗乳腺癌

陆氏认为，乳腺癌的发生与正气不足、邪毒留滞有关，其发生发展是因虚致实（癌），因实更虚，虚实夹杂的过程，本虚而标实。临症以辨证与辨病、扶正与祛邪相结合，以扶正培本为主，祛邪抗癌为辅，以提高机体抑制肿瘤因素，达到抗癌、抑癌目的。主张早中期应以手术、放疗、化疗为主，配合中医减毒增效，晚期应以扶正为主，佐以祛邪，对手术后患者，更应侧重扶正培本，在辨证基础上辨病，分期选用抗癌活性药物。

晚期乳腺术后 3 年内应扶正祛邪并重；术后 3 ~5 年以扶正为主佐以祛邪；术后 5 年之后应扶正培本。

临床常以生黄芪、白术、茯苓、山药等益气养血，健脾和胃；生地、天花粉、枸杞子、玄参等滋阴生津；白花蛇舌草、半枝莲、蛇六谷、莪术、石见穿、丹参、露蜂房、牡蛎等祛邪抗癌；仙灵脾、补骨脂、菟丝子等补肾生血护正气。

陆氏认为药物用量轻重至关疗效，正气大虚，邪实亦盛，处方用药量轻，虽补则无力扶正，欲功而难达病所，故有些药物必超量放能奏效。如生黄芪、党参、莪术、石见穿、半枝莲、蛇舌草常各用 30 ~60 克，露蜂房有毒亦常超量使用 12 克，然白术、玄参、陈皮则以常量 9 ~12 克，处之，以去为度。

【病案】刘某，女，45 岁，1991 年 1 月 6 日初诊。

患者 6 年前行左乳乳腺癌根治术。近 1 个月来右乳乳房胀痛，经前痛甚，经后缓解。检查见右乳外上象限叩及多个颗粒及片状块物，质地中等，表面光滑，边界不清，活动，按之疼痛，肿块与皮肤均无粘连，右腋下未扪及肿大淋巴结，脉濡、苔薄边有齿痕。

证属术后气血不足、冲任失调。

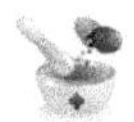

治宜益气养血，调摄冲任。

处方：生黄芪30克，党参15克，白术、茯苓各12克，仙茅15克，仙灵脾、补骨脂、莪术各30克，桃仁15克，海藻30克，制香附9克，广郁金12克。水煎服，每日1剂，7剂。以后随症加减，用药1个月后，乳房胀痛明显减轻；继服2个月，乳房疼痛消失，乳房肿块大部消失；再继服2个月，乳房肿块消失，至今未发。

王玉章以疏肝健脾散结治疗乳腺癌

栾某，女，48岁。1964年4月初诊。

患者左乳发现肿块1年，时有轻痛。1964年初肿块明显增大，伴有疼痛，于同年2月去某医院就诊，并将肿物切取组织一块做病理检查，病理报告为乳腺癌。建议行乳癌根治术。患者未做手术，于1964年4月来医院就诊。

患者形体消瘦，面色晦暗，倦怠乏力，纳食无味，失眠多梦，查：左乳头内陷，可扪及一约4cm×3cm的肿块，质硬如石，边缘不清，与皮肤及皮下组织粘连，呈橘皮样改变。双腋下可叩及多个蚕豆大小的淋巴结，质硬，推之不移。舌苔薄白，脉沉细。

辨证为肝郁脾虚，血瘀痰凝。治宜疏肝健脾，化痰散瘀。方药：柴胡、白芍、丝瓜络、香附、郁金各10克，青皮、陈皮各15克，首乌藤30克。水煎服，每日1剂。

在治疗过程中曾加减应用过女贞子、旱莲草、玄参、党参、川贝母、全瓜蒌、白芥子、莪术等药物，并配合服用西黄丸。间断服用中药2年余，患者病情平稳，精神良好，纳食正常，乳房肿块亦明显变软缩小，约2cm×1.5cm，腋下淋巴结亦明显缩小，约黄豆大小，且推之可移动。后患者中断中药治疗，1974年复发，且再药未效，于1974年11月死亡，此例患者单纯服中药治疗，生存10年。

李佩文以养肝活血散结治疗乳腺癌

某某，女，42岁。

初诊：（2010年1月15日）2009年8月行左乳腺癌手术，术后病理：浸润性导管癌，ER（-）、PR（-）、Her-2（-）。术后已经完成全身化疗，准备行术后化疗。就诊时诉一般情况好，脾气急躁，有饭后腹痛，曾出现尿隐血。舌淡红，苔薄白，脉沉细。

诊为乳岩，证属肝郁气滞，痰浊内蕴。

治宜疏肝理气，健脾散结。

处方以四君子汤合柴胡疏肝散加减：党参20克，茯苓15克，白术15克，枸杞子15克，白芍15克，炙甘草5克，莪术10克，泽泻10克，乌药10克，升麻10克，莲子10克，仙鹤草15克，白及15克，炒薏苡仁30克，生黄芪20克。14剂，水煎服，每日1剂，早、晚各1次。

二诊：（2010年4月23日）腹痛好转，下肢无力但愿意活动，白细胞下降，诸症都有好转。但耳鸣，脾气仍急躁，夜间睡眠差。放疗结束已经1个半月，舌红薄黄苔，脉弦细。

治宜养血安神，疏肝固涩。

处方：当归15克，赤白芍各10克，生熟地各10克，川芎10克，菖蒲10克，合欢皮10克，夜交藤10克，酸枣仁10克，郁金10克，蔓荆子10克，石榴皮15克，木瓜10克，牛膝10克，益母草10克，玫瑰花10克，升麻10克，茯苓20克，阿胶（烊化）15克。14剂，水煎服，每日1剂，早、晚各1次。

三诊：（2010年5月14日）睡眠好转，耳鸣，大便不成形，仍下肢无力，舌红，黄燥苔，脉细沉。

处方：当归10克，生地10克，熟地10克，赤芍10克，白

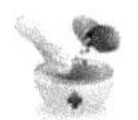

芍10克，川芎10克，菖蒲10克，合欢皮10克，升麻10克，蔓荆子10克，玫瑰花10克，茯苓10克，莪术10克，坤草10克，旱莲草10克，石榴皮20克，阿胶（烊化）20克，白花蛇舌草20克。

体会：乳腺癌目前是常见肿瘤，发病率较高，还有上升趋势。但治疗效果、预后相对其他部位的肿瘤要好，生存期也比较长，手术、放疗、化疗、内分泌治疗都比较有效。中医则认为女子乳房属于肝经，患病与肝郁气滞有关，肝郁、气滞、血瘀、痰凝，胶着成积。治疗上以疏肝、行气、化瘀为主。

本例患者属于年轻患者，手术分期偏晚，故术后需要行放疗及全身化疗，雌激素与孕激素均为阴性，不需要行术后内分泌治疗，因为治疗无效。这一类三阴乳腺癌是目前乳腺癌的治疗难点，效果不佳，转移复发概率较大。故术后可以加用中药治疗预防肿瘤的转移复发。

初诊时患者已经完成手术及化疗，准备放疗。一般情况好，脾气急躁，与大部分乳腺癌患者相似，有饭后腹痛，为肝郁脾虚，肝木克脾土的症状。李教授辨证属肝郁气滞，痰浊内蕴。治宜疏肝理气。处方以四君子汤加柴胡疏肝散加减，加乌药止痛，莪术散结，仙鹤草、白及止血。

二诊时已完成放疗，腹痛好转，下肢无力但愿意活动，白细胞下降。但耳鸣，脾气仍急躁，夜间睡眠差。治宜养血安神，疏肝固涩。

用药后睡眠好转，耳鸣，大便不成形，仍下肢无力，以蔓荆子、菖蒲、合欢皮安神清利头目，生熟地、当归、白芍、阿胶养血柔肝，川芎、赤芍、莪术活血化瘀散结，升麻、石榴皮益气升提，涩肠止泻，白花蛇舌草解毒抗癌。药后患者大便正常，病情稳定。

第十七章　卵巢癌

一、临床指要

1. 概述　卵巢癌是指发生于卵巢表面和卵巢间质的恶性肿瘤，是女性生殖器官常见的肿瘤之一，发病率仅次于子宫颈癌和子宫体癌而列第 3 位，且发病率有明显上升趋势，尤其是占卵巢恶性肿痛超过 80% 的上皮癌死亡率居高不下，5 年生存率仅为 35% 。但致死者却占各类妇科肿瘤的首位，对妇女生命造成严重威胁。因临床早期无症状，鉴别其组织类型及良、恶性相当困难，卵巢癌行剖腹探查术中发现肿瘤局限于卵巢的仅占 40% ，大多数已扩散到子宫、双侧附件、大网膜及盆腔各器官，所以无论在诊断和治疗上都是一大难题。

2. 病理病机　病理因素是寒凝、气滞、血瘀、癌毒，与肝、脾、肾有关。病机为气血不足，败血未尽，脏腑虚损阴阳不调，复又外受风寒，或内伤忧恐，或饮食不节，或起居不慎，或房事不时，以致邪气与气血搏结，留而不去，从而形成积聚。正气不足、毒邪及情志因素，其中毒邪学说在肿瘤发病中占有重要的地位，它是导致肿瘤的重要条件。即在毒邪侵袭的条件下，即使体质壮实，正气充盛，也可致痛。这与现代医学中的“盆腔污染”学说相吻合。另外，现代医学观察到，在青春期风疹病毒感染的少女，其卵巢癌发病率较高，这也印证毒邪学说在肿瘤发病中的作用。

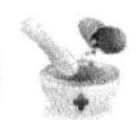

3. 临床表现 本病早期多无自觉症状，出现症状时往往病情已到晚期。由于肿瘤生长迅速短期内可有腹胀，腹部肿块及腹水。当肿瘤向周围组织浸润或压迫神经时，可引起腹痛、腰痛或坐骨神经痛，若压迫盆腔静脉，可出现下肢浮肿，一般不引起月经紊乱，若双侧卵巢均被癌组织破坏，可引起月经失调和闭经。此外，若为功能性肿瘤，可产生相应的雌激素或雄激素过多的症状。如引起早期功能失调性子宫出血、绝经后阴道出血或出现男性化征象。晚期患者则表现明显消瘦、严重贫血等恶病质现象。妇科检查时可在阴道后穹隆触及散在的坚硬结节、肿块多为双侧性、实质性，表面凹凸不平，固定不动，常伴有血性腹水，有时在腹股沟、腋下或锁骨上可触及肿大的淋巴结。

4. 现代综合治疗 本病治疗均应进行开腹探查，明确诊断、分期及行肿瘤切减术，早期卵巢癌治疗以手术治疗为主，但75%的患者就医时已有卵巢外转移，故晚期治疗以肿瘤细胞减灭术加术后辅助化疗为标准模式。卵巢癌的手术不同于其他恶性肿瘤，是以尽量彻底切除原发肿瘤及其转移灶为原则，称之为肿瘤减灭术。行最大限度的肿瘤减灭术，使单个肿瘤体积减小至0.5～2cm，术后辅以放射治疗、化疗等，可提高疗效。放射治疗目前主要用于术后残存肿瘤小或无肉眼残存肿瘤者的辅助治疗；化疗难治性或化疗后残存的肿瘤的挽救治疗，或作为孤立转移灶的姑息治疗。

5. 中医临床辨治基本思路和用药规律 基本病机以脾肾亏虚、瘀毒阻络。治法以健脾补肾、活血化瘀解毒。基本方以桂枝茯苓丸加减，药用：桂枝15克，茯苓30克，白毛藤30克，两头尖15克，当归12克，莪术30克，大黄15克，槟榔30克，鹿角胶30克，花椒10克，露蜂房6克。

二、临证要点

1. 临证分析 本病属本虚标实，邪实为气血瘀滞、湿热郁毒、痰湿凝聚，正虚为阴虚内热、阴虚内热、脾肾亏虚和肝肾阴虚，抓住虚、瘀、毒三个关键因素，予以扶正、疏通、祛毒三大对策。

2. 主症辨证 气血瘀滞者基本方加枳壳30克，桃仁15克，穿山甲6克，赤芍30克；痰湿凝聚者基本方加三棱15克，胆南星15克，山慈姑15克，夏枯草15克，法半夏15克；湿热郁毒者基本方加蒲公英30克，败酱草30克，鳖甲30克，龙葵30克，大腹皮30克；肝肾阴虚者基本方加山茱萸20克，枸杞子30克，女贞子15克，炮穿山甲6克，黄精20克，阿胶10克。

三、临证心悟

刘某某，女，50岁，湖南衡阳人。

2009年9月18日，一诊：巨型卵巢癌术后半年，化疗6次，近发现肝部肿物2cm，性质待定，疑转移。面色苍黄晦暗，两头角胀痛，目睛时时向内收引，手脚指端胀痛。食纳可，二便调，脉右沉滑，按之散。掌心热甚，时或畏风，怕冷。厌食，食后胃难受，有烧灼感，时觉心悸动。化疗后白细胞下降至3500，升白针（吉粒芬）注射60日无效，反致脊柱、手部关节胀痛，血小板亦低。夜尿3次以上。中气大伤，损及肾气。扶其正。

处方：制附片100克，炮姜90克，红参90克，白术90克，龟板30克，薏苡仁30克，炙甘草30克，吴茱萸30克，生山萸肉90克，生姜45克，大枣25枚，童子尿100mL（冲服），加水

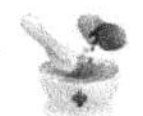

3000mL，文火煮取200mL，日分3次服，30剂。

2009年11月12日，二诊：胃气来复，伏邪从手太阴足太阳缓缓外透，脉觉稳有根，舌质黯转红，正气仍弱。

处方：

（1）固本散加止痉散各100克，川贝母100克，制粉。3克/次，日3次。

（2）海藻、甘草各50克，大贝120克，两头尖45克，麻黄5克，白芥子10克，鹿角霜45克，肉桂10克，姜炭45克，晒参30克，辽细辛45克，大熟地30克。30剂。

卵巢肝部之癥瘕，皆起于肝木生发之气郁，乙木之气不能条达，郁于下则成有形之癥瘕——子宫肌瘤、卵巢肿块厥阴寒凝之症；若郁于上则易患乳腺增生等病；郁于中则横克脾胃之土，而患脾胃之病。不同的人禀赋体质有异，发病则有不同的症状，故治疗以吴茱萸汤加附子以温厥阴之寒结。《伤寒论》言：“脏结者，五脏各具，寒热攸分，宜求血分，虽有气结，皆血为之。假令肝脏结，则两胁痛而呕，脉沉弦而结者，宜吴茱萸汤。”

凡肝气郁久之人，无不肾水亦亏，木郁生风耗水使然。故服一诊方，胃气来复之后，二诊方即可用阳和汤，阳和者，春暖阳和，冰雪消融之意，温肾水以升肝木。

该病患者久病正气虚惫者，服固本散，能生精血、固肾气先天之本。若因化疗伤正，血小板亦低，用血肉有情之品化生精血。

四、名老中医绝招

庞泮池辨病辨证治疗卵巢癌

庞泮池认为卵巢癌的发生发展是一个正虚邪实的过程，系全身属虚，局部属实的一种消耗性疾病，扶正固本是治疗的根本大法。

庞泮池教授在临床上采取辨证与辨病相结合原则，在疾病的不同阶段，采用不同的具体治法：

对初、中期有条件手术切除肿瘤者，首选手术治疗，然后补充化疗、放疗、免疫疗法及中药治疗；术前以中药扶助正气为主，兼以软坚消症以祛邪，为手术创造有利条件；术后放、化疗期间，则予中药来健脾和胃，扶助正气，以减轻放、化疗的毒副作用；而在放、化疗的间歇期，应予以扶正清热解毒，软坚消症。

具体的中医辨证分型为：

1. 气虚型 拟益气和胃，调补脾胃。处方选用：黄芪12克，党参9克，白术9克，当归9克，白芍9克，枸杞子9克，制半夏9克，龙眼肉9克，鹿角霜（包）9克，山药9克，木香9克，陈皮6克。

2. 阴虚型 拟养阴生津，清热安神。处方选用：生地9克，天冬9克，麦冬9克，玄参9克，当归9克，枸杞子9克，白芍9克，沙参9克，党参9克，地骨皮9克，阿胶（烊冲）9克，旱莲草15克，天花粉15克。

3. 气阴两虚型 拟气阴双补。处方选用：黄芪9克，党参9克，白术9克，白芍9克，枸杞子9克，生地9克，天冬9克，麦冬9克，鹿角霜（包）9克，丹皮9克，五味子5克，木香9克，佛手片5克，天花粉15克。

在放化疗间歇期，则加用清热解毒、软坚消症的药物。如：铁树叶30克，八月扎15克，白花蛇舌草30克，半枝莲30克，夏枯草15克，莪术9克，蜂房9克，白术9克，陈皮6克。有便血者，加侧柏叶9克，槐花炭9克；小溲赤热者，加赤猪苓各9克，碧玉散（包）10克，生苡仁12克。

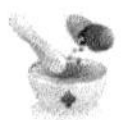

郁任存巧用攻补兼施治疗卵巢癌

某女，59 岁。2000 年 1 月 24 日在北京某医院行全子宫、双附件、大网膜切除术，术中见双侧卵巢正常，右输卵管伞端直径 1cm 菜花状结节，腹主动脉弯、双侧腹股沟淋巴结多发肿大，片状融合。右输卵管冰冻病理为转移癌。探察肝、脾、胆、胰、胃、大网膜、结肠、回肠、回盲部、阑尾等均未见明显占位。术后病理示：右输卵管伞端灶状腺癌细胞浸润，并于浆膜层形成癌细胞浸润结节，可见脉管癌栓，右卵巢未见特殊。术前癌胚抗原（CEA）>500，糖类抗原 125（CA125）>600，术后半个月肿瘤标志物未下降。2000 年 3 月初开始进行化疗，应用治疗胃肠道肿瘤的方案顺铂（DDP）/氢叶酸（LV），氟尿嘧啶（5－FU）/表阿霉素（EPI）×3 周，术前癌胚抗原降至正常，但白细胞下降（1.8～2.0）$\times 10^9$/L，血小板降至（23～40）$\times 10^9$/L，2000 年 5 月出院。此后因血象低，被迫停止化疗 1 年，求治于郁老，在努力提高患者免疫力同时，加强控制肿瘤的力量，亦即攻补兼施。由于患者瘀象明显，攻伐之品主要为动物类活血药；白僵蚕、全蝎、九香虫等。补益多为；生黄芪、太子参、女贞子、枸杞、鸡血藤、山萸肉、紫河车等，患者血象逐渐恢复正常，病情稳定。该患者坚持服中药 1 年，病情稳定，至今未复发或转移。

孙桂芝运用复法大方治疗卵巢癌

张某，女，47 岁 2002 年 1 月 13 日初诊。

患者 2001 年 6 月出现腹部胀痛，在某医院确诊为卵巢癌，后行手术切除，现行 TP 方案化疗。刻诊；全身乏力，四肢麻木，眠差。大便干，舌淡，苔薄白，脉弱。白细胞 1.8 $\times 10^9$/L，血红蛋白 8.5 克。

中医诊断；癥积。辨证为心脾两虚。治宜益气健脾，养心安神，扶正抗癌。药用；生黄芪30克，远志10克，太子参、炒白术各15克，龙眼肉10克，炒酸枣仁30克，夜交藤、炮山甲各10克，何首乌15克，绿萼梅、小茴香、橘核、水红花子、炒枳壳各10克，生麦芽30克，甘草10克。水煎服，每日1剂。分2次服用，另加服用西黄丸，每次2粒，每日2次。

2002年6月7日二诊，化疗已10次，CA125；70，白细胞$2 \times 10^9/L$，胸胁胀痛，眠可，大便调，舌边红，苔薄白，脉弦细。药用：柴胡，牡丹皮各10克，赤芍、白芍各12克，炒栀子10克，天花粉12克，苦参15克，香附、地龙、天龙、小茴香、乌药各10克，白花蛇舌草30克，甘草10克。水煎服，每日1剂。另服加味西黄丸，每日2粒，每日2次。

2003年4月12日三诊；患者精神差，纳少，腰膝酸软，大便溏，舌淡，苔薄白，脉细。药用四君子汤合六味地黄丸加减：太子参、炒白术各12克，土茯苓15克，生地黄、熟地黄、山萸肉各12克，鸡血藤、桑寄生、白芍、莲子肉、生龙骨、生牡蛎、益母草各15克，牛膝12克，金荞麦15克，荔枝核、王不留行各12克，焦槟榔、鸡内金各15克，甘草10克。加服妇科消瘤丸，每次6克，每日2次。随访半年病情稳定。

李佩文运用四物汤合六味地黄丸治疗卵巢癌

某某某，女，60岁。

初诊：（2009年9月18日）2008年12月13日手术，术后病理：右卵巢颗粒细胞瘤部分有卵泡膜成分。术后以TP方案化疗3周期。就诊时一般情况可，感下腹不适，失眠，急躁，易于发热，脱发，大便干。舌暗红，苔薄黄，脉沉细。

诊为胞积，证属气滞血瘀，痰浊内阻。治宜活血化瘀，解毒散结。拟四物汤加减。处方：当归15克，赤芍10克，白芍10克，生地10克，熟地10克，川芎10克，坤草10克，茯苓

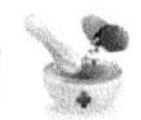

20 克，枣仁 10 克，柏子仁 10 克，郁金 10 克，丹皮 10 克，莪术 10 克，地骨皮 10 克，合欢皮 10 克，石见穿 10 克，鳖甲 15 克，龟板 10 克，白花蛇舌草 30 克，银柴胡 10 克。

二诊：（2010 年 11 月 20 日）下腹不适好转，失眠偶发，燥热好转，大便溏。

处方：当归 15 克，赤芍 10 克，白芍 10 克，生地 10 克，枣仁 10 克，柏子仁 10 克，茯苓 20 克，远志 5 克，丹皮 10 克，地骨皮 10 克，泽泻 15 克，合欢皮 15 克，升麻 10 克，石见穿 10 克，坤草 10 克，焦三仙各 10 克，白英 10 克，莪术 10 克，白花蛇舌草 20 克。

三诊：（2010 年 12 月 20 日）失眠好转，大便好转。易溃疡，下肢不适。舌淡红，多津，少苔，脉沉细。

上方去远志，加旱莲草 10 克，地骨皮 10 克，白鲜皮 10 克，木瓜 10 克。

体会：本例患者卵巢癌术后 1 年半，术后曾以 TP 方案化疗 3 周期。就诊时没有发现肿瘤的复发转移，但全身症状较多：下腹不适，失眠，急躁，易于发热，脱发，大便干。求助于中医改善临床症状，预防肿瘤的复发转移。这些症状大部分为更年期的综合征，与手术切除了卵巢，使体内雌激素水平下降有关。临床上卵巢癌术后出现更年期综合征的患者是非常多的，中医治疗在这方面很有效果。

李教授诊其证属气滞血瘀，痰浊内阻，治以活血化瘀，解毒散结。拟四物汤加六味地黄丸加减，方中以当归、赤芍、川芎、莪术、坤草活血化瘀，白芍养血，生熟地补肾养血，茯苓健脾，枣仁、柏子仁、郁金、合欢皮安神，丹皮、地骨皮、银柴胡、鳖甲养阴清热，石见穿、白花蛇舌草解毒散结抗癌，而莪术、鳖甲也兼具散结之功，柏子仁兼通便之效。通过四物汤养血活血，调理冲任，多味补肾养阴、清虚热、安神药物加入，缓解更年期综合征的烦躁、发热、失眠等症状，并加用石见穿、白花蛇舌草、莪术、鳖甲等散结抗癌药物，防治肿瘤的转移复发。

二诊时下腹不适好转，失眠偶发，燥热好转，大便干成了大便溏。考虑滋阴药较多造成大便溏，故治疗上去掉了养阴清虚热的银柴胡、鳖甲，减少清热药量，加入茯苓健脾利湿，升麻益气升提，缓解大便溏，并加入远志进一步改善睡眠。

三诊时失眠好转，大便好转。下肢不适，易溃疡。上方去远志，加旱莲草 10 克，地骨皮 10 克，白鲜皮 10 克滋阴之品，以期缓解口腔溃疡；木瓜 10 克，祛风通络，缓解下肢不适。

第十八章　宫颈癌

一、临床指要

1. 概述　宫颈癌又称子宫颈癌，系指发生在宫颈阴道部或移行带的鳞状上皮细胞及宫颈管内膜的柱状上皮细胞交界处的恶性肿瘤，我国宫颈癌发病率仅次于智利位居全球第二位。在世界范围内，宫颈癌是妇女第二大常见恶性肿瘤，在发展中国家，由于宫颈筛查工作尚不完善，因此宫颈癌发生率是发达国家的6倍，成为一些发展中国家妇女的头号死因。大量的研究表明，生殖道人乳头瘤病毒感染是宫颈癌的主要危险因素。

2. 病理病机　病理因素是湿、毒、热、瘀、虚等，与冲任带亏虚、肝、脾、肾有关。病机以正虚冲任失调为本、湿热淤毒聚，七情所伤，肝郁气滞，怒伤肝，忧思伤脾，疏泄失常，五脏气血乖逆，而瘀滞；冲任损伤，肝、脾、肾诸脏虚损为内因，肝藏血，心疏泄，疏泄失职带漏淋沥。肝肾阴虚，虚火妄动，崩漏而生；外受湿热，或湿郁化热，或积冷结气、血寒伤络、瘀阻胞络所致。也可因先天肾气不足，或后天损伤肾气，导致肾虚而影响冲任功能。

3. 临床表现　本病早期多无症状，与慢性宫颈炎无明显区别，有时甚至见宫颈光滑，尤其老年妇女宫颈已萎缩者。较典型的临床表现为阴道出血。年轻患者常表现为接触性出血，发生在性生活、妇科检查及便后出血。出血量可多可少，一般根据病灶大小、侵及间质内血管的情况而定。年轻患者也可表现为经期延长、周期缩短、经量增多等。老年患者常主诉绝经后不规则阴道出血。阴道排液：患者常诉阴道排液增多，白色或血性，稀薄如水样或米汤样，有腥臭味。晚期因癌组织破溃，组织坏死，继发感染等，有大量脓性或米汤样恶臭白带排出。晚期癌的症状：根据病灶侵犯范围出现继发性症状。病灶波及盆腔结缔组织、骨盆壁、压迫输尿管或直肠、坐骨神经时，常诉尿频、尿急、肛门坠胀、大便秘结、里急后重、下肢肿痛等，严重时导致输尿管梗阻、肾盂积水，最后引起尿毒症。到了疾病末期，患者可出现消瘦、贫血、发热及全身衰竭。

4. 现代综合治疗 本病主要治疗手段是手术、放疗和化疗，手术主要用于Ⅰ期和部分Ⅱ期早患者。采用广泛性子宫切除术和盆腔淋巴结消除，切除范围包括全子宫、双侧附件、阴道上段和阴道旁组织以及盆腔内备组淋巴结（子宫颈旁、闭孔、髂内、髂外、髂总下段淋巴结）。放疗是宫颈癌最主要的治疗方法，各期浸润癌均可采用放疗，放射范围包括子宫颈及受累的阴道、子宫体、宫旁组织及盆腔淋巴结，照射方法一般都采取用内外照射结合。化疗被作为“新辅助化疗”，用于原发肿瘤大于4cm直径的Ⅰ或Ⅱ期患者，其次可作为放疗的增敏剂，和放疗同时应用。

5. 中医临床辨治基本思路和用药规律 基本病机以冲任失调、湿热瘀毒。治法以调补冲任、化痰祛瘀。基本方以二虫昆藻汤合紫石英汤加减，药用：蜈蚣3条，全蝎6克，昆布20克，海藻30克，续断24克，半枝莲30克，白花蛇舌草30克，鹿角片10克，紫石英30克，赤石脂30克，炒阿胶（烊冲）10克。

二、临证要点

1. 临证分析 辨证首先要辨明邪正虚实情况，正虚要分清

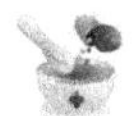

肝、脾、肾之阴阳，邪实要辨明湿热瘀毒之状况，抓住出血、疼痛、带下三个主症。主要的治疗原则是健脾补肾，疏肝理气，清热除湿，解毒散结。

2. 主症辨证 肝郁气滞者基本方加柴胡15克，青皮15克，香附20克，炒枳壳30克，郁金15克；瘀血内阻者基本方加川芎15克，五灵脂6克，小茴香10克，蒲黄6克，没药6克；湿热瘀毒者基本方加黄柏10克，败酱草30克，土茯苓30克，蒲公英30克；痰湿下注者基本方加苍术30克，泽泻20克，干姜15克，升麻10克；肝肾阴虚者基本方加生地30克，旱莲草30克，枸杞子30克，女贞子20克，草河车10克；脾肾阳虚者基本方加仙灵脾15克，附子6克，炮姜6克，吴茱萸10克，桂枝15克。

3. 宫颈局部外用

（1）三品一条枪锥切疗法：

组成：白砒45克，明矾60克，雄黄7.2克，没药3.6克制成。

用法：将“三品”饼、杆敷贴于宫颈病变处或插入宫颈管，用凡士林纱布保护阴道穹隆，再用双紫粉（紫草、紫花地丁、紫河车、黄柏、旱莲草、冰片组成，有抗炎止血之功）棉球压紧固定，48小时换凡士林纱布，每天换双紫粉1次。一般5～8天脱落，每位患者应根据情况需上药5～10次，以达近期治愈指标。

主治：原位癌及只限于宫颈的肿瘤。

（2）刘氏等用自拟麝胆栓治疗中晚期宫颈癌：

麝胆栓由麝香、枯矾、雄黄、猪胆汁、冰片、硼砂、青黛、白花蛇舌草、茵陈、黄柏、百部、蓖麻油等组成，制成栓剂，阴道给药，每晚1粒，10次为1个疗程。

具有清热解毒，软坚化腐，收敛生肌，止痛止血之功能，并能抑制局部肿瘤组织的生长，改善局部症状。

可用于不宜手术的中晚期患者，以改善其不良症状而缓解痛苦。同时也可用于手术前的准备，以减轻手术操作难度，促进术后残端愈合。全部患者均在1个疗程内完全止痛，可持续止痛2~3天，阴道出血也明显改善。

4. 并发症治疗

（1）排尿异常：为宫颈癌术后常见并发症，因膀胱神经受损、位置改变，使它感觉减少而松弛导致尿潴留，不完全的膀胱过度膨胀，可使收缩力进一步损伤。或手术切断膀胱神经而导致排尿反射中断，丧失尿意，不能自然排尿。膀胱位置的改变也能加重排尿困难。见小便频数、排尿困难者或失禁者多系阳虚气弱、肾元不固、气血两亏、膀胱气化不力。

治宜益气养血、温运气机、助阳益肾。

药用：人参6克，煅牡蛎30克，熟地30克，山药30克，山茱萸30克，葫芦巴30克，泽泻30克，肉桂6克，黄芪30克，车前子20克，猪苓30克。

（2）放射性大肠炎：为放射治疗常见的并发症，与外照射的剂量有关，可因剂量的增加而递增，全盆照射5000cGy，发生率为11%，7000cGy时可达30%。症状为腹泻、后坠、便血，盆腔高剂量照射后可引起溃疡、狭窄、梗阻，症状出现后应对症治疗。

基本病机为气阴两虚、湿毒下注。

治宜益气养阴、祛湿解毒。

药用：生黄芪30克，太子参30克，北沙参30克，麦冬20克，土茯苓30克，白头翁30克，丹皮10克，赤芍30克，生地黄30克，芡实30克，阿胶10克，枯矾5克，乳香6克，没药6克，仙鹤草30克。

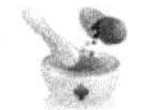

三、临证心悟

蒋某某，女，67岁，长沙县人。

2001年9月30日，一诊：兄弟二人为母代诉：患宫颈癌晚期，肺转移，胸肺水肿，并发急性肾衰。肿物增大压迫右肾及双侧输尿管，输尿管重度扩张，腹腔盆腔积液，重度贫血。无汗，食纳尚可，崩漏频发。无尿，住院血液透析已十多次。

虽然没有见到患者，根据主诉诊断为：阳衰于下，玄府闭于上。

处方：麻黄45克（另煎），制附片100克，辽细辛45克，高丽参30克（另煎），姜炭90克，生山萸肉120克，炙甘草120克，桂枝45克，白术90克，茯苓45克，猪苓30克，泽泻45克，肉桂30克，生姜45克，葱白1尺，麝香0.3克（冲服），3剂，文火煮2小时，日分3服。

2007年9月4日，二诊：患者前来面诊。

前方服1剂得汗，不畅，有小便意，仍无小便，大便日6次，肿胀消，腹水减，咳痰带血，呕，勉强可进食，崩漏出血亦止，诊断为：太阳未开少阴无力蒸动。

处方：麻黄65克（另），制附片120克，辽细辛45克，虫衣70克，高丽参30克（另），姜炭90克，生山萸肉120克，炙甘草60克，白术60克，茯苓45克，猪苓45克，泽泻45克，肉桂30克，生姜45克，葱白1尺，麝香1克（每次0.3克填入脐中），煎服同前。3剂，药后强灸神阙穴。

大多患者年事益高，阳气日衰，大便次数多、稀、转矢气多，此为多数服温阳重剂较常出现之反应，腹中水气亦能由此途径排出，故肿胀消腹水减，但有时属肝木疏泄失常而不能收，不可一概以排病论。此病寒邪极重，不但下焦凝聚冰结成有形癥瘕，中焦亦不能运，上焦肺有冰洁——转移灶，故虽麻黄用量至重，而太阳未开，仅有小汗。然太阳与少阴为表里，少阴阳虚命门火衰，若釜底无火，则无力推动气化，太阳亦不能开，虽然用附子、上桂，仍不能速化寒冰。吾父常说，功能性气化病治之尚易，形质病治之非易。此类患者气化失常日久，形成形质之病，故非“提壶揭盖”不准确，只是不能有速效。所有的药效都是靠元气推动，患者元气虚弱，无法很快补充，故麻黄、附子用量再大亦不能畅汗，故认为此病已不可为，但绝不放弃。在治疗过程中，一心赴救，虽耗时费心血，明知不可为仍勉力为之，从不同的视角辨证施治，虽然不能挽回所有患者生命，但医者悲悯仁爱之心，不能轻言放弃，让患者安然离世。

四、名老中医绝招

朱良春运用理冲丸合妇瘤散治疗宫颈癌

林氏，农妇，38 岁。

主诉：经前腹痛，带下黄秽，小腹胀坠，月经紊乱，经期延长，量多色暗有血块，大便秘结有痔出血，腰腿酸痛，妇科检查发现左侧子宫角突出，质硬，活动，子宫增大，前倾，宫颈中度糜烂，B 超显示：子宫可见 3.5cm × 8cm 低回声反射，诊为宫颈瘤。色暗红，苔薄黄腻，脉细软。证属湿热交阻，聚积而成。治宜清补兼施，加清热利湿，投“加减理冲汤”基本方内服，并拟“外治妇瘤散”外敷神阙穴合治，坚持内服外治 3 个月（1 个疗程），诸症消失，妇科检查宫颈平正，B 超复查子宫回声正常。追访 3 年无复发。

药用：生黄芪 30 克，党参、生白术各 15 克，淮山药、鸡内金各 18 克，三棱、莪术各 10 克，天花粉 60 克，海藻 20 克，甘

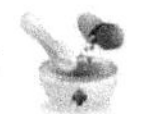

草6克，生贯众25克，穿山甲粉（套胶囊）4.5克，经行崩漏时加花蕊石30克，且拟“外治妇瘤散”（由阿魏、生南星、三七、海藻、当归尾、王不留行、炒小茴组成研细末，干粗末装入长15cm、宽10cm细白布袋内，干敷神阙穴偏小腹外，外用绷带固定，配合内服汤药，提高疗效，速其消瘤，疗效卓著）。

李佩文以补肾、调冲任治疗宫颈癌

某某某，女，59岁。

初诊：2009年12月18日

患者于2009年5月18日在当地行子宫癌手术，术后病理为：子宫内膜高中分化腺癌（Ⅱ级），占整个宫腔，侵肌层过1/2，脉管内癌栓，淋巴结转移15/34，ER（+），PR（+），CK（+），CA125（+），EGFR（-）。术后行5次化疗，末次为12月10日。现化疗后白细胞低，$1.9\times10^9/L$，口淡无味，腹胀，下肢酸软，双足浮肿。舌质红，苔白厚，脉细滑。

诊为胞积，证属气血两亏，痰浊内蕴。治宜益气养血，化痰利湿。

处方：党参15克，当归10克，枸杞10克，女贞子10克，丹皮10克，麦冬10克，地骨皮10克，旱莲草10克，厚朴10克，木香10克，大腹皮10克，银柴胡10克，木瓜10克，牛膝10克，生薏苡仁30克，泽泻10克，14剂，水煎服，每日1剂，早、晚各1次。

二诊：2010年1月8日

腹胀减轻，双足浮肿减轻，但一般状况不佳，乏力，消瘦，颤抖，双下肢为甚，食欲差。舌淡紫，苔薄白，脉细。

处方：枸杞子15克，女贞子10克，黄芪10克，党参10克，五味子10克，麦冬10克，牛膝15克，泽泻10克，鸡内金10克，焦三仙各30克，佛手10克，厚朴10克，生薏苡仁

30克，石见穿10克，泽兰10克，苏木10克，14剂，水煎服，每日1剂，早、晚各1次。

三诊：2010年1月29日

诸症明显好转，一般情况可，双下肢久行后无力，近日还出现口腔溃疡。

处方：党参15克，枸杞子15克，女贞子10克，当归10克，木瓜15克，五味子10克，全瓜蒌20克，麦冬10克，赤芍10克，白芍10克，川芎10克，牛膝10克，坤草10克，厚朴10克，络石藤10克，千年健10克，大腹皮10克，地肤子10克，石见穿10克。

四诊：2010年2月26日

口腔溃疡愈合，胃口好转。但大便异常，便溏，带血丝，手脚麻。脉沉细，舌淡红。上方去川芎，加茯苓20克，仙鹤草15克，金铃子10克。

五诊：2010年4月23日

进食不当则泻，手脚麻木较甚，较前有好转，脉细弱，舌淡红，苔薄黄。治宜养血安神，健脾固湿，调理冲任。处方：当归15克，赤芍10克，白芍10克，生地10克，熟地10克，川芎10克，枣仁10克，菖蒲10克，合欢皮10克，山药15克，茯苓10克，石榴皮10克，升麻10克，焦三仙各10克，坤草15克，鸡血藤10克，桑枝15克，白花蛇舌草10克。

体会：由于胞宫与肝肾同属下焦，为冲任所主，所以中医在宫颈癌、子宫内膜癌的治疗上，注重补肾，调理冲任，临床治疗中常以六味地黄丸为主方加减。

王玉章重用土茯苓治疗宫颈癌

丁某，女，45岁，已婚，工人。1964年3月初诊。

宫颈癌发现月余。患者1964年1月在街道妇科普查中，经

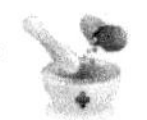

某医院检查，怀疑为子宫颈癌。遂做病理学检查，确诊为子宫颈原位癌。动员患者早期入院手术治疗，患者当时拒绝手术治疗，于1964年3月来北京中医医院诊治。当时患者无任何不适症状，惟白带较多，纳食正常，二便调和。查：子宫颈糜烂，局部微红，舌苔白腻，脉弦滑。证属脾湿肝郁，湿热下注。治宜健脾疏肝，清热利湿。处方：土茯苓30克，郁金、柴胡、杭白芍、萹蓄、瞿麦各10克，金银花20克，蒲公英30克，滑石20克，生甘草10克。外用药：宫颈糜烂处用黑降丹、制疮粉（北京中医医院方），隔日换药1次。服用上方治疗3个月后，病情稳定。

祖国医学认为本病多由于经期、产后冲任损伤，外感湿毒之邪阻塞胞络；或肝气郁结，疏泄失调，气滞血瘀，瘀血蕴结；或脾虚生湿，湿蕴化热，久遏成毒，湿毒下注；身体虚弱，胞脉亏损，渐成阳虚或阴亏之证。王老认为：长期忧思郁怒、七情内伤及六淫邪毒，或胎产房事刺激，伤肝损脾及肾、冲任失调，而致气血紊乱，湿毒内蕴，可发为本病。

第十九章　肾　癌

一、临床指要

1. 概述　肾癌是指肾细胞癌、包括肾盂癌。在内的肾肿瘤中，占全身恶性肿瘤的0.4% ~3%，在我国泌尿科发病率仅次于膀胱肿瘤。吸烟是危险因素之一，亦与激素、黄曲霉毒素、放射线、病毒有关，诊断明确时有20% ~30%已有转移，包括局部淋巴结转移，侵犯肾周筋膜或邻近脏器，远处转移，其中肺转移最多见。

2. 病理病机　病理因素是湿毒瘀与肾虚。病机为肾气不足，水湿不化，湿毒内生；或外受六淫之邪，寒凝湿蕴，化热蓄毒，内外合邪，气滞血瘀阻滞水道。病位在腰府，与肾、脾、膀胱密切相关。饮食失调，脾失健运，久病及肾；或房劳太过、损伤肾气；或年老体弱，肾气衰退，导致肾气不足、脾肾两伤、水湿不化、湿毒内生、积于腰府，寒邪外侵入里或外受湿热邪毒，入里蓄积，下注膀胱，烁灼经络。人体先有正气内虚、脏腑功能失调，而致邪毒入侵，阻络遏经，影响机体阴阳平衡和气血运行，日久导致气滞血瘀，痰凝毒聚而成积。肾有阴阳，为水火之脏。本病之初溺血不止，肾阴虚损，病久失治，病情进一步发展，阴损及阳，则肾阳亦衰，而后阴阳俱损，又有湿毒瘀积之邪实，治疗困难，终属败症。

3. 临床表现　本病早期症状常不明显，肉眼血尿是最常见

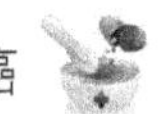

的临床表现，其次是腰痛和腹部肿块。约 10% ~15% 的患者同时具有上述 3 大症状，往往是晚期的标志，其他常见的症状及体征还有正细胞正色素性贫血、发热及消瘦。也可合并有高血压、红细胞增多症、非肿瘤转移引起的肝功能异常、高钙血症等。

4. 现代综合治疗　本病治疗有手术切除、姑息放疗、化疗、免疫治疗、激素治疗、靶向治疗等，手术切除为基本治疗方法，化疗效果较差，放疗效果不肯定，和手术配合可能提高疗效，减少局部复发。Ⅰ ~ Ⅱ期患者应行根治性肾切除，手术切除范围包括肾、肾上腺及肾周围脂肪。根治性手术是惟一能治愈肾癌的手段，即使肿瘤局部进展，如果能完全切除肿瘤病灶，也应该考虑手术治疗。对于转移性肾癌，手术目的仅为姑息。对晚期患者治疗多采用化疗加生物治疗，或与内分泌治疗联合。

5. 中医临床辨治基本思路和用药规律　基本病机以脾肾不足、瘀毒蕴结。治法以补肾祛瘀、清热解毒、活血消积。基本方以段氏肾癌攻邪方加减，药用：小蓟 30 克，瞿麦 30 克，菝葜 30 克，石见穿 30 克，白花蛇舌草 30 克，炮山甲 6 克，补骨脂 15 克，续断 30 克，牛膝 30 克，黄芪 40 克，鳖甲 30 克，菟丝子 30 克。

二、临证要点

1. 临证分析　本病为邪毒肿块结聚于肾，属里证，局部为实，多为痰湿瘀毒互结而成，全身属虚，以气血俱虚为主。本虚标实，局部邪实而全身正虚，临证宜祛邪与扶正并举。祛湿则针对痰湿瘀毒之结聚，酌用化痰除湿解毒或活血化瘀解毒之法；扶正尤重气血，调理脾肾，贯穿治疗全程。

2. 主症辨证　湿热蕴肾者基本方加白术 30 克，滑石 30 克，萹蓄 20 克，马鞭草 20 克，车前子 20 克，灯心草 10 克；脾肾两虚者基本方加白术30克，杜仲15克，棕榈炭25克，草河车15克，黄精30克，山萸肉30克；瘀血内阻者基本方加地鳖虫6克，水蛭3克，桃仁12克，王不留行30克；肾阴不足者基本方加生地50克，山茱萸15克，黄精30克，枸杞30克，鳖甲15克。

3. 尿血并发症治疗 临床表现为间歇无痛肉眼血尿，在间歇期常有镜下血尿。基本病机以脾虚不摄、下焦湿热。基本方以补管补络汤加味。药用：黄芪60~90克，三七10克，煅牡蛎30~60克，煅龙骨30~60克，山茱萸30~60克，桑叶30克。

主症辨证：脾虚不摄者基本方加党参15克，白术15克，山药30克，仙鹤草30克，槐花15克，阿胶10克；下焦湿热者基本方加小蓟30克，鲜生地30克，藕节30克，蒲黄10克，茜草12克，丹皮12克，白茅根25克，侧柏叶30克。

三、临证心悟

苑某某，女，67岁，江西萍乡人。

2007年8月30日，一诊：姐弟二人为母代诉：

患肾癌晚期，肺转移，胸肺水肿，并发急性肾衰。肿物增大压迫右肾及双侧输尿管，输尿管重度扩张，腹腔盆腔积液，重度贫血。无汗，纳食尚可，崩漏频发。无尿，住院血液透析已十多次。

虽然没有见到患者，但仍据主诉诊断为：阳衰于下，玄府闭于上。

处方：麻黄45克（另），制附片60克，辽细辛30克，高丽参30克（另），姜炭60克，生山萸肉120克，三石各30克（煅），桂枝45克，炙甘草120克，白术60克，猪苓30克，泽泻45克，肉桂30克（后下），生姜45克，葱白1尺，麝香

 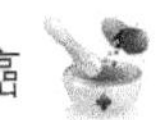

0.3 克（冲服），文火煮 2 小时，日分 3 服。此方反复加减变化半年，最终患者于 6 个月后死于肾功能衰竭，为患者挽留了半年生命，值得进一步研究。

一般此类患者年事益高，阳气日衰，是正常生理。如此重症，下焦阳气衰弱可知。阳气衰于下，则阴寒凝聚而成有形之癥瘕。常因患者主诉无汗、腠理闭塞，故称之为玄府闭于上。肺为水之上源，在气化不利，小便癃闭时，用“提壶揭盖”之法，宣肺发表则玄府开而小便利。肾癌常常出现小便闭的病例比较多，故用麻黄为君药，用量 40 克，另包单煎，煎两分钟许，去沫，分次倒入药汁中，得汗畅则减麻黄。臣药用上桂 30 克，直补下焦命门之火，人参大补元气，炙甘草补中气以运中焦。虽然西医诊断为肾功能衰竭，但我们仍按中医辨证施治，常用山萸肉、人参、制附子救心回阳，以挽垂绝之阳，挽救患者生命。

四、名老中医绝招

李佩文以补脾肾、祛风通络治疗肾癌

【病案 1】吴某，男，57 岁。

一诊：（2010 年 3 月 24 日）于 2 年前行左肾癌手术，术后用白介素、干扰素交替使用 3 个月，于 1 个月前复查 PET - CT 检查示右肾上腺脓肿，提示转移，双髋骨转移。既往有慢性胃炎。

诊为肾积，证属脾肾双亏，气血不足。刻下：胃脘时痛，乏力，腰膝无力，舌淡，苔少，脉细弱。治宜补益脾肾，理气止痛。处方：生黄芪 30 克，党参 15 克，菟丝子 30 克，杜仲 10 克，首乌 10 克，枸杞子 10 克，黄精 10 克，桑寄生 15 克，牛膝 15 克，川断 30 克，沙苑子 30 克，炙甘草 10 克，生地黄 30 克，

熟地15克，茯苓15克，生薏苡仁30克，九香虫10克，延胡索10克，补骨脂30克，共15剂，水煎服，每日1剂，早、晚各1次。

二诊：（2010年4月28日）胃脘痛减，咳嗽，无痰，乏力好转，精神好。舌红、苔薄白，脉细。目前用索坦、干扰素治疗。每月用博宁治疗骨转移。

处方：生黄芪30克，党参15克，菟丝子30克，杜仲10克，首乌10克，枸杞子10克，黄精10克，桑寄生15克，牛膝15克，川断30克，沙苑子30克，炙甘草10克，生地黄30克，熟地15克，茯苓15克，生薏苡仁30克，苏子10克，淫羊藿10克，补骨脂30克，丹参30克，桔梗10克，鱼腥草30克，共15剂，水煎服，每日1剂，早、晚各1次。

三诊：（2010年9月1日）咳嗽消失，精神好，下肢用力，查血象血小板降低（疑为用索坦、干扰素导致，诉以前用干扰素后有此反应，停药后恢复）。舌红，苔少，脉细。

处方：生黄芪30克，党参15克，菟丝子30克，杜仲10克，首乌10克，枸杞子10克，黄精10克，桑寄生15克，牛膝15克，川断30克，沙苑子30克，炙甘草10克，生地黄30克，熟地15克，茯苓15克，生薏苡仁30克，炒山药30克，淫羊藿10克，补骨脂30克，丹参30克，白花蛇舌草15克，阿胶珠10克，当归10克，共15剂，水煎服，每日1剂，早、晚各1次。

体会：患者肾癌术后复发，骨转移，无再次手术机会，治疗以姑息治疗为主，免疫治疗、靶向治疗是复发后的选择。中药治疗李教授多采用脾肾亏虚，气血不足，治疗以补益脾肾，理气止痛为主。以生地黄、党参、茯苓、生薏苡仁、炙甘草补益脾气，菟丝子、杜仲、首乌、枸杞子、黄精、桑寄生、牛膝、川断、沙苑子、生地黄、熟地、补骨脂补肾壮骨。九香虫、延胡索理气止痛。二诊胃脘痛减，故去九香虫、延胡索，固有咳嗽症状，故加

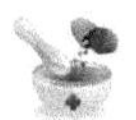

苏子、桔梗、鱼腥草降气、止咳、清肺。三诊血小板降低加阿胶珠、当归补血养血。

【病案2】 王某，男，56岁。

一诊：（2010年3月24日）右肾癌术后5年，左肾萎缩，慢性肾衰竭，原发性高血压，已坚持中药治疗5年，病情平稳，肌酐、尿素氮都高出正常值2倍，未透析。刻下：身痒，便秘，舌淡、苔白，脉细弱。

诊为肾积，证属肾气亏虚。治宜补气益肾。处方：生黄芪30克，川断30克，炒白蒺藜30克，菟丝子30克，黄精10克，玫瑰花10克，牛膝15克，桑寄生15克，生薏苡仁30克，鸡内金15克，黄连6克，甘草6克，枸杞子10克，何首乌30克，肉苁蓉30克，枳实10克，泽泻15克，淫羊藿10克，蝉蜕10克。共15剂，水煎服，每日1剂，早、晚各1次。

二诊：（2010年4月7日）身痒减，大便软，继以前方加地肤子10克，枸杞子15克，白鲜皮10克，防风10克。

三诊：（2010年5月5日）处方：生黄芪30克，太子参15克，川断30克，炒白蒺藜30克，黄精10克，玫瑰花10克，牛膝15克，桑寄生15克，生薏苡仁30克，鸡内金15克，地肤子15克，生甘草6克，枸杞子10克，何首乌30克，白鲜皮30克，防风10克，泽泻15克，淫羊藿10克，蝉蜕10克，菟丝子30克，生地黄15克。共15剂，水煎服，每日1剂，早、晚各1次。

体会：患者病程5年，肾功能不全，坚持服药达5年，病情平稳，是中药延长生存期的典型案例。在治疗上李教授以补气益肾为法，根据病情随症加减。方中生黄芪益气；川断、菟丝子、黄精、牛膝、桑寄生、枸杞子、淫羊藿补益肾气；泽泻泄浊利湿；何首乌、肉苁蓉、枳实养血益肾通便；蝉蜕、白蒺藜祛风止痒。二诊身痒好转，大便软，在原方基础上加枸杞子加强补肾作用，加地肤子、白鲜皮、防风加强祛风止痒效果。三诊继续原法治疗。在肾癌治疗中李教授注重补肾、益气、温阳药物的使用，避免使用有肾毒性的药物。

【病案3】李某，男，51岁。

一诊：（2010年4月7日）肾恶性肿瘤，有高血压，脑梗死病史。乏力，头痛，左手麻木，功能不受限，舌淡，苔少，脉细。

诊为肾积，证属气血不足，脉络瘀阻。治宜益气活血，补肾通络。处方：生黄芪30克，川芎10克，天麻10克，地龙10克，赤芍15克，白芍15克，牛膝15克，桑寄生15克，狗脊30克，杜仲10克，生薏苡仁30克，枸杞子10克，白蒺藜30克，北沙参15克，丹参30克，生甘草6克，葛根30克。共15剂，水煎服，每日1剂，早、晚各1次。

二诊：（2010年4月28日）左手麻木、头痛减，舌脉同前。前方加菟丝子30克，威灵仙30克，共15剂。

体会：患者肾癌术后合并高血压，脑梗死，主要症状以高血压，脑梗死引起，故治疗起来以异病同治的方法。其病机为气血不足，脉络瘀阻为主，故治疗以益气通络补肾活血为法。方取补中益气之意，用生黄芪益气；牛膝、桑寄生、狗脊、杜仲、枸杞子补益肝肾；天麻、葛根、白蒺藜祛风通络；地龙、丹参、川芎、赤芍活血化瘀；北沙参、白芍养阴柔肝，生薏苡仁、生甘草健脾和中。二诊诸症减，故以原方继服，加菟丝子、威灵仙加强补肾通络之效。

第二十章　膀胱癌

一、临床指要

1. 概述　膀胱癌是指原发于膀胱上皮细胞的恶性肿瘤，泌尿系统肿瘤中最常见的一种。在国外，膀胱肿瘤的发病率在男性泌尿生殖器肿瘤中仅次于前列腺癌，居第2位；在国内则占首位。长期接触芳香族类物质的工种，如染料、皮革、橡胶、油漆工等，膀胱肿瘤的发病率高。此外，吸烟、寄生虫或病毒感染、体内色氨酸代谢异常以及膀胱病变等也与膀胱癌的发生有关，还与种族和环境因素有关。

2. 病理病机　病理因素为邪毒互阻、湿热瘀毒，与心、小肠、肾和膀胱有关。病机为情志不节，忧思郁怒，抑郁不畅，致肝失疏泄与条达，气机为之不畅，肝郁气滞则津停为痰湿，痰气阻络，血行乃涩，久而成瘀；痰气瘀阻，日久则成积；且肝郁日久势必化火，肝火伤津，血络失润则瘀必加重。肝火上扰，心肺火盛，下移膀胱与痰瘀相结，其病乃成；或因饮食不节，暴饮暴食，恣食膏粱肥甘辛辣厚味之品，酿湿生热湿热下注于膀胱，阻滞气机，气滞血阻成积；湿热复伤阴津，阴血虚损，津液亏耗，下焦失润，血行艰涩而发为本病；或因外感毒邪，由表入里，邪郁发热，热壅血瘀气滞而得病者。且可由脾胃素虚，复因饮食不节，情志不遂，过劳久病等更伤脾胃，使脾胃虚弱，运化失健，不能腐熟五谷化生精微，以生气血；脾运失职，津停不运，滞而成湿，湿阻气滞血瘀，郁而发热；热耗阴津，致气血阴津不足，痰湿气瘀热结，素有脾胃不足、先天肾元亏虚，或年老久病体弱，以及劳累过度、房事不节等均可导致脾胃亏虚。脾虚则生化乏源，人体正气不足；而肾主一身正气。脾肾亏虚均可导致膀胱气化不利。且脾主运化水湿，又肾主水，脾肾亏虚，水液代谢失常，则痰湿内生，阻络生瘀而发本病。而肾为人体正气之根本所在，并主膀胱，膀胱之气化功能归根到底须靠肾气之温煦滋养，故膀胱癌以肾虚为根本。

3. 临床表现 本病以无痛性肉眼血尿或镜下血尿为首发症状，血尿特点为无痛性、间歇性、大多数为全程肉眼血尿，也可见于排尿初或终末，显微血尿可能是膀胱癌症的最早证候。10% ~25% 的人出现尿频、尿急、尿痛，常与膀胱炎混淆。晚期肿瘤坏死、感染时可有腐肉样物排出，有时可因坏死肿瘤组织脱落，大量血块堵塞尿路可造成排尿困难及排尿突然中断、急性尿潴留或继发肾、输尿管积水，甚而出现尿毒症；肿瘤周围广泛浸润或盆腔转移时，可因双下肢淋巴回流受阻而致水肿。

4. 现代综合治疗 本病治疗以 0、Ⅰ、Ⅱ期行保留膀胱的手术、电烙术等，术后局部灌注化疗药物，必要时术后放疗；Ⅲ期选择进行部分膀胱切除术，术前、术后放疗，术后巩固化疗；Ⅵ期以放射治疗和化疗为主，辅助治疗以介入疗法、热疗法、激光及光动力学疗法。

5. 中医临床辨治基本思路和用药规律 基本病机以肾虚湿热、气化不利。治法以滋肾清利、化湿通淋。基本方以知柏地黄汤加味，药用：黄柏 12 克，知母 20 克，山茱萸 30 克，龟板 15 克，女贞子 15 克，牛膝 30 克，猪苓 30 克，茯苓 20 克，海金沙 30 克，桂枝 10 克，生地榆 30 克，仙鹤草 30 克。

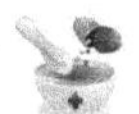

二、临证要点

1. 临证分析　早期为湿热内蕴，阻碍气机，瘀毒内结，进而发展为肾虚，膀胱气化不利，水湿不化，而呈现血尿及排尿困难等证。晚期则表现为阴阳两虚兼瘀毒内阻证。

总之，膀胱癌症乃局部属实，全身多虚。早期以邪实为主，中期则虚实夹杂，后期亦往往正虚与邪实并见。治疗上总治则为“补虚泻实”，早期以祛邪为主，中期为攻补兼施，晚期以补为主。

2. 主症辨证　湿热下注者基本方加车前子 30 克，萹蓄 30 克，滑石 30 克，生侧柏叶 30 克，小蓟 30 克，土茯苓 25 克；瘀毒蕴结者基本方加酒大黄 10 克，水蛭 3 克，穿山甲 6 克，土鳖虫 6 克，三七粉 6 克，琥珀粉 3 克；脾肾亏虚者基本方加乌药 15 克，熟附片 15 克，女贞子 20 克，补骨脂 15 克；水瘀互结者基本方加龙葵 30 克，花椒 10 克，益母草 25 克，泽兰 15 克，防己 12 克，天仙藤 30 克；肾气不固者基本方加肉苁蓉 20 克，熟地 30 克，菟丝子 30 克，杜仲 15 克，巴戟天 30 克，赤石脂 20 克。

3. 并发症治疗

（1）血尿：可以是镜下血尿或肉眼血尿，尿血鲜红或尿中夹有血块。中医认为，尿血与下焦热盛及脾肾不足有关。

1）下焦热盛者，取小蓟饮子（方药：生地黄 30 克，小蓟 15 克，滑石 15 克，木通 9 克，炒蒲黄 9 克，淡竹叶 9 克，藕节 9 克，当归 6 克，山栀 9 克，甘草 6 克）加减治疗。

2）肾虚火旺者，取知柏地黄丸（方药：知母 20 克，黄柏 9 克，熟地黄 24 克，山药 12 克，山茱萸 12 克，茯苓 9 克，泽泻 9 克，丹皮 9 克）加减治疗。

3）肾气不固者，取无比山药丸（方药：山药 30 克，肉苁蓉9克，熟地20克，山茱萸12克，菟丝子30克，杜仲15克，巴戟天9克，牛膝15克，五味子9克，赤石脂20克，泽泻15克，仙鹤草30克，蒲黄9克，小蓟20克，茯神9克，炙甘草9克）加减治疗。

4）脾不统血者，取归脾汤（方药：白术30克，茯神30克，黄芪30克，龙眼肉30克，酸枣仁30克，人参15克，木香15克，甘草8克，当归3克，远志3克）加减治疗。同时可服用三七粉3克，每日3次，或白及粉10克，每日3次。

（2）肾功能衰竭：临床上主要表现为少尿、无尿，恶心呕吐，胸闷心悸，神情淡漠，甚则谵语神昏。且Ccr：10%～25%，血肌酐：2.5～5mg/dL。晚期则Ccr<10%，血肌酐>5mg/dL。

中医认为该症属肾阳衰惫，命门火衰，三焦气化无权之象。治宜温补脾肾，和胃降逆。

方取《千金》温脾汤合吴茱萸汤，药用：生大黄30克（后下），附子12克，干姜10克，人参12克，甘草10克，吴茱萸6克，大枣4枚，生姜15克。

三、临证心悟

黄某某，男，58岁，四川绵阳人。1998年5月9日初诊。

于1997年12月因无痛性血尿，于某医院做膀胱镜检查为膀胱肿瘤。行膀胱部分切除手术，病理切片为膀胱移行上皮乳头状癌Ⅰ级。手术后曾服过当地中药。半年后于1998年5月6日膀胱镜检查为复发，并做电灼处理出院后求诊于我。诊见：脉濡微数，舌淡红，苔薄。以扶正祛邪为主。处方：太子参、茯苓、白术各12克，炙甘草9克，淡竹叶6克，白花蛇舌草9克，薏苡仁30克，黄柏4.5克，六味地黄丸30克（包煎）。以上方为基

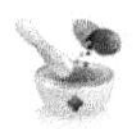

础，适当做些加减：在扶正方面增加或更用党参、沙参、黄芪、天门冬、平地木、黄精、大枣、炙鳖甲等，在抗癌方面酌加猪苓、半枝莲等。治疗5个月后。以后隔日服用上方，并每日煮食薏苡仁30克不间断，已恢复全日工作。

常用补脾益气药黄芪、党参、薏苡仁、大枣；补血养阴有天门冬、北沙参、黄精等；清热药有淡竹叶、黄柏等；补肾药有六味地黄丸、半枝莲，药理实验证明其对癌症有抑制作用。少数病例用本药后略有大便次数增多之不良反应。扶正药中有些有抗癌作用，如白术，药理实验证明其能抑制膀胱癌并有免疫促进作用；甘草对实验动物骨髓、膀胱癌有清热解毒作用，并具有抗癌作用。

四、名老中医绝招

何任以健脾益气补肾治疗膀胱癌

黄某，男，58岁。1978年5月8日初诊。于1977年12月因无痛性血尿，于某医院做膀胱镜检查为膀胱肿瘤。行膀胱部分切除手术，病理切片为膀胱移行上皮乳头状癌Ⅰ级。手术后曾服过当地中药。半年后于1978年5月5日膀胱镜检查为复发，并做电灼处理。脉濡微数，苔薄。以扶正祛邪为主。处方：太子参、茯苓、白术各12克，炙甘草9克，淡竹叶6克，白花蛇舌草9克，薏苡仁30克，黄柏4.5克，六味地黄丸30克（包煎）。以上方为基础适当做一些加减，在扶正方面增加或更用党参、沙参、黄芪、天门冬、平地木、黄精、大枣、炙鳖甲等，在抗癌方面酌加猪苓、半枝莲等。治疗3个月后做膀胱镜检查，未见肿瘤复发。半年后又做检查，亦未见复发。以后隔日服用上方，并每日煮食薏苡仁30克不间断，已恢复全日工作。

何老认为方中补脾益气药黄芪、党参、薏苡仁、大枣；补血养阴有天门冬、沙参、黄精等；清热药有淡竹叶、黄柏等；补肾药有六味地黄丸。半枝莲，药理实验对肿瘤有抑制作用。少数病例服用本品后略有大便次数增多之不良反应。扶正药中有些也有抗癌作用，如白术。药理实验能抑制某些肿瘤，并有免疫促进作用；甘草对实验动物骨髓瘤等有抑制作用；茯苓、猪苓等也有抑瘤和增加抗体等功能。白花蛇舌草有清热解毒的作用和抗癌作用。

何奇运用复法大方论治膀胱癌

【病案1】赵某，男，86岁，患者因膀胱癌，血尿1个月余于2012年1月26日入院。

患者1个月前无明显诱因出现肉眼血尿，伴尿频，夜尿5～6次/晚，尿如细线，无尿痛，无发热，曾在广州市某医院就诊，尿常规示：尿红细胞342个/UL，尿积液细胞检查可见变异型细胞，考虑为癌细胞的可能性大。行盆腔MRI示：膀胱底壁软组织肿块，拟膀胱癌，并向下突破局部浆膜层，前列腺上部受侵，慢性膀胱炎，前列腺增生症，前列腺外周带右侧异常信号影；慢性胆囊炎，并胆汁淤积。广州市某医院给予止血对症处理后尿血略有好转，来我院明确诊断。入院行膀胱镜检，病理示：（膀胱）浸润性尿路上皮癌，3级。入院后给予丝裂霉素40mg膀胱灌注。每周1次，共7次，治疗期间仍有肉眼血尿，于2012年1月12日予腰硬联合麻醉下行经尿道膀胱镜下膀胱部分切除术＋止血术，术后恢复可，入院症见：神清、精神可，粉红色血尿，尿如细线，无尿痛，尿频量少，夜尿5～7次/晚，食欲可，大便秘结，解大便后尿血加重，夜间入睡可，左下肢关节疼痛，舌苔厚稍黄，舌质干而红，脉弦浮尺沉取稍无力，生化检查尿酸增高，余正常。

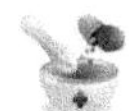

中医辨证：血分热盛，气阴亏虚，肝肾亏虚，膀胱气化不利。

治法：益气养阴，活血凉血止血，补肝肾、清热解毒，利湿毒。

方药：太子参30克，槟榔30克，藤梨根30克，蛇莓20克，败酱草30克，肿节风30克，大黄9克（后下），生地黄炭40克，熟地黄30克，茜草炭30克，蒲公英30克，补骨脂30克，土茯苓60克，穿破石30克，萆薢20克，麦冬30克，肉苁蓉30克，女贞子15克，墨旱莲30克，土牛膝30克，鸡内金20克，海金沙30克，龙葵30克，花椒15克，黄精20克，薏苡仁60克，菟丝子30克，煅牡蛎40克（先煎），煅龙骨30克（先煎），大蓟30克，小蓟30克，钩藤20克。水煎服，每日2剂，共10剂。

二诊：上方服完后，尿血明显减少，但晨起仍有少许肉眼血尿，尿如细线，无尿痛，尿频减少，夜尿减为3~4次/晚，左下肢关节已无疼痛，食欲可，大便正常，舌苔稍厚白黄，舌质稍红，脉弦浮尺沉取稍无力。守上方去槟榔、藤梨根、败酱草、肿节风、补骨脂、土茯苓、穿破石、麦冬、萆薢、肉苁蓉、黄精、钩藤，改薏苡仁30克，加川牛膝30克，山茱萸30克，血余炭10克，侧柏叶30克，桑螵蛸30克，田七5克（冲服）。10剂，水煎服。服完前方后，尿血基本消失，舌苔稍厚薄白，舌质淡红，脉稍弦，尺脉沉取较前有力。

从2012年3月1日停止服2天中药时已无血尿，故暂停服中药，根据检查结果再定。3月13日盆腔增强MRI示：考虑膀胱癌术后表现，但不除外其左、上后壁仍有小的肿瘤残留，并左侧骨骼转移；膀胱内积血，前列腺肥大。每周予丝裂霉素40mg膀胱灌注化疗（共16次），改为每月膀胱灌注化疗。

患者为老年人，经局部灌注药、手术后，从发病到治疗期间血尿仍没有解决，有时出现全程血尿，患者比较紧张，属顽固性尿血。方中生脉散（太子参、生地黄炭、麦冬）益气养阴，大蓟、小蓟、茜草炭、生地黄炭、凉血收敛止血为君；藤梨根、蛇莓、败酱草、肿节风、龙葵清热解毒，抗肿瘤；土茯苓、萆薢、海金沙利湿排毒，活血散瘀，祛湿利尿为臣；穿破石祛风利湿，活血通络；薏苡仁、鸡内金健脾利湿；女贞子、墨旱莲补肝肾；煅牡蛎、煅龙骨收敛固涩潜阳，减少小便次数及止血，钩藤清热平肝祛风；大黄泻热通便，凉血解毒，逐瘀通经；槟榔消积、降气、行水；肉苁蓉温阳通便协助大黄、槟榔的作用；花椒温中走窜，防止凉血留瘀为佐。次诊减去温肾、利湿排毒、止痛等药，加血余炭、侧柏叶凉血收敛止血，用田七活血化瘀止血，山茱萸补益肝肾、涩精固涩，桑螵蛸益肾固精、补奇经、缩尿。全方活用活血、凉血、止血等治血法，排湿毒同利湿结合，减少尿次，增加每次尿量，从温肾转为补肝肾涩精及反佐等方面，体现辨证论治的灵活运用，故获良效。

【病案 2】彭某，男，81 岁，因膀胱癌术后半年余，镜下血尿 1 个月余于 2012 年 2 月 6 日入院。

患者因血尿 10 余天于 2011 年 6 月 7 日入院。患者前列腺肥大 10 余年。全身 PET - CT 检查：①膀胱前壁团块状高代谢病灶，考虑为膀胱癌；②盆腔及腹膜后未见明显高代谢肿大淋巴结；③肝脏多发囊肿；④右肺上叶陈旧性结核，右侧胸壁多发小钙化，左侧胸腔少量积液；⑤前列腺增生。于 2011 年 6 月 23 日在腰硬联合麻醉下行膀胱部分切除 + 前列腺摘除术。术程顺利，术后病理回报：膀胱部分切除标本：①膀胱浸润性乳头状尿路上皮癌，Ⅱ级，肿瘤范围 5. 5cm × 6. 5cm，浸润固有肌肉层；②良性前列腺增生症。于同年 7 月 9 日予丝裂霉素 30mg 膀胱灌注化疗，后予分别于同年 7 月 21 日至 12 月 17 日以丝裂霉素 20mg 行膀胱灌注化疗 8 次，联合电磁疗法和膀胱区热疗抗肿瘤治疗病情

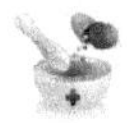

相对稳定。出院后患者无尿急、尿痛，仍夜尿多，尿常规提示潜血阳性。2012年1月16日复查膀胱彩超提示：膀胱侧壁近顶部外侧见数个低回声结节，边界尚清，大者约2.0cm×1.3cm。结论：老年性肾脏改变。膀胱外侧壁多发结节，性质待定，请结合临床进一步检查。MRI示：①膀胱癌术后、灌注化疗后，对比2011年9月6日CT，提示肿物形态同前大致相仿；②前列腺增厚改变。2012年1月17日以丝裂霉素20mg行膀胱灌注化疗，定期复查尿常规，提示尿潜血2+～3+，同年2月2日膀胱镜结果提示：膀胱右侧内壁见两个菜花样新生物，大小约1.1cm、0.6cm，活检提示：高分化尿路上皮癌，现为进一步治疗入院。入院症见：患者神清，稍神疲乏力，失眠。胃纳可，夜尿频，4～5次/晚，下肢麻木稍改善，患者诉排小便时尿道口疼痛基本缓解，仍诉尿频，5～6次/夜，但憋尿时间较前延长，偶有漏尿，舌苔薄白，左脉弦、脉沉取无力。

中医辨证：肝肾亏虚，肝阳偏亢。

治法：补肝温肾，镇肝潜阳，疏肝健脾。

方药：黄芪40克，桂枝10克，巴戟天30克，肉苁蓉30克，煅牡蛎30克（先煎），煅龙骨30克（先煎），茯苓30克，山药30克，砂仁10克（后下），女贞子15克，墨旱莲30克，山茱萸50克，菟丝子30克，天竺黄15克，车前子20克，芡实30克，紫石英30克，柴胡30克，黄芩20克。3剂，水煎6包（200mL），每日1包，分2次口服。

患者服后睡眠改善，精神好转，夜尿次数明显减少，憋尿时间较前延长，每次尿量增加。方中巴戟天、肉苁蓉、菟丝子、紫石英、芡实温肾强腰纳气；女贞子、墨旱莲、山茱萸补肝柔肝；柴胡、黄芩清肝疏肝；黄芪补气升阳；煅牡蛎、煅龙骨潜阳收敛固涩；车前子清热利尿；茯苓、砂仁、山药健脾胃，天竺黄清热化痰，共同调节脾胃中枢；桂枝温阳，助膀胱气化作用。全方体现了利涩、温清、升潜并用的特点。

【病案3】患者谢某，男性，61岁，因膀胱癌局部切除术后3月，第10次吡柔比星40mg膀胱灌注化疗后1个月，于2014年2月27日由门诊以“膀胱癌术后膀胱灌注化疗后尿频、尿急加重1个月余”。2013年12月2日，患者因“下腹胀痛不适伴血尿1周，发现膀胱占位3天”，行膀胱镜检查及活检病理示：膀胱癌，高级别乳头状尿路上皮癌。于12月13日行硬外麻下行膀胱癌局部切除术，术后伤口愈合良好，于12月26日开始行膀胱灌注1次/周（注射用盐酸吡柔比星40mg，膀胱灌注用），患者第8次膀胱灌注后出现尿频、尿急加重明显、每日二十多次，稍尿痛，无肉眼血尿、无发热，精神、食纳可，夜寐安，大便畅。血常规：WBC 14.58 $\times 10^9$/L，N 88.1% L 8.5% RBC 3.76 $\times 10^{12}$/L，HB 122g/L，PLT 221 $\times 10^9$/L，肝肾功能结果正常。小便常规：蛋白质1+，隐血1+，镜检白细胞+/HP，红细胞+/HP，舌淡红，苔薄白，脉沉细。

辨证：肾气亏虚，气化不利、失固摄，湿热阻滞。

治法：补肾温阳化气，收敛缩泉通淋。

方药：五苓散合缩泉丸加味。

药用：黄芪60克，桂枝10克，茯苓20克，猪苓30克，泽泻15克，山药30克，车前子15克，煅牡蛎30克，龙骨30克，生地30克，熟地30克，益智仁15克，菟丝子30克，桑螵蛸30克，小蓟20克。15剂出院带药，水煎服，日1剂，分2次服。

3月27日来院行膀胱灌注化疗，患者诉尿频、尿急明显减轻、每日3~4次，1次/晚。

方中黄芪补脾肺之气、兼补气固摄、升阳之功，五苓散化气利水、健脾祛湿，缩泉丸温肾祛寒，缩尿止遗，加车前子加强五苓散清利作用，煅牡蛎、龙骨潜阳收敛固摄，重用桑螵蛸补奇

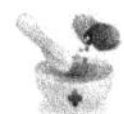

经、固精缩尿，补肾助阳共同加强缩泉丸作用，生地、熟地、菟丝子补肾固本，小蓟凉血清热祛湿。全方体现了补气、补肾、温阳治本，清利固涩结合，温阳潜阳结合的复法大方组方模式。

第二十一章　前列腺癌

一、临床指要

1. 概述　前列腺癌是男性生殖系肿瘤中的一种重要肿瘤，是前列腺组织中的恶性肿瘤，是前列腺腺泡细胞异常无序生长的结果，在欧美国家其死亡人数仅居肺癌之后列第二位，且具有上升的趋势，前列腺癌与一般癌症相比，其恶性程度低，甚至算得上“良性肿瘤”，其自然病程进展相当缓慢，可健康生存达到数十年。目前认为与性激素、化学致癌剂、癌基因、饮食习惯等有关。

2. 病理病机　病理因素是肾虚、癌毒、湿热、气滞、血瘀等，与肾、肝、脾脏有关。病机为湿热、瘀血阻于下焦，膀胱气化不利，饮食失宜，嗜酒好辣，脾失健运，中焦湿热不解，下注膀胱，导致膀胱气化失司，脾虚而清气不升，浊阴难降，发为本病。脾不统血，可致血溢脉外，随尿而出。七情内伤，肝郁气滞，疏泄不及，以致三焦水液运化失常，水液排出受阻，虚劳过度，肾气受损，瘀血败精留而不去，瘀结成块，阻塞于膀胱尿道之间，故小便点滴而下或尿如细线，甚者阻塞不通。肾气不足，命门活衰，膀胱气化失司，开阖不利，固摄无权或肾精亏损、虚火伤络，而致血随尿出。

3. 临床表现　本病的早期常无特殊临床表现，因而导致其临床早期发现率不高，其特异性症状多表现为癌症后期的局部浸

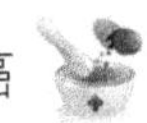

润和骨转移症状。临床见尿频尿急，有时尿痛，尿流变细或中断，甚至急性尿潴留；腰背会阴疼痛；肉眼或镜下血尿；前列腺特异抗原（PSA）数值增高；直肠触及腺体增大，结节坚硬，表面高低不平，中央沟消失。一般前列腺癌患者的发现都出现在因前列腺增生症状就诊的患者中甚至体检普查中，其症状表现与前列腺增生并无不同，也多出现如排尿困难，尿流缓慢、夜尿增多、排尿不尽、尿线变细等症状，惟一可能的不同是前列腺癌患者的症状进展会稍快。局部浸润或转移症状却有可能在临床上成为前列腺癌的临床首发症状，如会阴部疼痛，持续排尿困难或直肠梗阻等局部浸润症状，或腰椎疼痛、下肢水肿、肝肿大、皮下转移性结节、脑转移所致神经功能障碍等转移症状。一旦出现这些症状，就已经清楚表明已经处于晚期，预后会较差。

4. 现代综合治疗　本病的治疗方法有内分泌疗法、手术疗法、放射疗法、化学疗法和冷冻治疗，临床上运用最广的是内分泌疗法，其适应证广，不论处于何期皆可使用，或单用或与其他疗法联用，并且都能使得大多数前列腺癌症状迅速缓解，原发肿瘤缩小，局部浸润及其转移被抑制，病情发展得到控制。内分泌疗法尚不能彻底治愈前列腺癌，而只能是属于一种疗效可靠的姑息性疗法，真正可能治愈前列腺癌的还是寄托在手术疗法和放疗身上。A 期 B 期则应争取及早行手术根治，是根治术的最佳适应证，C 期、D 期可行内分泌疗法或放疗。放疗对控制原发癌，缓解转移引起的症状疗效肯定，内分泌疗法的目的在于减少雄激素水平，阻断雄激素对前列腺癌细胞的作用，促使癌细胞发生凋亡，而达到治疗目的。临床使用时主要采用如下几种方式：①手术去势，是目前国内使用最广泛的疗法；②药物治疗：常用药物有雌激素、黄体生成素释放激素类似物促效剂、雄激素受体拮抗剂等。

5. 中医临床辨治基本思路和用药规律　基本病机以肾气不

足、瘀血内阻。

治法以补肾益气、祛瘀散结。

基本方以代抵当丸加味，药用：大黄 12 克，龙葵 30 克，桃仁 10 克，穿山甲 6 克，土鳖虫 6 克，肉桂 5 克，木香 6 克，露蜂房 6 克，蜈蚣 3 条，桑螵蛸 15 克，台乌药 10 克，琥珀粉（冲服）1.5 克。

二、临证要点

1. 临证分析 本病属本虚标实，辨证关键是分虚实，表现在转归上，也是虚实之间的相互转化。病初为实证，湿热、瘀血阻碍气机而正气未虚；渐而邪盛正气受损，虚实夹杂，病情复杂；后期正气大衰，脾肾衰败，病情危殆。治疗上初期当祛邪，中期宜扶正达邪，后期扶正为主。实证以湿热蕴结、瘀血内结，虚证以肾气亏虚。

2. 主症辨证 湿热蕴结者基本方加金钱草 60 克，白花蛇舌草 30 克，车前子 30 克，滑石 30 克；肝阴虚者基本方加女贞子 15 克，生地 30 克，旱莲草 30 克，阿胶 10 克；肾精亏虚者基本方加肉苁蓉 20 克，枸杞 30 克，黄精 30 克，牛膝 30 克，鹿角胶 20 克。

三、临证心悟

患者刘某，男，80 岁，患者因“前列腺癌 3 个月余、排尿不畅 4 年余，右侧胸腹部疼痛半年”于 2012 年 1 月 27 日入院。

患者 4 年前因排尿困难，时有尿频、尿急、尿痛等症在当地医院考虑前列腺炎，给予手术治疗，具体手术方式不详。半年前患者无明显诱因再次出现排尿困难、夜尿频多，尿痛，右侧胸腹

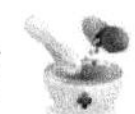

部疼痛等症，未予特殊处理，3 个月前症状加重，广州某医院行前列腺彩超示：前列腺增大，B 超示：右肾上腺区占位，性质待定，建议进一步检查，查 PSA 1477ng/mL，行前列腺穿刺活检示：前列腺腺癌。ECT 示：全身多发骨转移，于 2011 年 12 月 20 日行双侧睾丸切除术 + 经尿道前列腺电切术，术后排尿通畅，右侧胸腹部疼痛没有缓解。入院症见：患者神清、精神一般，痛苦面容，右侧胸壁可见右胸壁第 6 肋间可见宽约 3cm 带状暗红色斑疹伴色素沉着，疼痛明显、呈刺烧痛阵发，小便排尿困难，夜尿频多，排尿时少许疼痛，色黄无血尿，大便干结，1 次/3 ~ 4 日，夜间睡眠差，舌苔黄燥而干、脉弦数。

中医辨证：肝胆热毒、火毒郁结、血络瘀滞。

治疗：清热泻火、疏肝解毒、活血化瘀、祛风通络。

方药：著名老中医李翰卿——瓜蒌青芍汤、复元活血汤、升降散加减，药用：瓜蒌皮 100 克，僵蚕 10 克，石膏 40 克（先煎），白芥子 20 克，赤芍 30 克，穿山龙 20 克，全蝎 6 克，肿节风 30 克，牡蛎 40 克（先煎），生地黄 30 克，白芍 30 克，蜈蚣 2 条，蝉蜕 10 克，槟榔 30 克，黄芩 15 克，玄参 30 克，大黄 6 克（后下），姜黄 20 克，薏苡仁 30 克，太子参 30 克。3 剂水煎服，每日 1 剂，2 次/日。

二诊患者口服 1 剂后、疼痛即见减轻、大便已解、小便排尿困难减轻，夜尿减少，饮食好转、舌苔黄燥减退、脉弦。守上方加大黄为 8 克，3 剂水煎服，每日 1 剂，2 次/日。

三诊患者胸腹部已无疼痛、停口服曲马多缓释片，精神可，二便正常，舌苔中薄黄，脉略弦。守二诊方减瓜蒌皮为 40 克，3 剂水煎服，每日 1 剂，2 次/日。

患者年老体衰、患前列腺癌、多发骨转移、带状疱疹后神经疼痛，治疗难度较大、患者相当痛苦。方中重用瓜蒌皮清热解毒泻火、宽胸止痛；石膏、黄芩、肿节风清热解毒；赤芍、生地黄清热凉血解毒；全蝎、僵蚕、蜈蚣、姜黄、穿山龙、蝉蜕祛风通络、以毒攻毒、散热止痛；大黄、玄参、槟榔泻火通腑排毒；白芥子、牡蛎软坚散结、化痰通络；太子参、玄参益气养阴清热；薏苡仁健脾祛湿；白芍养肝柔肝、缓急止痛。吴鞠通云：“治外感如将，治内伤如相。”是处理时病大证和久病慢证的至理名言。带状疱疹属外感时病大证，必须如将军临阵作战，要胆识兼用，知己知彼，善于观察病情变化，随机应变，当机立断，方获全功。

四、名老中医心法

戴裕光补脾补肾、复方论治前列腺癌

廖某，男，71 岁。2007 年 4 月 15 日初诊。

患者 1 年前小腹不适，经检查确诊为前列腺癌，行手术及化疗未见明显好转，身体极度虚弱，并肺部转移而转中医治疗。诊见：面色苍白，形体消瘦，胸闷，心悸，气急，夜寐不佳，身疲乏力，腿软无力，左手战抖，纳食不香，大便稀薄，尿短，尿频，夜尿每晚 3 ~ 4 次，双下肢浮肿，舌红，苔薄腻，脉沉。既往有冠心病、心动过缓史。此乃高年本元已亏，复手术损伤气血，脾胃虚弱，治以虚则补之，先调补后天，拟香砂六君子汤加味。

处方：党参 30 克，苍术、白术各 20 克，茯苓 15 克，山楂、扁豆、薏苡仁、法半夏各 12 克，炙甘草、干姜各 9 克，陈皮、砂仁（后下）、竹叶各 6 克，黄连 3 克，肉桂 4 克，泽泻 10 克，水煎，分 3 次服，每日 1 剂。

二诊，纳食、睡眠稍好转，大便每日 1 次，质软，小便改善，双下肢浮肿减轻，乏力亦减，惟腿软、胸闷、心悸、气急改

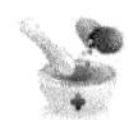

善不明显，舌脉如常。患者脾胃之气渐复，治以心脾气血同调，并加强温补心肾之力。

拟四君子汤、生脉散、桂枝加龙骨牡蛎汤合真武汤，酌加调气血、交通心肾之品。

处方：党参、桑寄生、龙骨、牡蛎各30克，淫羊藿、白芍、益母草、麦门冬、茯苓、大枣各15克，五味子、桂枝、炙甘草、干姜、附子（先煎）、丹参各9克，白术20克，牛膝12克。水煎服，每日1剂，7剂。

三诊：纳可，大便、小便均正常，双下肢稍浮肿，胸闷，心悸，气急缓解，仍乏力、腿软，舌淡红，苔腻，脉沉。正气尚未复，前方去淫羊藿、益母草。水煎服，每日1剂，14剂。

四诊：面色淡白，形瘦，身疲乏力，腿软，自觉日渐恢复，左手已不抖，胸闷、心悸、气紧等明显减轻，纳可，能入寐，二便正常，双下肢无肿，舌淡红，苔薄腻，脉稍沉。首方加当归9克，黄芪25克。15剂，2日服1剂。调理半年，病情稳定。

按语：患者高年本元已亏，术后损伤气血，化疗又伤正气，表现为一派虚象，尤以脾胃虚弱突出，故虚者补之，先从调补后天着手，逐步先后天同补。先以香砂六君子加味，收效后巩固调养，并加强益气养血。随症调理半年，病情稳定。

李佩文从肝肾亏虚、下焦湿热论治前列腺癌

【病案1】某某，男，69岁。

一诊：（2011年1月7日）前列腺癌3年，睾丸去势术后，纳差，乏力，尿黄，大便不爽，小便不利，脉细滑，舌紫，黄厚腻苔。

诊为癃闭，证属肾气亏虚，湿阻下焦。治宜利湿化浊，健脾散结。

处方：枸杞子10克，生黄芪10克，生薏苡仁30克，泽泻

10克，牛膝10克，苦参10克，鸡内金10克，白芍15克，乌药10克，生地10克，滑石粉10克（包煎），金荞麦10克，山药20克，白花蛇舌草15克，佛手10克，鳖甲（先煎）10克。共15剂，每日1剂，水煎服，早、晚各1次。

二诊：（2011年1月21日）纳可，乏力好转，尿黄，大便稍畅，小便利，脉细滑，舌淡紫，黄厚苔。加野菊花10克，蒲公英10克，红豆杉6克。共15剂。

体会：前列腺癌为下焦肿瘤，属于激素依赖型肿瘤。为老年男性多发肿瘤。发病以年老体虚、肾气衰惫为本，下焦湿热，毒瘀交结为标，治疗以利湿化浊、健脾散结为法。方中生黄芪、生薏苡仁、山药益气健脾，枸杞子、牛膝、生地滋阴补肾，佛手、白芍、乌药理气止痛，滑石粉、金荞麦、苦参、泽泻、白花蛇舌草、鳖甲清热解毒，软坚散结。二诊症状好转，在上方基础上加野菊花、蒲公英、红豆杉加强清热抗瘤效果。

【病案2】某某某，男，69岁。

一诊：（2010年7月16日）前列腺癌1年，肝转移、骨转移，呃逆，腹泻，多汗，口渴，小腹痛，脉沉细，舌淡红，边有齿痕。治宜补益肝肾，健脾止泻。

诊断为症瘕，证属肝肾亏虚，气血不足。

处方：黄芪10克，党参10克，枸杞子20克，菟丝子10克，石榴皮10克，五味子10克，浮小麦30克，茯苓15克，茅根10克，炒薏苡仁30克，诃子15克，石见穿10克，土贝母10克，夏枯草10克，白英15克，鸡血藤10克。共15剂，水煎服，每日1剂，早、晚各1次。

二诊：（2010年8月4日）口渴减，汗减，呃逆、腹泻已止，小腹隐痛，服中药后转氨酶正常，化疗后白细胞$3.74\times10^{9}/L$，尿频、尿急、尿痛。脉沉细、舌淡红，边有齿痕。前方五味子、浮小麦、石榴皮、诃子，加黄柏10克，茅根30克，桑

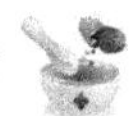

螵蛸10克，萹蓄30克，共15剂，水煎服，每日1剂，早、晚各1次。

体会：患者前列腺癌肝转移、骨转移，病属晚期，肝肾亏虚、气血不足，脾胃受损，胃气上逆，气机不畅，故见呃逆，腹泻，腹痛，多汗，口渴等。治疗以黄芪、党参、茯苓、炒薏苡仁补脾益气；枸杞子、菟丝子益肾；五味子、浮小麦止汗；诃子、石榴皮收敛止泻；鸡血藤养血活血；石见穿、土贝母、夏枯草、白英解毒散结抗瘤。二诊时口渴减，汗减，呃逆、腹泻已止，有尿频、尿急、尿痛等下焦湿热症状，故前方去五味子、浮小麦、石榴皮、诃子，加黄柏、白茅根、桑螵蛸、萹蓄清理下焦湿热。

医话医案篇

第二十二章　何奇医话医案

一、从医随笔

1. 从医之路　我读初中、高中时，数学成绩在学校都是前几名，是一个理科生，于1984年9月就读于湖南中医学院中医专业，对学习中医曾出现过彷徨、失望，通过在校期间聆听湖南省著名中医夏度衡、谭日强、熊继柏等教授的讲课，树立了学好中医的信心及决心。1993年8月到上海中医药大学高级中医内科班学习期间，跟随上海著名中医裘沛然、钱伯文、刘嘉湘、王佐、杨金坤等教授临床实践与专题学术传承，1994年参加了中山医科大学中西结合硕士研究生复试，曾经在湘雅二院中西结合科和肿瘤科、广州南方医院心内科进修学习，自己的中西医理论水平及临床思维实践能力明显提高。在广州南洋肿瘤医院工作跟随广州中医药大学博导陈锐深教授及著名肿瘤微创介入专家罗鹏飞教授学习，在广东东莞康华医院（综合三甲医院）肿瘤中心工作师从广州中医药大学首席专家、博导周岱翰教授和广州中医药大学博导张惠臣教授，在广州中医药大学祈福医院（中医三甲医院）肿瘤中心工作，同全国名老中医李恒谋教授共同负责肿瘤科患者中医治疗及全院中医会诊，锤炼和提升了中西医理论水平和临床实践能力。学术上崇尚脾胃学说，临床诊疗以脉诊为主，重视三枢二本、升降出入理论，善用虫、藤类药物，致力于复法大方治疗癌症等疑难杂症的研究，潜心探求中医之道，近年在运用复法大方治疗癌症方面临床疗效明显提高，逐渐有登堂入室、大道至简之境界，临床运用复法大方有知其“要”之感！出版了《肿瘤复法大方论治心悟》专著，也是国内复法大方论治肿瘤方面第一部专著，同时在国家、省级医学专业杂志发表医学论文16篇。总之，从医之路是“路漫漫兮、其修远兮！吾将上下而求索”、是“勤学习、善体悟，读经典、拜名师”之路。

2. 东南亚巡诊记 笔者曾于2009年到新加坡、印尼巡诊、讲学期间记录，资料不完整，敬请读者见谅。

在印尼玛琅有一个子宫癌术后复发，已经做了二次手术了，第2次手术出现感染、伤口不能愈合而做了第3次手术，高烧、神志不清1个月，当时有肾功能不全、消化道出血，西医没有什么好办法，目前患者病情危重，思考再三暂给予中药3剂从胃管里注入，具体开方思路是根据著名温病专家赵绍琴教授治疗昏迷方法，处方如下：栀子30克，金银花30克，连翘30克，淡豆豉30克，虎杖30克，三七5克，淡竹叶30克，石菖蒲15克。服后体温下降到38℃，神志清楚，效果比较好。说明中医也能治疗危重疾病啊！

在印尼泗水有一个头疼十多年的老年妇女，当时头疼、全身痛、胸胁疼痛、咳嗽呼吸时加重，舌苔白，脉细。当时同翻译说真是没有一个好地方啊，用散偏散和香附旋覆花汤加减。处方如下：川芎40克，葛根40克，黄芪30克，茯苓30克，香附子15克，旋覆花10克，全蝎6克，僵蚕10克，羌活10克，柴胡10克，甘草10克。7剂，水煎服，服完后病情治愈。

在印尼雅加达有一个39岁，乳腺癌、脑及多处椎体转移女性患者，经过多次化疗、放疗、腰椎骨髓泥等综合治疗的3年余患者，2009年8月15日因为朋友结婚站立了2小时，回家后出现活动困难，不能独立上卫生间，当时语言无力、气短、怕冷、纳差、舌有齿痕，脉细无力，辨证为脾肾阳虚，以附子理中汤加

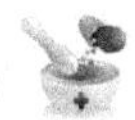

减，药用：附子10克，干姜15克，党参30克，茯苓15克，白术15克，砂仁10克，鸡血藤30克，全蝎5克，蜈蚣2条，巴戟天15克，牛膝20克，炙甘草10克。10剂水煎服二诊患者病情好转生活能自理，活动自如，守方续服10剂。

在印尼泗水看了一个肥胖患者，身高160cm，体重145kg，颈部牛皮样改变，气促，双下肢色素沉着，1年前有心梗病史，我也第一次看这样的患者啊，我思考再三，以通络解毒、排毒活血利尿为法，处方：忍冬藤40克，鸡血藤30克，虎杖30克，决明子20克，车前子20克，桔梗20克，泽兰15克，生山楂30克。4剂水煎服。二诊患者诉活动好些，颈部牛皮样较前变软，尿少，守方加大腹皮30克，益母草30克，苍术30克。7剂，电话随访，吃完7剂后感觉良好，一身轻松啊！嘱患者再服7剂。

谈调经：在新加坡、印尼看了二十多个女性的月经不调，我选用佛手散加味效果较好，处方如下：川芎15克，当归15克，柴胡10克，白芍30克，枳实15克，甘草10克，生姜6克，大枣10克，鸡蛋1个。

谈阳虚：《扶阳论坛》里面讲到南洋地区患者大多阳虚，我此次之行也注意了患者的阳气情况，我统计了我看到的患者，典型阳虚的患者45%，其中用了姜、附、桂的处方达85%，说明人体阳气情况与天气关系不大，从中医讲“春夏养阳、秋冬养阴”，新加坡、印尼那里天气温热，应该注重人体养阳，天人相应啊！

印尼雅加达李先生，带状疱疹神经疼痛已经有1年余了，吃了很多中药、西药及局部注射等治疗，疼痛不缓解，性质是刺痛，呈阵发性，舌红，脉滑略数，属邪热毒盛，血热血瘀，处方用犀角地黄汤和瓜蒌散，药用：全瓜蒌40克，红花10克，水牛角100克（先煎），生地50克，虎杖30克，丹皮15克，赤芍

20克。14剂水煎服，疼痛减轻，发作次数减少。守方加生蒲黄10克，五灵脂15克，全蝎5克，蜈蚣2条，九香虫10克。14剂水煎服，回国后电访，患者已经治愈，嘱服用健脾益气中药善后。

3. 肿瘤患者运用中药的方法 我在临床中经常看到肿瘤患者长时间天天吃中药，其实中医治疗癌症也要按每周期7日疗法用药，对手术、放化疗后临床无瘤患者要根据中医治疗情况逐步减少每周中药剂量（一般情况每2～3个月减少1剂），减少至每周服3剂中药时要维持半年至1年后，减为每半个月口服中药2～3剂维持治疗，服药时间的长短，根据不同部位、不同性质的肿瘤细胞的生物学特性，所进行治疗的时间是不一样的。肿瘤细胞分裂周期短的，一般要服中药2～3年，肿瘤细胞分裂周期长的，一般要服中药3～5年。对带瘤生存的患者，病情稳定后每周口服中药3～4剂维持治疗。

4. 如何防止癌症的转移及复发

【病案1】印尼棉兰小高，患者已经有十多年的肿瘤病史了，患者于几岁时就患有肾母细胞瘤，好不容易病情稳定啊，去年8月出现了肿瘤的复发及转移，经过了辛苦的化疗及放疗等治疗，我们医师看着这小小年纪，经受这么多痛苦，内心感到多么痛苦啊！因此病情稳定后，如何防止肿瘤的复发及转移是一个重要课题啊！出院前，我建议他吃中药，每周吃5剂，处方如下：黄芪30克，白术15克，九香虫10克，巴戟天10克，太子参20克，制附子10克，生姜10克，砂仁10克，苍术20克，甘草10克。他吃了这个这处方8个月，做了2次检查，病情稳定，未见复发，这次听说我在泗水，他父子二人专程到泗水开中药，我看到他健康，我心里真的好高兴啊！给他处方：黄芪30克，白术15克，九香虫10克，巴戟天10克，太子参20克，生姜10克，砂仁10克，女贞子20克，鸡血藤30克，全蝎5克，甘

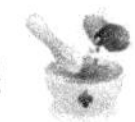

草 10 克。每周 5 剂，3 个月。

【病案 2】印尼泗水林女士，患者已经有 5 年的肿瘤病史了，患者于 5 年前患有乳腺癌，经过辛苦的 6 个周期的化疗，终于肿瘤全部消失了，患者真高兴啊！平安度过了 1 年多了，突然在原来已经消除了病灶又出了新的病灶而且出现了肝转移，没有办法啊！患者心情坏到了极点，只有就医了，随后治疗给予右乳腺切除术及肝转移肿瘤冷冻术，患者回去休息了 2 个月来复查，没有问题，但其舌苔黄啊！我建议她吃中药把湿毒排泄出去，她接受了我的建议，处方如下：党参 15 克，茯苓 15 克，苍术 20 克，虎杖 30 克，砂仁 10 克，鳖甲 10 克，车前子 20 克，茵陈 20 克，炙甘草 10 克，薏仁 10 克。15 剂水煎服，以后患者坚持每周吃 5 剂中药，方药如下：太子参 20 克，鳖甲 15 克，茯苓 20 克，蜈蚣 2 条，白术 15 克，薏苡仁 15 克，肉桂 5 克，黄柏 15 克，炙甘草 10 克。吃了 6 个月后复查正常减少每周 4 剂，患者现在每周吃 3 剂已经 6 个月了，前段时间复查正常，患者真高兴啊！

二、自拟潜阳降火三合汤临床运用

清代郑钦安为“火神派”创始人，其创制的潜阳丹组方独特，是温潜法的代表方，该方由砂仁、附子、龟版、甘草组成，具有大补元阳、回阳祛阴、收纳真气之功。郑氏解曰：“按潜阳丹一方，乃纳气归肾之法也。夫西砂辛温，能宣中宫一切阴邪，又能纳气归肾。附子辛热，能补坎中真阳，真阳为君火之种，补真火即是壮君火也。况龟版一物坚硬，得水之精气而生，有通阴助阳之力……以甘草补中，有伏火互根之妙，故曰潜阳”（《医理真传卷二》）。郑氏用之与封髓丹配合治疗由阳虚阴盛所致“阴火”诸症，如咽痛、牙痛、舌疮、眩晕、头痛、耳鸣等常见的病症，体现了“引火归原、导龙入海”的作用。肿瘤发病多和情志太过引起相火妄动有关，相火妄动即病理之火，多为情志因素引起，如“七情致病”、“五志化火”病机都在一个“火”上。笔者在潜阳丹合封髓丹基础上用加知柏地黄汤组成潜阳降火三合汤，体现了“潜、封、降、摄”功能，临床治疗肾癌、睾丸癌、膀胱癌、前列腺癌、卵巢癌、子宫癌、大肠癌等恶性肿瘤，获得了比较好的效果。

【病案1】患者李某，男，50岁，因肉眼血尿1周入院，CT示：膀胱左侧壁结节影性质待定：膀胱Ca可能，建议进一步检查。腹部B超：膀胱壁实质性占位病变，疑膀胱Ca？心电图示正常。诊断：①膀胱肿块性质待定：膀胱Ca？②陈旧性肺结核。于2014年4月22日在连硬膜外麻下行膀胱肿块扩大切除术，病检结果回报示：（膀胱）低级别浸润性乳头状尿路上皮癌，小灶癌组织侵犯固有层。每周以盐酸吡柔比星30mg膀胱内灌注，患者诉乏力，精神可，饮食容易上火、睡眠不沉、容易醒，梦多，无畏寒发热、血尿、头晕等，大小便正常，舌质红干、舌苔略厚糙，脉虚浮无力。

中医辨证分型：肝肾亏虚，相火旺。

治以补肾养肝降火。

方药以潜阳降火三合汤加减（知母15克，黄柏12克，生地15克，熟地20克，枣皮15克，山药30克，牡丹皮12克，赤芍15克，桑螵蛸15克，乌药10克，煅牡蛎30克，牛膝30克，砂仁6克，九香虫10克）。7剂，水煎服，日1剂、150mL，分2次温服。

【病案2】患者范某，女，45岁，因直肠癌术后3年11个月发现肺转移化疗后，于2014年5月6日入院行肺转移伽马刀治疗。患者于2010年6月因腹痛1个月在邵阳市中心医院行肠镜等相关检查，诊断为“直肠癌”遂在该院行“直肠癌根治术”术后病检溃疡性乳头腺癌，浸润肌壁至浆膜层，上下切缘未见癌

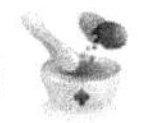

细胞，肠系膜淋巴结反应性（0/5），IHC⁻，CK20⁻，CA199⁻，KI67D 大于 80%，术后行 FOLTO6 方案 6 周期，放疗 DT 50GY，过程顺利，出院后一般情况好，2014 年 3 月 20 日到邵阳市中心医院复查，行 CT 等检查确诊为肺转移癌，予“FOLFIR”化疗 3 个周期。患者感腹痛、腹胀，腹痛喜按，大便稀溏，气短乏力，精神、口干、口苦，饮食一般，睡眠较差、多梦，小便正常，舌质红，苔薄黄略腻，脉细弱尺浮。

中医辨证为肝肾亏虚、湿热中阻。

治以补肾养肝、清热祛湿。

方以潜阳降火三合汤加减（知母 15 克，黄柏 15 克，生地 30 克，熟地 30 克，枣皮 15 克，肉桂 5 克，蒲公英 30 克，豆蔻 10 克，蜂房 5 克，桃仁 10 克，土鳖虫 5 克，蛇莓 30 克，藤梨根 30 克，龟板 15 克，砂仁 6 克，九香虫 10 克）。

【病案 3】患者李某，女，62 岁，因子宫内膜癌术后 12 年，牙龈疼痛 10 余天，于 2014 年 4 月 29 日入院。患者于 2001 年在湘雅三医院确诊为子宫内膜癌，于 12 月 14 日在连硬外麻下行次广泛子宫切除 + 双侧附件切除术 + 盆腔淋巴结清扫术，病理诊断为：子宫内膜中分化腺癌，浅肌层浸润，术后恢复良好。于 2002 年 2 月 28 日在省肿瘤医院行盆腔外照射：PT：4560cGy，放疗后因白细胞降低未继续治疗。患者因肝区疼痛 5 个月，给予清肝疏肝治疗后疼痛消失。

4 月 28 日查房，患者现牙龈疼痛、松动，胸胁稍胀满，口略干口苦，小便黄，大便干结，食纳一般，夜寐欠安，舌红，苔薄黄，脉弦数尺浮。

中医辨证：肝郁火旺。

治以清肝降火。

方以潜阳降火三合汤加减（知母 15 克，黄柏 10 克，牡丹皮 10 克，赤芍 15 克，生地 15 克，熟地 15 克，枣皮 15 克，山药

15克，砂仁6克，九香虫10克，蝉蜕10克，僵蚕10克，野菊花20克，桑叶15克，枳壳15克，郁金15克）。中药5付，每天1剂，水煎服。5月6日查房患者牙龈疼痛、松动缓解，续守上方5剂，每天1剂，水煎服。

【病案4】 患者向某，男，59岁，2013年8月无明显诱因反复出现无痛性肉眼血尿，偶尔排小便时轻度疼痛，血尿不多，间断性发生，以晨起初始为甚。曾在外院行彩超示：膀胱三角偏左侧高回声区，病理性质待定，膀胱Ca？于2013年11月14日来我院门诊就诊，门诊以“膀胱癌？”收住院。入院后于2013年11月20日在全麻下行膀胱癌部分切除术，病理结果回报：膀胱低级乳头状浸润性尿路上皮癌。2013年12月3号开始给予羟基喜树碱20mg膀胱灌注化疗，1次/周。

2014年1月9日查房，患者感化疗膀胱灌注术后尿频尿急、尿道灼热加重，偶有血尿，腰背酸痛，少腹胀痛，口干口稍苦，心烦口渴，夜寐不安、易醒，舌质暗红，舌下静脉曲张青紫，舌苔黄腻，脉弦数尺浮。

中医考虑为肾虚火旺。

予潜阳降火三合汤加减以补肾降火，药用：知母（肉）12克，黄柏10克，生地30克，熟地30克，牡丹皮10克，山药30克，云木香6克，蜈蚣2条，桑螵蛸30克，煅牡蛎30克，龙骨30克，车前子15克，枣皮30克，芡实30克，桃仁10克，土鳖虫6克。中药15剂，每天1剂，水煎服分两次服。

三、升降散在肿瘤科的运用

升降散出自清代名医杨栗山的《伤寒温病条辨》，可纵横宣畅卫气营血及三焦气机，是调表里三焦气机升降之代表方，其组方精妙可比仲景，为近代著名医家蒲辅周、赵绍琴等所推崇。我

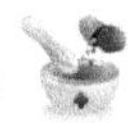

在临床上主要应用于脑瘤、肺癌、胰腺癌、胃癌、大肠癌，辅助应用于肝癌、胆囊癌、食道癌、卵巢癌、肾癌。

升降散由蝉蜕、僵蚕、姜黄、大黄组成，蝉蜕、僵蚕宣畅肺卫，开启上焦，可升清阳；而姜黄、大黄疏调气血由中焦畅达下焦，可降浊阴。

升降散制方特点：

（1）表里双解，熔辛、苦、寒、温于一炉。以僵蚕、蝉衣辛凉宣透开表郁而透热邪，使邪热有外透之机；姜黄辛苦温，能疏通气机，调畅气血；大黄苦寒沉降，荡涤实热，使邪有下行之路。本方宣泄并举，气血兼治，令表里通和，邪去正安。故杨栗山云："可与河间双解散并驾齐驱耳。名日升降，亦双解之别名也。"

（2）升降兼使，宣泄三焦气机，升清降浊，恢复气机升降。

（3）寒温并用，以防寒遏热炽、邪难祛除。方中大黄、蝉衣寒凉之品，得姜黄温通之佐，清热泄火而无寒遏冰伏之弊，姜黄温热之性得寒凉之制，则理气行血通达表里而无温热助火之患，寒温同用，相得益彰。

（4）透泄并用，以泄为主，以透为辅，透泄并举，相辅相成，使表里三焦邪毒郁热速去而体自安。

【病案1】患者梁某，男，60岁，患者因"发现右上肺占位1个月余"于2012年3月31日入院。

患者3年前无明显诱因出现右侧肩部伴右上肢疼痛不适，在当地医院考虑为颈椎病，给予推拿按摩治疗后疼痛可减轻，患者2个月前右肩部痛明显加重，右上肢上抬、外展等活动受限，右手无力、右手指瘫痪，2月24日在当地医院行胸椎MRI增强示：①右上肺占位，考虑肺癌（中央型），伴纵隔多发淋巴结转移，伴C_7～T_4椎体及附件、右第1～4后肋及右锁骨上软组织、右颈部软组织广泛转移。②$T_{2/3}$左侧黄韧带增厚。中山肿瘤医院复查胸片示：右上肺肿物，左下肺多发小结节，考虑为右上肺癌并肺内转移，建议进一步检查。考虑肺癌诊断，给予易瑞沙口服治疗1个月，治疗后患者食欲明显减轻，乏力感明显，3月30日在我院复查胸片示：右上肺占位并双肺多发转移，右侧第8肋骨转移，建议CT检查。考虑肿瘤进展，嘱患者停服易瑞沙。入院症见：患者神清精神可，走路不稳，前倾步态，左腿乏力明显，右侧颜面部麻木，右肩部及右上肢疼痛，右手无力，右手轻度水肿，右上肢外展、上抬活动受限，右手腕下垂，无咳嗽、咳痰，无胸痛，食欲可，二便可，夜间睡眠差，发病来2个月内体重减轻5kg。舌苔黄腻、左脉弦、右脉滑。颅脑CT示：考虑左侧小脑及右侧枕叶转移瘤。

中医辨证：湿热中阻、肝阳偏亢、经络阻滞。

治法：清热解毒、镇肝熄风、化痰活血、祛风通络。

方药：升降散、镇肝熄风汤、四藤一仙汤加减，药用：黄芪40克，忍冬藤40克，络石藤20克，威灵仙20克，鱼腥草30克，蝉蜕10克，僵蚕6克，姜黄10克，大黄6克（后下），石上柏30克，蛇舌草30克，天竺黄10克，石决明30克（先煎），钩藤20克，鸡血藤30克，全蝎5克，桃仁10克，土鳖虫10克，野菊花30克，川牛膝30克，代赭石20克（先煎），白毛藤30克。5剂水煎服，每日1剂，2次/日。

二诊患者已服上方15剂，患者现走路不稳，前倾步态，左腿乏力明显，右侧颜面部少许麻木，右眼下垂，右肩部及右上肢疼痛减轻，右手仍无力，右手轻度水肿，右上肢外展、上抬活动受限，吞咽时咳嗽，无明显胸痛、咳嗽、咳痰等症，食欲可，大便秘结。去做头颅伽马刀时，MRI定位示：全脑广泛转移，不能行伽马刀治疗。舌苔黄燥、左脉弦、右脉滑。守上方改黄芪60克，大黄9克，加金钱草30克，仙鹤草30克，百合20克。5剂水煎服，每日1剂，2次/日。

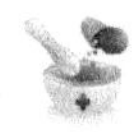

患者发病后检查发现多发转移，治疗相当困难，预后差，目前主要是脑转移瘤及原发病灶治疗。方中石决明、野菊花、钩藤、代赭石镇肝熄风潜阳；忍冬藤、络石藤、威灵仙、钩藤、鸡血藤祛风养血通络；黄芪补气通络；升降散（蝉蜕、僵蚕、姜黄、大黄）升降气机、疏散热毒；鱼腥草、白毛藤、石上柏、蛇舌草、野菊花清热解毒抗癌；天竺黄清热解毒化痰；全蝎祛风止痉；桃仁、川牛膝、土鳖虫活血化瘀，引血下行。二诊患者舌脉、症状加重，说明病情进展，舌苔黄燥乃西医脱水药所致，加用黄芪剂量、仙鹤草扶正，金钱草清热利湿，百合养阴润肺、清心安神，留人治病。1 周后患者随即出现吞咽困难进一步加重而停服中药，患者最后放弃治疗。

【病案 2】患者温某，女，52 岁，患者因“发现肺部占位 2 年余，反复咳嗽 2 天”于 2012 年 2 月 18 日入院。

患者自诉 2 年余前医院体检发现肺部占位，支气管镜：示肺高分化腺癌，细支气管肺泡癌可能性大，未检出 EGFR19、21 外显突变。PET－CT 示：①双肺多发斑片状、结节影，部分糖代谢增高，考虑肺癌。②考虑肝囊肿。口服吉非替尼＋中药治疗。2010 年 4 月因“发现肺部病灶增多”遂开始行力比泰 800mg（d1）＋顺铂 60mg（d1、d2）化疗，并于 2010 年 5～12 月期间序贯行化疗（共 8 周期），2 个月前因“肺部病灶再次进展”改服特罗凯，于 2011 年 11 月 7 日去广州某医院求诊，行胸部 CT 示：①两肺腺癌合并感染，部分病灶增大；②左侧第 4、第 5、第 6 肋骨考虑骨转移瘤，CA153：29.31U/mL，骨 ECT 示：左前第 2～6 肋，右前第 5、第 6 肋，左后第 10 肋，左侧胫骨局灶性骨质代谢异常，考虑骨转移可能性大。2011 年 11 月来我院求诊，入院后予 CIK 细胞免疫治疗，氨茶碱解痉等对症治疗，好转后出院。2012 年 2 月 9 日返院复查 CT 示：①原“肺癌”复查，现双肺大部分实变，肺内多发转移；双侧多发肋骨骨折，骨痂生成。②头颅 CT 扫描未见明显异常。③肝脏囊性病灶，建议隔期复查。2 天前天气转冷出现反复咳嗽，干咳较多，自觉呼吸困难，伴流清涕，无发热、寒战，大便困难，舌苔厚黄、脉浮数。

中医辨证：痰热蕴肺、肺气不宣、脾胃湿热、脾肾亏虚、瘀毒内停。

治法：清热化痰、疏肝利胆、温肾健脾、清热解毒、活血化瘀。

方选：大青龙汤、升降散、小陷胸汤加减，药用：胆南星 15 克，瓜蒌 30 克，巴戟天 30 克，地龙 15 克，蝉蜕 6 克，僵蚕 6 克，海浮石 30 克（先煎），薏苡仁 60 克，大黄 20 克（后下），石膏 30 克（先煎），牛蒡子 15 克，槟榔 30 克，桃仁 15 克，土鳖虫 10 克，黄芪 60 克，白术 40 克，天竺黄 15 克，旋覆花 20 克（布包），牡蛎 40 克（先煎），细辛 9 克，壁虎 6 克，麻黄 10 克，川牛膝 30 克，黄连 6 克，法半夏 10 克，山茱萸 20 克。

患者左肺已经没有功能、右肺只有 1/3 的功能，从 2011 年 11 月开始用首诊方为基本方在门诊及住院治疗，一般门诊每周 5 剂口服，目前患者病情平稳，咳嗽、气促天气变化时略有加重，舌苔薄白而燥、质红、脉浮数。本方大青龙汤清热解毒、宣肺化痰，小陷胸汤清热解毒、宽胸散结降逆，升降散宣畅卫气营血及三焦气机、重用大黄以降为主，旋覆花、槟榔、牡蛎、海浮石加强行气降逆化痰的作用。桃仁、土鳖虫活血化瘀，地龙、壁虎、蝉蜕、僵蚕祛风化痰、解毒通络，薏苡仁、白术补土生金、通便，巴戟天、川牛膝补肾纳气、金水相生，黄芪补肺气脾气升阳，山茱萸、牡蛎收敛固涩防脱。

【病案 3】患者梁某，男，48 岁，因“腹胀、纳差 2 个月余，发热寒战 2 天”于 2012 年 2 月 21 日入院。

入院症见：发热寒战，腹胀，饮食欠佳，大便偏黑每日

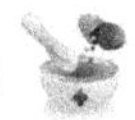

1次，小便正常，体重较前下降明显。入院查体：体温38.8℃，脉搏116次/分，剑突下轻压痛，咽红，肝脾无肿大，肝区无叩击痛，肠鸣音活跃，余无明显异常。入院前外院查常规心电图示："窦性心动过速103次/分，频发室早，短PR间期，左前分支阻滞"。入院查胸腹部联合透视"腹腔多发肠管胀气，胸透未见异常"，肝胆胰脾B超"肝实质回声增粗，门静脉内实性团块"，常规心电图提示"室上性心动过速率144次/分"，血常规示：白细胞4.25×10^9/L，血小板120×10^9/L，粒细胞百分数74.8%，CRP 132.3mg/L，葡萄糖7.3mmol/L，直接胆红素10.9μmol/L，间接胆红素26μmol/L，γ-谷氨酰转肽酶193U/L，碱性磷酸酶137U/L，肾功能及电解质无明显异常，血沉73mm/h，凝血酶原时间正常，乙肝两对半无明显异常，抗"O"正常，大便常规及潜血无异常，尿常规"潜血+-，蛋白+，胆红素+，酮体+-，红细胞3.0个/μL"，甲胎蛋白8362.00ng/mL，上腹部CT+增强：原发性肝癌，门静脉癌栓，肝门、胃小弯及腹膜后多发淋巴结转移。右肺中叶内侧段、左肺上叶下舌段感染。血培养提示革兰阴性菌。予对症退热补液处理，"左氧氟沙星"抗感染，现患者精神较差、乏力、反复寒战高热，体温高达41℃，纳差、腹胀，干咳，口干、口苦，大便秘结、小便黄、舌质红，苔黄稍厚腻，脉弦数。

诊断：①原发性肝癌　门静脉癌栓　肝门、胃小弯及腹膜后多发淋巴结转移；②双肺感染；③菌血症

中医辨证：胃肝郁热、气分热盛、三阳合病。

治法：清气分热、通腑凉血、疏散风热。

方药：白虎汤、升降散、小柴胡汤加减；连翘30克，石膏90克（先煎），菊花15克，防风6克，黄芩20克，大青叶15克，赤芍15克，牡丹皮15克，柴胡10克，青蒿15克，蝉蜕6克，僵蚕6克，姜黄15克，大黄6克（后下），薏苡仁30克，

有瓜石斛30克，三棱15克，莪术15克，槟榔20克。3剂，水煎服，每日1剂，2次/日。

次诊，患者服6剂后、精神好转、无寒战发热、体温正常、腹胀减轻、咳嗽痰白量少，口干、口苦减轻，大便质稀、每日3~4次、小便淡黄、舌质红，苔薄黄稍腻，脉弦略数。属守上方3剂，水煎服，患者因外地患者而带药回当地治疗。

“智欲园而行欲方，胆欲大而心欲小”，孙思邈这两句话，言简意深，临床者当镂刻铭记。患者以高热入院、方中连翘、石膏、菊花清热解毒，蝉蜕、僵蚕、姜黄、大黄疏散清热、宣畅卫气营血及三焦气机，黄芩、柴胡、青蒿清少阳邪热，大青叶、赤芍、牡丹皮清热解毒、凉血活血，防风疏风解表，三棱、莪术、槟榔行气消浊，薏苡仁、有瓜石斛顾护脾胃生津。全方体现清、疏、散、凉、通的特点，重用石膏以清为主，攻而不伤正，患者服3剂热减、6剂热退之效。在运用大黄时，注意腹诊，腹胀减轻、切诊腹软即停止加量。

【病案4】患者陈某，女，40岁，患者因“反复咳嗽1年余。”于2012年2月6日入院。

患者自诉1年余前感冒后出现咳嗽，伴活动后气促，并曾咳血丝痰2次，曾在当地医院就诊，诊断为“气管炎”。于对症治疗后气促好转，反复咳嗽，伴咳少许白黏痰，无黄痰，乏力，到我院求诊，行胸部CT示考虑为“右下肺中央型肺癌”。于2011年7月19日到广州番禺某院行纤维支气管镜检查，病理示右下叶内基底段中分化鳞状细胞癌。骨ECT示左侧第9、第10肋，局部代谢异常活跃。肺功能示轻度肺通气功能障碍。建议行同期放化治疗，患者拒绝出院，入院症见：神清，反复咳嗽，痰少咽喉痒、活动时气促，乏力，腰部酸胀，纳差，午后低热，便秘，舌质红、舌苔白厚腻，右脉虚数、左脉弦细数。

中医辨证：脾胃气虚、痰湿内阻、湿浊停滞、肝阳偏亢。

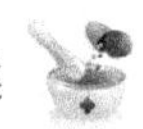

治法：补气健脾、活血化瘀、行气化湿、祛风化痰、补肝肾。

方药：四君子汤、升降散加减；党参20克，白术30克，黄芪30克，知母20克，牡蛎30克（先煎），蝉蜕6克，僵蚕6克，肿节风30克，桃仁10克，土鳖虫6克，川牛膝30克，大黄6克（后下），豆蔻15克，蚕沙15克，苍术15克，槟榔30克，女贞子15克，墨旱莲20克，薏苡仁30克。6付，水煎服，2次/日。

次诊，患者诉腰痛较前稍加重，昨日引流出胸腔积液约400mL，无发热、寒战，咳嗽、咯痰咽喉痒减轻、活动时气促好转，乏力稍好，饮食改善、大便不爽，舌质红、舌苔白厚腻，右脉虚数、左脉弦细数。

中医守上方改党参30克，大黄9克（后下）加鸡内金15克，龙葵30克，花椒15克。6付，水煎服，2次/日。

三诊，患者腰痛，咳嗽、咳痰咽喉痒明显减轻、活动时无气促，乏力好转，饮食可、大便稀、每日3次，舌质红、舌苔白腻，右脉数沉取稍有力、左脉细数，昨日胸部透视见少量胸水，拔管后行小剂量化疗，过程顺利，无不适。

西医继续予护肝、护胃等对症治疗，中医守上方加厚朴15克。10付带药出院，水煎服，2次/日。

患者肺癌、右侧胸水，反复咳嗽，痰少咽喉痒、活动时气促，乏力，腰部酸胀，纳差，午后低热，便秘，舌质红、舌苔白厚腻，右脉虚数、左脉弦细数。证属脾胃气虚、痰湿内阻、湿浊停滞，首诊方用四君子汤为主，升降散调畅气机为辅，加芳香化湿、健运脾胃之品辅助四君子汤作用。二诊加强补气健脾（党参30克，鸡内金15克）及攻逐水饮（大黄9克，龙葵30克，花椒15克）的作用，攻补同施。三诊加厚朴主要是防止化疗呕吐的不良反应。

【**病案5**】向某，女，48岁，患者因“卵巢癌减灭术后1年余，胸闷气促1个月余”于2012年2月21日，步行入院。

患者2010年12月因腹胀至广州某医院就诊，行盆腔CT示：双侧卵巢癌可能，大量腹水，2010年12月9日行卵巢肿瘤细胞减灭术（全子宫+双侧附件+大网膜+阑尾+直肠前肿物切除术），术中予卡铂500mg腹腔灌注，术后病理示：①（右侧）卵巢浆液性腺癌（高度恶性），侵犯肿物包膜和包膜旁脂肪组织；②右侧输卵管未见癌转移；③（左侧附件）卵巢可见低分化浆液性癌，输卵管浆膜可见癌，子宫浆膜面可见癌侵犯；右侧直肠旁肿物可见癌；后腹膜肿物可见癌；大网膜可见多个转移性癌结节。术后予6个疗程化疗，方案为多西他赛110mg静滴+卡铂450mg腹腔化疗。9月复查发现肝多发转移，9月30日予“多柔比星60mg+奥沙利铂150mg”化疗1个疗程，化疗后患者感乏力明显，10月至我院就诊，10月26日、11月9日共行腹腔热灌注化疗2次，化疗方案为顺铂40mg+5－FU 1.0g，灌注化疗后患者无不适，门诊予深部热疗等综合治疗。患者入院诉咳嗽、晚上加重、咳白痰、质稀，胸闷、气促，活动时加重明显，口苦、咽喉干，稍感乏力，食欲一般，睡眠可，大小便无异常，舌苔黄而干，舌质稍红，脉细弦。胸片示：右侧大量积液。

中医辨证：肝肺胃热盛，湿毒内阻。

治法：清热解毒，疏肝行气，健脾化湿，祛痰止咳。

方药：小陷胸汤合升降散加味，鱼腥草30克，芦根30克，瓜蒌20克，黄连6克，法半夏15克，紫苏子30克，蒲公英30克，槟榔30克，枳壳10克，柴胡10克，黄芩20克，蝉蜕6克，僵蚕6克，姜黄10克，大黄6克（后下），炒薏苡仁20克，茯苓20克，砂仁6克（后下），车前子15克，藤利根30克，肿节风30克，龙葵30克，花椒10克，桑白皮20克。10剂，水煎服，2次/日，每日1剂。

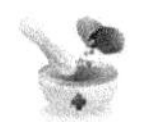

西医给予继续给予引流胸水及胸腔注射卡伯 200mg 等对症支持治疗，后自觉胸闷气促较前明显好转，咳嗽减轻、口苦、口干消失，食欲睡眠较前好转，大小便正常，舌苔薄白、脉细弦，复查胸片示右侧少量积液，守上方 5 剂带药出院。

患者卵巢癌行减灭术后、出现肝、肺转移、胸水，经化疗等治疗，病情进展出现咳嗽、气促等症状。急则治其标，予胸腔引流胸水，方中小陷胸汤（瓜蒌、黄连、半夏），清热化痰、宽胸消痞散结；升降散（蝉蜕、僵蚕、姜黄、大黄）升清降浊，调畅气机，祛风解毒抗癌为君；鱼腥草、蒲公英、芦根、藤利根、肿节风、龙葵清热解毒抗肿瘤；龙葵、花椒、桑白皮泻肺止咳平喘，通阳利水，消胸水为臣；炒薏苡仁、茯苓、砂仁健脾化湿，顾护脾胃；枳壳、黄芩、柴胡疏肝理气；槟榔降气化湿消积，助大黄通腑降肺气；车前子清肝利尿止咳；紫苏子降气化痰止咳为佐。本方从肺、肝、脾胃、大肠等脏腑着手，具有疏肝行气、健脾化痰、清热解毒、通利二便、宽胸散结等作用，体现寒温并用、升降相因、攻补兼施的特点，经中西结合治疗效果较好。1 个月后复查胸片示：右侧少量积液，无咳嗽、气促等症状。

四、三胶汤治疗化放疗后血小板减少

三胶汤组成：阿胶 10～20 克（烊化），鹿角胶 10～30 克（烊化），龟板胶 10～20 克（烊化），大枣 10 克。

功能：补血养血、升血小板。

主治：肿瘤化放疗后血小板减少。

【病案 1】患者韩某，女，49 岁，患者 7 年前发现卵巢癌先行 4 个周期化疗后、再行卵巢切除术，2 年后复发再行手术治疗后，化疗 4 个周期、3 个月前复查发现淋巴结转移，现已经做了 2 个周期化疗，患者现在化疗后 10 天，外院查血常规：白细胞

总数 $3.04 \times 10^9/L$，粒细胞绝对值 $1.69 \times 10^9/L$，红细胞总数 $2.41 \times 10^{12}/L$，血红蛋白浓度86g/L，血小板总数 $23 \times 10^9/L$，目前患者还在皮下注射升白细胞、血小板西药（具体用药用量不详）。

2月8日初诊，患者乏力、纳差、口苦、口干、睡眠差、大便不爽、左下肢肿胀，舌苔薄白、舌质红、脉浮沉取无力。

中医辨证：脾胃气虚、肝肾亏虚、痰阻血瘀。

治法：补气健脾、清热祛风化痰、补肝养肝、活血化瘀。

处方：解郁攻坚汤、二至丸加减，药用：党参20克，黄芪40克，夏枯草30克，牡蛎60克（先煎），薏苡仁60克，女贞子15克，墨旱莲20克，猫爪草20克，蛇莓20克，桂枝6克，蝉蜕6克，僵蚕6克，龙葵20克，花椒6克，两头尖15克，鬼箭羽20克，穿山龙15克，石见穿25克，桃仁10克，土鳖虫6克，砂仁10克（后下），菟丝子20克，山茱萸20克，鸡血藤30克。5剂水煎服，每日1剂，2次/日。

三胶汤：阿胶10克，鹿角胶10克，龟板胶10克，大枣10克，隔日蒸服。

2月14日二诊，患者精神、乏力好转、睡眠改善、饮食可、大便正常，舌苔薄白、舌质淡红、脉沉取稍无力。外院查血常规白细胞总数 $5.04 \times 10^9/L$，粒细胞绝对值 $3.19 \times 10^9/L$，红细胞总数 $3.41 \times 10^{12}/L$，血红蛋白90g/L，血小板 $73 \times 10^9/L$。

守上方去牡蛎、猫爪草、蛇莓、穿山龙、土鳖虫，10剂水煎服，每日1剂，2次/日，属化疗期间服用、停蒸服药。

3月6日三诊，患者已顺利完成化疗、复查血常规白细胞正常、血小板 $63 \times 10^9/L$，患者精神可、无乏力、睡眠较差。

药用：党参20克，黄芪30克，夏枯草30克，薏苡仁30克，女贞子15克，墨旱莲20克，肉桂5克，蝉蜕6克，僵蚕6克，龙葵20克，花椒6克，两头尖15克，鬼箭羽10克，石见

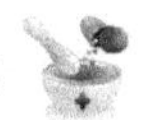

穿25克，桃仁10克，砂仁6克，菟丝子20克，山茱萸20克，鸡血藤30克，牡蛎30克（先煎），龙骨30克（先煎）。5剂水煎服，每日1剂，2次/日。

患者目前还在门诊中医继续治疗，已经完成西医6个周期化疗，现口服中药以扶正祛邪为主，每周5剂，水煎服，2次/日。该患者是手术二次、化疗多次，而且出现重度骨髓抑制，眼看已经不能进行化疗，经中医治疗按时顺利完成化疗，化疗后出现轻度的骨髓抑制，不用西医升白细胞、血小板等处理，完全依靠中医就解决了。这就是中医的神奇！其关键在于辨证准确、灵活运用，方药直中病机，神奇往往寓于平淡之中。三胶汤（阿胶、鹿角胶、龟板胶、大枣）就是神奇寓于平淡之中，其组方相当平淡，但其升血小板的作用绝对神奇，目前没有任何一种西药能有这样作用和效果。

【病案2】患者于2012年11月出现大便习性改变，便秘与腹泻交替，腹泻最多20次/天，血便，无红白冻子，左下腹阵发性疼痛，无里急后重，无腹痛，无恶心及呕吐，2013年1月25日就诊于湘乡市第二人民医院，行结肠镜：降结肠癌？于1月30日在全麻下行半结肠癌根治术，术中病检证实为降结肠癌，肠系膜根部有淋巴结转移，术后病检示：降结肠中低分化腺癌，浸润浆膜层，肠系膜淋巴结可见癌转移（20/24）。2月26日就诊于湖南省肿瘤医院，行CT检查：①结肠癌术后改变。②肝右叶结节，性质待定，转移瘤？建议MRI检查。③右肾小囊肿。④盆腔少量积液。⑤胸部CT扫描未见明显异常。行增强MRI：①肝内异常信号结节，考虑转移瘤可能性大。②腹膜后淋巴结肿大。③右侧肾囊肿。诊断为：降结肠癌术后、化疗后T4aN2bM1Ⅳ期中-低分化腺癌肝转移。3月4日、3月19日行FOLFX6方案化疗2个周期，后于2013年3月27日第一次来我院转移，于2013年3月30日～4月11日行肝转移灶治疗剂量：边缘

3600cGy 中心 7200cGy 边缘等效生物剂量 5100cGy，后回当地医院行 2 个周期化疗（具体用药不详），末次化疗时间为 2013 年 8 月 23 日，为治疗而于 2013 年 9 月 24 日再次来我院住院，后于 2013 年 9 月 27 日予 FOLFOX4 方案化疗（奥沙利铂 140mg 静滴 d1，5 – FU 0.5 静脉注射 d1、d2，5 – FU 1.0 微电脑持续泵入 22 小时，d1、d2，亚叶酸钙 0.2 静滴 d1、d2），化疗顺利，予出院，出院后感腹胀，无恶心、呕吐，为治疗而于 10 月 9 日再次来住院，并于 2013 年 10 月 18 日 8：50 行肝动脉造影 + 灌注化疗及栓塞术，手术顺利，予出院，出院后一般情况可，后于 2013 年 11 月 3 日再次在我院予 FOLFOX4 方案化疗（具体用药同前）1 个周期，化疗顺利予出院。

11 月 16 日查房，患者诉右上腹部隐痛，双下肢酸胀，大便稀溏，气短乏力，精神欠佳，纳少，小便畅，夜寐安，体重无明显变化，舌质淡、苔薄白而腻、脉弦细。血常规：白细胞 $2.57\times10^9/L$、血小板 $66\times10^9/L$、红细胞 $4.02\times10^{12}/L$、血红蛋白 133g/L，肝肾功能示：谷草转氨酶 59U/L，稍高与转移癌有关，余正常，凝血功能示：凝血酶原时间 10.8sec、凝血酶原活度 144.45%、凝血酶原时间比值 0.83、纤维蛋白原 4.17g/L、凝血功能异常考虑与肝转移癌有关，心电图正常，B 超示：①左肝可疑非均质性结节（24mm × 18mm），病理性质待定，不排除肝转移可能；②右肝内多发非均质性结节（20mm × 18mm），病理性质待定，肝血管瘤？③脾大；④左侧腋窝非均质回声区（14mm × 9mm），病理性质待定，淋巴结？⑤左侧锁骨上窝多发非均质性结节（17mm × 9mm）。

11 月 19 日查房，患者经升白细胞及血小板治疗后复查血常规示：白细胞 $8.66\times10^9/L$、红细胞 $3.37\times10^{12}/L$、血红蛋白 113g/L、血小板 $63\times10^9/L$，患者血小板仍低。

中医：气血亏虚，湿浊中阻。

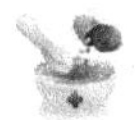

予三胶汤合二陈汤加味以补益气血，药用：黄芪 40 克，鸡血藤 30 克，砂仁（肉）6 克，九香虫 10 克，蒲公英 30 克，煅牡蛎 30 克，阿胶 10 克（烊化），龟甲胶 10 克（烊化），鹿角胶 10 克（烊化），半夏 10 克，陈皮 10 克，薏苡仁 30 克，红枣 10 克，枣皮 30 克，牛膝（淮）30 克，女贞子 30 克。中药 7 剂，每天 1 剂，分 2 次服。

11 月 27 日查房，患者诉无腹胀、腹痛，无双下肢酸胀，精神可，纳可，夜寐安，无恶寒、发热，大小便正常，舌质淡，苔薄白，脉细数，体查同前，血常规示：白细胞 $3.09\times10^{9}/L$、中性粒细胞 $1.67\times10^{9}/L$、红细胞 $4.04\times10^{12}/L$、血红蛋白133g/L、血小板 $136\times10^{9}/L$。

12 月 3 日查房，患者已化疗完成，复查血常规白细胞偏低，血小板正常，守上方 5 付带药出院。

【病案 3】 患者李某因确诊直肠癌，肝转移 7 个月余入院，2013 年 4 月 7 日在湘雅二医院全麻下行直肠癌根治术 Dixon 术 + 结肠灌洗术 + 阑尾切除术，2013 年 7 月 22 日起在我院治疗，行 FOLFOX4 方案化疗（奥沙利铂 100mg d1，5 - FU 0.5 d1，5 - FU 1.75 微电脑持续泵入 46 小时）6 个周期，9 月 13 日行肝动脉灌注化疗（5 - FU 0.75，奥沙利铂 150mg）及碘化油 5mL + 5 - FU 0.25 + 吡柔比星 20mg 充分乳化行栓塞术。血常规示 WBC $3.03\times10^{9}/L$，N% 49.4%，M% 34.8%，N#$1.50\times10^{9}/L$，PLT $56\times10^{9}/L$，MPV 13.4fL，PCT 0.075%，余正常。WBC↓PLT↓考虑可能为化疗后所致。

11 月 22 日查房，患者经升白细胞及血小板治疗后复查血常规示 PLT $69\times10^{9}/L$，MPV 12.9fL，PCT 0.089%，余正常。患者腹胀、上腹部疼痛、纳可，二便调，舌质淡，苔薄白，脉关细数尺无力。

中医治则：益气健脾、补血活血、养肝补肾，方药：三胶汤合二至丸加味。生黄芪 30 克，女贞子 30 克，枸杞子 30 克，山萸肉 30 克，黄精 20 克，鸡内金 20 克，鸡血藤 20 克，旱莲草 20 克，山药 30 克，藤梨根 30 克，阿胶 10 克（烊化），龟甲胶 10 克（烊化），鹿角胶 10 克（烊化），桃仁 10 克，土鳖虫 6 克，薏苡仁 40 克，红枣 20 克，蛇莓 30 克。7 剂水煎服，日 1 剂分 2 次服。

11 月 29 日查房，复查血常规示：白细胞 4.09×10^9/L、中性粒细胞 1.67×10^9/L、红细胞 4.04×10^{12}/L、血红蛋白133g/L、血小板 156×10^9/L，明日行 FOLFOX4 方案化疗。

12 月 4 日查房，患者已化疗完成，复查血常规白细胞偏低，血小板正常，守上方 7 剂带药出院。

【病案 4】 患者田某，男，61 岁，因肝癌术后 5 个月，伽马刀治疗后 20 余天于 2014 年 3 月 3 日 11 时 27 分由门诊以“原发性肝癌伽马刀治疗后”，患者老年男性，病程 5 个月余，因肝癌术后 5 个月，伽马刀治疗后 20 余天入院，患者因腹痛数天而于 2013 年 9 月 29 日在湘雅二医院行左肝及胆囊切除 + 化疗泵埋植术，后于 2013 年 11 月至湘雅医院复查后予口服化疗（具体用药不详），2013 年 12 月 17 日复查时发现右肝有阴影，后于 2014 年 1 月 25 日至武警医院行伽马刀治疗，肿瘤周边剂量 3500cGy/次。患者肝区隐痛，胁下徵块，纳少呕恶，口干口苦，喜凉恶热，大便干结，精神睡眠可，小便可，舌质红而干，苔少，脉弦细数。血常规示：白细胞 1.47×10^9/L、红细胞 2.97×10^{12}/L、血红蛋白 95g/L、血小板 27×10^9/L，大小便常规正常，生化示：白蛋白 30g/L、白球比值 0.9、白蛋白低及白球比值异常有肝癌有关，碱性鳞酸酶 172U/L、谷氨酰转移酶 134U/L、5 核苷酸酶 21.8U/L、胆碱脂酶 2219U/L、前白蛋白 99mg/L、视黄醇结合蛋白 18mg/L、低密度脂蛋白 2.06mmol/L、高密度脂蛋白 0.94mmol/L、免疫球蛋白 IgA 6.11g/L、免疫球蛋白 IgG 19g/L、

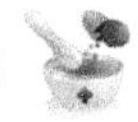

电解质正常，凝血功能示：D－二聚体3.53μg/mL，B超示：①弥漫性肝实质病变；②右肝内低回声结节，考虑肝癌；③双侧颈部、锁骨下、上、腋窝（13mm×12mm）、腹股沟淋巴结声像；④胆囊未探及。胸腹部CT示：①肝内多发转移，肝门旁肿大淋巴结；②左肾上腺肿块，考虑转移瘤可能性大；③右肺多发结节性质待查，考虑转移。

中医：肝肾亏虚，治以补肝肾，清热解毒。

方以知柏地黄汤合三胶汤加味。

药用：知母12克，黄柏12克，熟地40克，生地30克，牡丹皮12克，山药30克，枣皮30克，砂仁6克，九香虫10克，穿破石40克，虎杖30克，黄精15克，阿胶15克（烊化），龟甲胶10克（烊化），鹿角胶20克（烊化），红枣20克，黄芪40克，鸡血藤20克。中药7剂，每天1剂。

3月11日查房，患者服完7剂后复查血常规：白细胞 $2.07\times10^9/L$，血小板 $41\times10^9/L$，予守上方7剂继服。

【病案5】患者诉于2011年12月在湘潭三医院行直肠癌根治术，术后确诊为直肠癌（未见病检结果），术后行两周期化疗（具体方案及用药不详），术后一般情况可，未复查，2014年1月起出现头晕，伴恶心，无呕吐，而于2014年2月10日至邵阳医专附属医院行头部MR示：①右侧小脑半球占位，结合临床直肠癌手术史，考虑为脑转移瘤；②脑白质疏松症，脑内多发腔隙性脑梗死；③双上颌窦炎症。后于2014年2月28日至湘雅二医院行PETCT示：①直肠呈术后改变，局部未见复发征象；②中腹部左侧腰大肌前方、盆腔降结肠后内方、左侧精囊腺上方糖代谢增高的团块影，考虑为转移性病变；③腹膜后、纵隔主动脉弓前、左侧锁骨区糖代谢增高的淋巴结，考虑为淋巴结转移；④右侧小脑半球混杂密度占位病变，伴不均匀糖代谢增高，考虑为脑转移；⑤右侧股骨颈糖代谢增高灶，考虑为骨转移；⑥考虑左侧输尿管受累，并左输尿管上段、左肾盂扩张，左肾萎缩；⑦双肺门和纵隔腔气间隙见糖代谢增高的淋巴结，考虑为非特异性炎性淋巴结；⑧左肺下叶基底段少许纤维灶。患者为求进一步诊疗于2014年3月5日第一次来我院就诊，治疗上予以3月10日在局麻下行肠系膜上动脉灌注化疗（奥沙利铂150mg），配合希罗达1500mg口服，2次/日，d1～d14，并于2014年3月12日开始行小脑转移灶γ－刀治疗11次，总剂量5050cGy，症状明显缓解出院。出院后第3天患者出现头晕、头痛，予以甘露醇静滴后缓解。于2014年4月17日、5月10日行奥沙利铂＋卡培他滨片化疗2个周期（奥沙利铂200mg静滴d1，希罗达1500mg，口服，每日2次）。1天前复查血常规示：血小板40×10^9/L；今患者为求进一步化疗，于2014年5月20日入院。患者偶有里急后重，小腹胀痛，无恶心、呕吐、无黑便、牙龈出血、皮下瘀斑，精神可，饮食较差，乏力，睡眠可，无畏寒发热，大小便正常，舌质暗，有瘀斑，少苔，脉细涩。给予白介素－11，1.5mg/d，皮下注射。

中医予健脾理气、补气养血，

方药：香砂六君子汤、三胶汤、二至丸加减［木香10克，砂仁6克，黄芪40克，鸡血藤25克，党参15克，白术15克，茯苓15克，蛇莓30克，藤梨根30克，阿胶10克（烊化），龟甲胶10克（烊化），鹿角胶10克（烊化）女贞子15克，旱莲草20克，黄精15克，炙甘草15克。5剂水煎服，每日1剂］。5月25日复查血常规示：血小板96×10^9/L。

五、四藤一仙汤临床运用

四藤一仙汤组成：鸡血藤25克，海风藤30克，络石藤20克，钩藤15克，威灵仙20克，生黄芪40克，桂枝10克，白芍

10 克，生姜 6 片，大枣 6 枚。

功能：补气和营、祛风通络。

主治：用于防治化疗药所致神经炎，治疗多发性肌炎、重症肌无力、脑瘤放疗、手术后等疾病。

加减：风痹者加防风、秦艽；寒痹者加制附子、细辛，湿痹者加防己、生薏苡仁；热痹者加忍冬藤、豨莶草，痛剧者加追地风、海桐皮。

【病案 1】 患者，男，52 岁，胃癌剖腹探查术后。患者今年元月无明显诱因出现腹胀、食欲下降和体重进行性下降，经当地医院胃镜及活检示：胃中分化腺癌。即在当地医院行剖腹探查术，因无法切除即关腹。于今年 1 月来笔者所在医院，全身 PET－CT 检查示：①胃窦、胃体部小弯侧胃壁不规则增厚，伴代谢增高，符合胃癌；②病变累及十二指肠球部及降段上部，并侵及胰前间隙；③左锁骨上、纵隔内、腹膜后、腹腔内及盆腔内多发淋巴结转移；④右膈肌及腹膜广泛转移；⑤肝内多发转移；⑥胰颈部转移；⑦大量癌性腹水。诊断：胃中分化腺癌术后全身多发转移。治疗予以泰素 270mg，第 1 天，静脉滴注，草酸铂 200mL，第 1 天，优福定 4 片，3 次/日，第 1～14 天，每 21 天重复，共化疗 6 个疗程，并辅助免疫、中药四藤一仙汤 15 付/疗程，防止毒性反应及营养支持等治疗。患者经第 1 个周期治疗后食欲明显增强，腹胀腹水明显好转；4 个周期化疗后左锁骨上淋巴结缩消失，上腹部肿物缩小，疗效 PR。第 2 个周期开始出现双下肢发麻，时有烧灼感，舌质暗红，苔黄腻，脉细涩。

予四藤一仙汤加忍冬藤 15 克，豨莶草 15 克，每日 1 剂，水煎 2 次，取汁 200mL，早晚分服，15 付/疗程。

服药期间在第 3 个化疗期间除双下肢双手指麻木外，开始出现四肢轻度烧灼感，舌质红，苔黄，脉数有力。于前方重用忍冬藤 30 克，豨莶草 30 克，1 个疗程后双下肢发麻烧灼感，双手指发麻明显减轻，随后续服4个疗程之后，上述症状消失，随诊未见复发。

四藤一仙汤为扶正祛邪之剂，调和营卫，补益气血之基础上祛风散寒，除湿通络，是祝谌予教授治疗糖尿病周围神经病的经验方。笔者认为化疗所致周围神经炎属中医痹证，其病机：化疗药物外毒内侵后致气阴两虚、寒湿复困、血脉淤滞，治疗宜益气养阴、活血通络、散寒除湿，其病机、症状及治疗与糖尿病周围神经病相同。故选用四藤一仙汤防止化疗所致的周围神经炎。

方中黄芪桂枝五物汤与鸡血藤相伍益气血、和营卫、通血脉、扶正也；海风藤、络石藤、威灵仙祛风湿、通络止痛；配钩藤之用者，以之镇静熄风、除筋脉、肌肉之挛缩抽搐配伍之妙为：取四藤以藤达络、走四肢，络通四肢麻木除。诸药和合共奏祛风除湿、散寒通络止痛之效。化疗出现周围神经炎时，西医处理为停用药物，增加营养、激素治疗、营养神经及其他对症治疗，到目前为止西医无特异性的治疗方法和预防措施。

目前研究神经保护剂以预防周围神经毒性，至今还没有疗效确切、毒性低的新药出现。笔者使用四藤一仙汤防治草酸铂所致周围神经毒性反应，取得显著效果，预防组用药后随草酸铂累积剂量虽然增加，但神经毒性症状明显减少。

【病案2】患者袁某，男，75岁，患者因“胸腰部疼痛、活动不利3月余，疼痛加重，伴双下肢麻木1周。”于2012年3月2日入院。

患者2011年12月下旬因搬重物引起胸腰部疼痛，于2012年1月16日至广东省中医院就诊，X线提示左下肺背段占位，T_9椎体压缩；胸椎MRI提示：①T_7、T_8、T_9、T_{10}、L_2、L_4、L_5椎体及附件多发骨质信号异常，考虑转移瘤可能性大，并T_9椎体病理性压缩骨折；②胸腰椎退行性变：$L_{4/5}$椎间盘轻度突出。于2012年1月19日送手术室在局麻下行椎体成形术（T_8、T_9）+

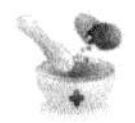

椎骨活检术（T_8）。T_8 椎体病灶穿刺病理示：考虑低分化腺癌骨转移。术后给予凯时改善循环骨肽调整代谢，抗骨质疏松治疗，使用止痛药。近日患者胸腰部疼痛加重，伴双下肢麻木1周、左下肢肿胀，入我院就诊。入院症见：神清，精神睡眠可，胸腰部疼痛，伴双下肢麻木、疼痛，不能行走及平卧，左下肢肿胀，左臀部压疮，大约2cm×1.5cm，食欲一般，大便4～5日1次，小便正常，失眠、大便干，舌质红、舌苔干糙，右脉关弦、左脉关虚。

中医辨证：脾胃湿热、经络不通、肝阴亏虚。

治法：温通经络、祛风止痛，清热解毒，疏肝养肝潜阳。

方药：四藤一仙汤、升降散、二至丸加减，药用：黄芪30克，柴胡10克，黄芩20克，蝉蜕6克，僵蚕6克，姜黄30克，蒲公英30克，槟榔30克，牵牛子6克，忍冬藤40克，鸡血藤30克，海风藤30克，牡蛎30克（先煎），龙骨30克（先煎），穿山龙20克，石见穿20克，穿破石20克，女贞子20克，山茱萸20克，桂枝10克，生地黄30克，炒薏苡仁15克，薏苡仁20克，鸡内金10克，川牛膝30克。5付，水煎服，2次/日。

二诊患者睡眠好转、肢体疼痛减轻，上腹部疼痛、大便秘结、右下肢肿胀，舌苔黄腻而燥、质红，左脉弦数、右脉滑数。

守上方去柴胡、黄芩、穿山龙，改黄芪50克、桂枝15克，加天竺黄15克，三棱15克，大黄6克（后下），桃仁10克，土鳖虫6克，莪术15克，细辛6克，5付，水煎服，2次/日。

三诊患者睡眠好转、肢体疼痛麻木减轻、上腹部疼痛、大便质软，但解除困难，右下肢肿胀明显减轻，舌苔薄白黄、质红，左脉弦数、右脉细数。

守上方去牡蛎、独活、三棱，改黄芪60克，细辛10克，大黄15克（后下），牵牛子10克，加炙甘草15克，枳实15克，芒硝10克（冲服）。10付，水煎服，每日1剂，2次/日。

四诊患者压疮、睡眠好转、肢体疼痛麻木减轻，上腹部疼痛加重、连及腰部，大便质软，但解除困难好转，右下肢肿胀消除，舌苔薄白、质淡红，左脉弦数、右脉细数。

守上方去姜黄，改莪术30克，加瓜蒌皮40克，厚朴20克，乳香10克，没药10克。10付，水煎服，每日1剂，2次/日。

本患者肺癌、肝转移、多发骨转移、压疮，是相当晚期患者，主要是对症治疗，治人治病。中医认为恶性肿瘤的发生，由于机体正气虚损，气血阴阳失和，则瘀血、痰饮、热毒内停，循经络窜行，导致脏器虚衰，络中气虚不能行血，血行缓慢，血循不畅，渐使瘤块生成，损伤络脉，在此基础上，若毒邪亢盛，肿瘤无限增殖、浸润、转移，进而成转移瘤。因此，本病治疗特点是着眼于经络治疗（益气温经、活血化瘀、通络止痛）。

实验及临床研究证明，肿瘤患者普遍存在着络脉痹阻之血瘀证，即脉络中循行迟缓和不畅的病理产物，直接影响脉络生理功能的实现，从而使络脉凝滞，处于血瘀状态，由轻度血瘀证发展成为重度血瘀证。因此，通络活血化瘀已成为中医药治疗肿瘤的重要法则。

四藤一仙汤为扶正祛邪之剂，调和营卫，补益气血之基础上祛风散寒，除湿通络，是祝谌予教授治疗糖尿病周围神经病的经验方，笔者常用于防治化疗药所致神经炎和抗肿瘤治疗，在疑难病治疗方面也有所创新，如治疗多发性肌炎、重症肌无力、脑瘤手术后偏瘫等疾病获得较好的疗效。

四藤一仙汤中黄芪桂枝五物汤与鸡血藤相伍益气血、和营卫、通血脉、扶正也；海风藤、络石藤、威灵仙祛风湿、通络止痛、抗癌；配钩藤之用者，以之镇静熄风、除筋脉、肌肉之挛缩抽搐，配伍之妙在取四藤以藤达络、走四肢，络通四肢麻木除，诸药和合共奏祛风除湿、散寒通络止痛之效。

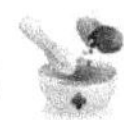

六、运用山茱萸的体悟

山茱萸味酸，性微温，归肝肾二经，是临床常用中药，具有以下功效：

（1）补虚固脱：近代医家张锡纯云："茱萸救脱之功，较参、芪、术更胜哉！"又说："救脱之药，当以萸肉第一"。山茱萸善补肝，凡人身气血将散者，皆能敛之，故其善治阴阳两虚之喘息、自汗、怔忡、失精、小便失禁、大便滑泻等危重证候。临症常以山茱萸 50～100 克煎浓汤服。

（2）滋阴敛汗：肝为厥阴，其虚极之时，可见虚汗淋漓，或但热不寒，汗出而热解，或又热又汗之危候。因肝胆相为表里，厥阴肝经之忽热忽汗之症，尤如少阳胆经之寒热往来之候，治疗需补肝滋阴以除寒热。《神农本草经》谓山茱萸主寒热，其实为肝经虚极之寒热，因山萸肉能敛汗，又善补肝，故用于肝经虚极、元气欲脱之寒热往来、大汗淋漓之症有效。

（3）补肝舒肝：《内经》云："过怒则伤肝"，肝藏血、主筋。肝伤，气血虚，则筋失所养而筋脉拘急，麻木不仁，伸屈不利而痛。又肝胆中藏相火，肝虚则疏泄失职，相火难以周流全身，以致郁于经络之间，与气血凝滞而痛。治疗宜补肝舒肝并举，补血活血同施。《神农本草经》云："山茱萸主温中，逐寒湿痹。"山茱萸不仅能补肝，且能舒肝通利气血，故临床常用于治疗肝虚所致腿痛，有补肝行痹之功。

（4）收敛固涩：山茱萸具有收敛之功，又兼开通之力，可补肺络及胃中血络，又不致有留瘀之患。久咳不愈而气血上逆之咯血，或肝虚火旺损伤胃络之吐血患者，临床常用山茱萸加龙骨、牡蛎，或加三七粉冲服，常可起到意外之疗效。

张锡纯先生（1860—1933 年）是我国近代一位著名中医学

家，他一生脚踏实地、勤于实践，救死扶伤，堪为大医。先生治学严谨，集毕生医疗实践之经验，著《医学衷中参西录》，内容精湛丰富，在学术上有许多独特的见解，对临床具有极高的价值。其中对脱证的治疗别出心裁，效果卓著，令人折服。笔者研读体悟，受益匪浅，临床运用山茱萸治疗脱证有所创新。

【病案1】患者温某，女，52岁，支气管肺泡癌综合治疗后3年、肺功能较差，2012年5月27日患者突然出现气喘加重、在家里吸氧不能缓解而急诊入院，目前患者呼吸急促、说话困难、不能活动、生活不能自理，干咳、痰白黏、鼻不能辨气味，饮食一般、大便可、舌苔薄白、质暗、舌下静脉曲张瘀紫、脉浮数、沉取无力。患者目前指脉氧饱和度维持在85%，脉搏119次/分，血压90/60mmHg，呼吸30次/分。心率120次/分，律齐无杂音，三凹征明显。

辨证：气阴亏虚、痰瘀阻滞。

治以补气温阳、益气养阴、祛风化痰、活血化瘀。

方选：参附汤、升降散、三子养亲汤加味。

药用：红参6克（另煎），制附片10克（先煎），辛夷30克（布包），牛蒡子15克，蝉蜕20克，僵蚕15克，山茱萸50克，鸡内金15克，黄芩20克，全蝎6克，白附子15克，芥子15克，紫苏子30克，菟丝子30克，太子参40克，麦芽30克，砂仁6克（后下），桃仁10克，土鳖虫6克，赭石30克（先煎）。3剂水煎6包，200mL/包，每日1包。

患者左肺已经没有功能、右肺只有1/3的功能，患者病情较重，随时都可以出现脱症，急者治其标。

本案处方特点：①重用山茱萸收涩敛固脱基础上加红参、太子参补气固脱、菟丝子补肾固根；②制附片扶阳、赭石降逆潜阳；③重用辛夷宣肺通窍，牛蒡子加强宣肺通窍作用；④升降散调畅全身气机，辅用黄芩、麦芽疏肝调枢；⑤麦芽、鸡内金、砂

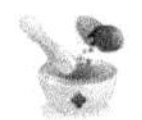

仁调中枢；⑥全蝎、白附子、芥子、紫苏子、蝉蜕、僵蚕大队祛风化痰；⑦桃仁、土鳖虫活血化瘀。

患者服用中药2天后，气促、咳痰明显好转，间断吸氧，鼻已能闻香臭矣。

【病案2】 蔡某，女，79岁，患者因“右上肺癌综合治疗2年余，气促4天。”于2012年11月6日入院。

患者自诉2010年5月在广医附一院呼研所诊断为“肺癌”，遂行右肺上叶切除术及淋巴结清除术，术后病理显示：中度分化腺癌，肿瘤直径大小约2.5cm，无淋巴结及脉管转移。术后并发“心房纤颤”后转心内科住院治疗好转后出院，后定期复查未见肿瘤复发。2011年4月检查发现两肺粟粒样小结节，性质待查，未予处理。2011年9月在广东省人民医院复查示：两肺散在小结节病灶增多增大，复查CEA为53ng/mL；肿瘤基因：EGRF突变阳性，鉴于患者为肺腺癌无吸烟时，2011年10月20日开始服用特罗凯150mg，每日1次，口服靶向治疗共8个月，起初复查胸部CT显示病灶减少、缩小；2012年6月8日，复查胸部CT，见病灶增加、增大，考虑是耐药，故停用特罗凯，改为中成药志苓胶囊（用法、剂量不详）2个月余，患者间有咳嗽，2012年9月7日复查胸部CT，见两肺散在小结节明显增多、增大，CEA升高至258ng/mL，患者拒绝化疗，4天前患者无明显诱因下出现气促，偶伴咳嗽，无发热、寒战，无恶心、呕吐，无头痛、头晕，现患者为求进一步治疗急诊入院。入院症见：神清、睡眠尚可，气促，胃纳、纳眠、二便均可，舌质淡而干，苔少，脉浮数、沉取无力，体重无明显变化。辅查：血常规未见明显异常，生化示碱性磷酸酶（ALP）124U/L，乳酸脱氢酶（LDH）535U/L，超敏肌钙蛋白I<0.01μg/L，血气分析示氧分压（PaO_2）7.3kPa，二氧化碳分压（$PaCO_2$）5.3kPa。胸片示右侧肺癌术后改变，双肺多发转移瘤，对比2011年4月30日CT

定位像，现肺内病灶明显增多、增大，并左侧胸腔积液。彩超示双侧胸腔探查：双侧胸腔均探及液性暗区，左侧胸腔较大暗区切面约7.6cm×9.1cm，右侧胸腔较大暗区切面约1.8cm×4.0cm。心包腔未见积液声像。患者目前指脉氧饱和度维持在80%～95%，脉搏109次/分，血压140～120/80～60mmHg，呼吸28次/分，心率130次/分，心律不齐，二尖瓣二级吹风样杂音，三凹征明显。胸片提示双肺多发转移，考虑患者呼吸换气功能下降。目前诊断：①Ⅰ型呼吸衰竭；②右上肺中分化腺癌术后　双肺转移及左第4后肋骨侵犯；③冠心病不稳定性心绞痛　心功能Ⅱ级　阵发性房颤；④高血压病Ⅰ级（高危组）。目前已使用氨茶碱、顺尔宁、阿斯美等平喘、扩气管等对症处理。

中医辨证：阳气亏虚、肺气上逆。

治以补气温阳，降肺止咳。

四逆汤加味：西洋参4袋，制附子1袋，细辛1袋，干姜1袋，山茱萸4袋，仙鹤草2袋，巴戟天3袋，桔梗1袋，苦杏仁1袋，旋覆花1袋，赭石1袋，炙甘草2袋。3剂，每日1剂，3次/日，口服。

11月11日查房，患者服用上方6剂后明显好转，已行左侧胸腔引流管术，目前已总共引流1000mL胸腔积液，无发热、寒战，无胸闷、气促，持续吸氧，查体同前。守上方去赭石，加煅牡蛎1袋，防已2袋，葶苈子2袋。3剂，每日1剂，3次/日，口服。

11月13日查房，患者诉昨日脱离氧气，可步行至厕所，自觉乏力，无发热、寒战，无恶心、呕吐，无头痛、头晕，舌质淡而干，苔少，脉浮数、稍有力，胸片示胸水较前减少。今日继续予夹管，明日予放胸腔积液，如较多，考虑予胸腔化疗灌注。

中医辨证：阳气亏虚、肺气上逆。

治以补气温阳，降肺止咳。

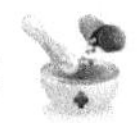

方药：白毛藤20克，石上柏20克，防己50克，龙葵30克，葶苈子30克，车前子20克，花椒10克，麦芽30克，制附片10克，细辛6克，鸡内金30克，降香6克，桑白皮30克，木香6克，姜黄30克，化橘红15克，羌活15克，浮小麦60克，牡蛎30克，泽泻30克。3剂水煎6袋，200mL/袋，每日1袋。

西洋参2袋，干姜1袋，山茱萸2袋，仙鹤草2袋，巴戟天1袋，僵蚕1袋，蝉蜕1袋，地龙1袋，全蝎1袋，黄精1袋，女贞子1袋，菟丝子1袋，猪苓1袋。12剂，每日2次，冲服。

11月20日患者无胸闷、气促，无恶心、呕吐，无头痛、头晕等不适，食欲睡眠一般，大小便正常。出院时带13日原方及剂量。

本案初诊在重用山茱萸的基础上加西洋参、炙甘草益气补肺补土，制附子、细辛、干姜温通回阳，仙鹤草助山茱萸加强收敛固涩，巴戟天补肾固根，桔梗宣通升、苦杏仁、旋覆花、赭石降肺胃之气助收肝气，熔收敛、益气、温通、回阳、调肺、胃、肝之气机升降等法于一炉，获得了“一剂知，二剂已”之效。

七、临床运用扶阳疗法举隅

【病案1】患者巫某，女，68岁，患者因“胆管癌术后11个月余，发烧5天。”于2012年2月1日入院。

11个月余前，患者黄疸在我院确诊为胆管癌，于2011年2月21日下午在全麻下行“高位胆管癌切除术+左半肝切除术+胆囊切除术”，术后病理示：①左肝管硬化性胆管炎并肝外胆管高-中分化腺癌。肿瘤浸润管壁深层。神经周围有肿瘤细胞浸润。血管、淋巴管内无癌浸润。②早期胆汁淤积性肝硬化，肝内小胆管异性增生。③胆囊结石并慢性胆囊炎。经过积极治疗，患者病情稳定，黄疸较前减轻，饮食基本正常，血糖稳定而出院。2011 年 5 月份行 CT 检查：①胆管癌术后，肝左叶及胆囊切除，右肝管 U 型引流管留置，肝右叶内胆管扩张，部分积气，考虑为炎症，腹腔淋巴结转移。②双肾小囊肿。③右肺下叶节段性不张。④左侧肾上腺饱满。后患者在广州某院除 U 型引流管，给以胆管支架植入。目前患者因发热 5 天入院治疗。入院症见：患者神清，精神较差，发热，体温 38.2℃，无寒战，面部晦暗，腹胀明显，口干，口腔溃疡，纳差，乏力，消瘦，大便秘结，小便茶色，双下肢水肿，舌质红，苔薄白，脉弦数。1997 年患者诊断为糖尿病，口服药物治疗，血糖维持稳定，西医予抗感染等对症治疗。

中医辨证：气阴两虚、气滞湿阻、肝胆湿热、热毒血瘀、阴损及阳。

治法：温阳益气养阴、清热解毒、活血利湿消肿、疏肝理气消食、通腑消积。

方药：白虎汤、生脉散、大柴胡汤、薏仁附子败酱散加减；太子参 40 克，石膏 90 克（先煎），大黄 15 克（后下），生地黄 30 克，炒槟榔 20 克，槟榔 30 克，麦冬 30 克，鸡内金 15 克，制附片 15 克（先煎），炒莱菔子 15 克，砂仁 15 克（后下），柴胡 15 克，黄芩 20 克，败酱草 30 克，薏苡仁 60 克，炒薏苡仁 20 克，炒麦芽 30 克，厚朴 30 克，广金钱草 40 克，有瓜石斛 30 克，泽兰 30 克，黄芪 20 克，茯苓皮 40 克。3 付水煎服，每日 1 剂。

次诊，上方患者共服 6 付，现神清，精神一般，体温 37℃，无寒战，面部晦暗，腹胀较前减轻，口干、口腔溃疡好转，饮食有一定改善，乏力，消瘦，大便次数较前增多明显，有泡沫及很多不消化积滞，小便茶色，双下肢水肿较前减轻，舌质红，苔薄白，脉弦数。查体：浅表淋巴结未触及肿大，心肺听诊正常，腹

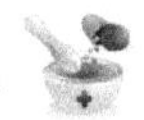

部胀大，叩诊有鼓音，腹部移动性浊音阳性，肝脾未触及，双下肢中度水肿。

西医予护肝、抗感染等治疗。

中医守上方改太子参50克，石膏60克（先煎），制附子10克（先煎），砂仁10克（后下），槟榔20克，黄芪30克，加大腹皮40克，猪苓40克。

本案用附子温阳——扶阳疗法，我们在临床中经常用到川乌、砂仁、桂枝、肉桂、花椒、吴茱萸、小茴香等温阳之品。其实，临床上因阳虚、寒积而致肿瘤生成或肿瘤病程中出现阳虚阴盛的情况十分常见，而中医肿瘤临床医生使用扶阳法治疗的却不多见。究其原因，一则是中西医学理法的简单混解，以“火热邪毒”释“炎症”，以“清热解毒”抗“感染”，且与目前研究清热解毒药具有抗肿瘤作用，中药西用之风盛行有关。二则是对辛热温中药物疗效掌握不透，恐药毒为害，惧用之。

本案主要以清、下、利、温等法为主，熔白虎汤、生脉散、大柴胡汤、薏仁附子败酱散四方为一炉，体现攻补兼施之法，炒槟榔、槟榔、炒莱菔子、薏苡仁、炒薏苡仁、炒麦芽，生炒同用，根据脾胃的各自特性用药，健脾养胃、防止伤阴，有瓜石斛、麦冬、茯苓皮、泽兰清热生津与利水同用，到达利尿而不伤津。二诊加大腹皮、猪苓利水，取通阳不在温，而在利小便之意。

【病案2】翁某，男，39岁，住院号31519；于2013年11月26日19时10分因“右肩背部疼痛3个月余，咳嗽、胸痛10余天。”辅助检查：B超（2013年11月21日四川省宜宾市第二人民医院，检查号99073）：肝内钙化灶；脾大；双肾测值增大，实质回声稍增强：请结合临床。胸部CT（2013年11月21日四川省宜宾市第二人民医院，CT号463240）：①右肺上叶纵隔旁示一不规则软组织肿块影，考虑为肺癌可能，建议CT增强扫描。②主动脉窗内示软组织结节影，纵隔淋巴结肿大？③第 3、第 4 层面左侧肋骨骨质内示不规则低密度影，周边示软组织密度影，右侧肩胛骨密度不均匀，考虑：骨质破坏、转移瘤可能。④右肺上、中、下叶及左肺上、下叶示多个囊状含气空腔，考虑肺大疱。ECT（2013 年 11 月 21 日四川省宜宾市第二人民医院，ECT 号 21005）：右侧肩锁关节区，左侧第 1 前肋骨，左侧股骨内踝区呈放射性核素异常积聚，考虑骨病变可能，结合病史，可疑骨转移病变，请结合临床分析，建议定期随访、复查骨显像。细胞学（2013 年 11 月 23 日四川省宜宾市第二人民医院，病理号 20139289）：颈前包块穿刺涂片见少量异性细胞，倾向恶性肿瘤，建议进一步检查。头颅 CT（2013 年 11 月 26 日四川省宜宾市第二人民医院，CT 号 464003）：左侧颞叶病灶，考虑颅内转移性病变：请结合临床资料。

12 月 27 日查房，患者诉右侧肩锁关节区，左侧第 1 前肋骨、右下肢疼痛，舌质红，苔厚腻、脉虚浮、沉取无力。陈皮 20 克，茯苓 20 克，半夏 10 克，苡仁 30 克，黄芪 40 克，桂枝 10 克，白芍 30 克，桑枝 30 克，羌活 15 克，姜黄 30 克，川乌 6 克（先煎），草乌 6 克（先煎），海风藤 30 克，牛膝 30 克，络石藤 30 克，鸡血藤 30 克，威灵仙 20 克，炙甘草 20 克，土鳖虫 10 克。5 剂，水煎服。

1 月 3 日查房，患者诉右侧肩锁关节区、左侧第 1 前肋骨、右下肢疼痛减轻，口干，舌质红，苔厚腻、脉虚浮、沉取无力。守上方去半夏，加沙参 30 克，石斛 30 克，蝉蜕 10 克，僵蚕 10 克。7 剂，水煎服。

1 月 10 日查房，患者诉口干好转，上肢、肩背疼痛明显缓解，腰部、下肢疼痛减轻，咳嗽时下肢疼痛，舌苔中部厚腻减少，舌质淡、脉略浮、沉取有力，守上方加黄芪 60 克，独活 15 克，去桑枝。7 剂，水煎服。

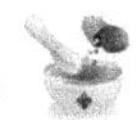

八、中医治疗癌症疼痛的体悟

中医药在治疗癌症疼痛方面具有升高痛阈，减低肌体对不良刺激反应程度的作用；可以改变精神内环境来延缓及减轻疼痛的发生。中药止痛作用缓慢而持久，与西药止痛剂配合可减少西药的用量，并具有无成瘾性、耐药性及毒副反应少等优点。目前，中医治疗癌症疼痛研究主要着手以下方面：①是经放化疗等治疗疼痛不缓解的患者；②不能耐受西药止痛药副作用的患者。

（一）二虫三藤三子汤治疗骨癌痛的体会（此文发表在《中国医学创新》2010年2月第7卷第5期）

【关键词】二虫三藤三子汤；骨癌癌；中医治疗

癌症患者在疾病的早晚各期都可能发生疼痛，疼痛是癌症患者最常见和最难忍受的症状之一，常比癌症引起的死亡更令人畏惧。世界卫生组织（WHO）已将控制癌痛作为第三种抗癌手段。癌痛多为慢性痛，其发生取决于肿瘤的类型和分期。早、中期癌症患者中30%～50%有中度到重度疼痛，进展期癌症患者中75%伴有疼痛。癌痛严重影响患者的生活质量，使患者从精神、生理、心理和社会等多个方面都受到影响，给患者带来极大的痛苦，食欲差，睡眠不安，忧郁、恐惧，对生活失去信心。西医对于癌痛的治疗除了放化疗以及骨痛用核素治疗外，就是传统的3阶梯止痛方案，随着疼痛的逐渐升级，患者对止痛药（非甾体类抗炎药、弱阿片类药、强阿片类药）逐渐产生耐药性。笔者在临床上针对骨癌痛，自拟二虫三藤三子汤重用芍药加减治疗，效果显著，介绍如下。

1. 方药组成　白芍60～100克，甘草10克，鸡血藤30克，鸡矢藤30克，常春藤30克，全蝎10克，蜈蚣3条，肿节风

30克，女贞子20克，枸杞子30克，菟丝子20克，姜黄20克，寻骨风30克，茯苓30克，鸡内金10克。水煎服，每日1剂，每剂分2次服用。

2. 辨证加减 恶性肿瘤发生骨转移时已属晚期患者，其病机主要是肝肾亏虚、气血阴阳失调、虚实夹杂。因此，临床应从以下4个方面辨证加减。

（1）辨气血阴阳：阳虚加附子、桂枝、干姜；阴虚加百合、沙参、石斛；脾胃虚寒加高良姜、荜拨、吴茱萸、干姜等；气血亏虚者加人参、当归、白术、黄芪、熟地、阿胶；瘀血内结加桃仁、红花、皂刺、炙山甲等。

（2）辨病变脏腑：病位在肝部（具体如鼻咽癌、乳腺癌、前列腺癌、睾丸癌）加柴胡、郁金、香附、丹参、川楝子等；病位在胃脘部（具体如胆管癌、胰腺癌、肝癌、胃癌等），瘀毒内阻，症见胃脘刺痛，灼热疼痛。食后痛剧，口干思饮，脘胀拒按，心下痞块，或有呕血便血，肌肤枯燥甲错，舌质紫暗或见瘀点，脉沉弦细涩或弦数；瘀毒内阻胃痛加三棱、莪术、蒲黄、五灵脂等；便干加胡麻仁、郁李仁等；呕血、便血加仙鹤草、血余炭、槐花炭、地榆炭等；便溏加白术、扁豆、薏苡仁等。病变在胸部（食道癌、肺癌）加地龙、蜂房、白花蛇舌草，细辛。

（3）辨疼痛部位：头痛加天龙、川芎、全蝎、天麻；肩部痛加姜黄、海桐皮；上肢痛加桑枝、桂枝；下肢痛加牛膝、千年健；胸痛加桔梗、瓜蒌、薤白；盆骨痛加刘寄奴、苏木、地龙。

（4）辨病理属性：病理属鳞癌加紫草、冬凌草、白屈菜、白花蛇舌草、半枝莲等；病理属腺癌加重楼、射干、山慈姑、海藻、昆布等。

3. 讨论

（1）作用：①方中重用大剂量的芍药配甘草，白芍味酸性寒，甘草性味甘平，二药合用，酸甘化阴，酸入肝，肝主筋，通

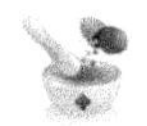

过柔肝阴达到柔和筋脉、缓急止痛之教。②鸡血藤、鸡矢藤、常春藤，三藤活血补血，抗癌通络止痛；著名老中医刘炳凡善用上藤汤治疗肿瘤，效果很好。③全蝎、蜈蚣祛风通络，攻毒散结；肿节风，寻骨风、姜黄清热解毒，祛风化湿，理气活血，攻毒抗癌止痛。④女贞子、枸杞子、菟丝子，著名中医学家余桂清善用三子补肝肾，强筋骨；通过补肝肾，强筋骨能使骨得以新生，从根本上防治骨肿瘤转移及复发。⑤茯苓、鸡内金健脾胃，助消化，通过脾胃的运化使水谷精微能够被充分利用。全方共用，以达补血养血、通经活络、祛瘀止痛之目的。

（2）体会：中医把肿瘤看作是一种全身性疾病，骨转移虽然是肿瘤在机体局部的表现。但它反映了内部脏腑功能失调。笔者推崇石玉林名老中医对癌骨转移的病因、病机有着独到的见解。根据中医“肾主骨生髓”的理论，他认为骨转移的病因主要是肾虚，乃肾气亏损。肾阴不足，阴阳失调所致，特别是患癌后造成心理上的长期恐慌而进一步伤肾；同时长期过度忧思伤脾。脾虚不能运化足够的水谷精微濡养肾，使肾进一步亏虚。肾虚不能养髓生骨，致骨不生，不强，不坚，加之气血两虚，使易被癌瘤所侵袭。治则除软坚散结，活血化瘀外，必须以温补肾阳，滋补肾阴，平衡阴阳，调理气血为主，以补肾养髓、生骨强骨，使骨得以新生，癌瘤得以消失，从而使该病得以根治。而以往的化疗、放疗，在杀癌细胞的同时也杀灭了正常的骨细胞，抑制了正常骨细胞的新生和再生。因此，这是两种截然不同的治疗观点。

后记：在本书出版之际，有一河北石家庄乳腺癌、多发骨转移的患者，骨痛口服止痛药无法缓解，在医学专业网上查到笔者的文章，按照该方药服用 5 剂疼痛明显缓解，因口服中药剂量、下肢麻木等给笔者电话咨询。

（二）中医治疗癌症疼痛验案

【病案1】患者王某因“腰痛2个月余，右下肢疼痛10天。”于2012年7月6日入院。患者2个月前无明显诱因下出现腰部疼痛，自敷中药敷贴后疼痛缓解，后出现背部肋骨疼痛，自服布洛芬等止痛药效果不佳，10日前出现右下肢疼痛，以右膝关节为主。2012年7月4日至哈医大二院CT平扫+增强示：①肝弥漫性病变；②肝内胆管结石；③肝内多发低密度灶，缺乏血供，强化不典型，请结合其他检查；④胆囊结石；⑤胆总管近十二指肠乳头处结石；⑥胰头前方及腹膜后多发结节，考虑为肿大淋巴结；⑦椎体骨质破坏，脊柱结核除外。近10天来，腰痛及右下肢疼痛逐渐加重，平卧、行走或坐起时明显加重，侧卧可缓解，为求进一步治疗至我院就诊，门诊以“腰腿痛查因”收入我科。入院后完善相关检查，血常规示：白细胞总数$6.24\times10^{9}/L$；红细胞总数$4.02\times10^{12}/L$；血红蛋白浓度140g/L；血小板总数$98\times10^{9}/L$；生化示：谷丙转氨酶42U/L；谷草转氨酶74U/L；总胆红素14.1μmol/L；碱性磷酸酶719U/L；总蛋白66.0g/L；白蛋白36.3g/L；尿素6.17mmol/L；血肌酐60μmol/L；糖化血红蛋白比值7.64%；葡萄糖7.14mmol/L。尿常规及凝血四项未见明显异常。患者多发转移性肿瘤，肿瘤原发灶不明，为进一步明确诊断，建议家属于广州军区总医院行PET－CT检查，结果示：①左侧颈部、左锁骨上区、纵隔、腹膜后及肠系膜多发高代谢肿大淋巴结，考虑恶性病变，建议活检。②全身骨骼广泛骨转移，伴腰3椎体病理性骨折。③右肺上叶及左肺下叶多发良性小结节；左肺斜裂增厚；右肺炎性改变。④肝右叶小囊肿；胆囊结石；双侧上颌窦黏膜增厚。⑤余未见明显异常。行左颈部淋巴结活检，病理示：（左颈部）低分化癌，考虑低分化腺癌，建议：①需加做免疫组化P63、CK5/6、CDX－2、Napsin、SPA协诊；

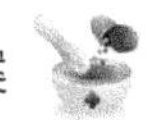

②请临床重点检查胃肠道、肺查找原发灶。免疫组化：CK +，CK7 +，CK20 +，Villin +，S100 -，HMB45 -，MelanA -，TTF -1 -。入院后给予营养支持、止痛、护肝等对症支持治疗。

2012 年 7 月 11 日查房，患者诉上半身出汗、下肢冰冷，靠放热水袋来缓解，背部疼痛，仰卧位疼痛加重难耐，不能平卧，右侧卧位时症状缓解，右下肢疼痛，昨晚疼痛较重，给予曲马多注射液肌注后症状缓解。胃纳欠佳，睡眠可，大便秘结、小便正常，舌苔黄糙，脉弦数。查体：神清，精神可，患者侧卧位休息，双肺呼吸音清，未闻及干湿啰音，心率 92 次/分，心律齐，各心脏瓣膜区未闻及病理性杂音，腹软，腹部无压痛及反跳痛，肠鸣音可。

中医辨证：气虚瘀阻，经络阻滞。

治以补气通络、祛风解毒。

方药：黄芪 90 克，桂枝 15 克，鸡血藤 30 克，威灵仙 30 克，地龙 20 克，蝉蜕 15 克，僵蚕 10 克，姜黄 20 克，全蝎 5 克，大黄 20 克（后下），络石藤 30 克，旋覆花 15 克（布包），赭石 30 克（先煎），制附片 15 克（先煎），桃仁 15 克，土鳖虫 10 克，当归尾 15 克，川牛膝 50 克，钩藤 20 克，牡蛎 30 克，豨莶草 30 克。6 剂，水煎服，每日 2 次。

7 月 16 日查房，患者诉出汗、大便秘结缓解，下肢冰冷稍缓解，已不用放热水袋，其他症状没有缓解，舌脉同上。守上方改桂枝 20 克，全蝎 6 克，制附片 20 克（先煎），加鬼箭羽 15 克，穿山龙 50 克，海风藤 20 克，去旋覆花、赭石，5 剂，水煎服，每日 2 次。

7 月 23 日查房，患者诉出汗、大便秘结、下肢冰冷缓解，但下肢温度稍低，背部及右下肢疼痛有所缓解。守 7 月 16 日方改全蝎 10 克，制附片 25 克（先煎），大黄 25 克（后下），加忍冬藤 30 克，制马钱子 0.5 克，细辛 6 克，炙甘草 30 克。6 剂，水煎服，每日 2 次。患者 7 月 25 日出院回哈尔滨治疗，服完 6 剂中药后背部及右下肢疼痛缓解明显，瞩继续服用 7 月 23 日方。

【病案 2】 阿某、女、64 岁，因胫骨骨转移放疗后疼痛不解 1 个月余于 2012 年 4 月 11 日来门诊就诊，发现肺癌 1 年余，脑转移伽马刀治疗后 8 个月余，口服易瑞沙治疗，胫骨骨转移放疗后 1 个月余疼痛不解、需口服曲马多缓释片，每日 2 次，才能缓解。精神差、言语无力，右下肢胫骨肿胀、麻木、按压时疼痛，饮食差、乏力、口干、舌质红、舌苔黄腻、脉弦，

证属：气虚血瘀、经络阻滞。

方药：黄芪 50 克，桂枝 10 克，玄参 30 克，细辛 10 克，鸡血藤 25 克，广东海风藤 30 克，络石藤 20 克，薏苡仁 30 克，白术 20 克，山楂 20 克，全蝎 6 克，砂仁 6 克，白花蛇舌草 30 克，白毛藤 30 克，半枝莲 30 克，僵蚕 10 克，蝉蜕 10 克，姜黄 20 克，女贞子 15 克，淫羊藿 15 克，芥子 10 克，桃仁 10 克，土鳖虫 6 克。10 剂，5 剂/周，水煎服，每日 2 次。

4 月 26 日复诊，患者诉服用 5 剂后右下肢疼痛明显缓解，已减少曲马多用量，只需每晚口服 1 片，但继续服用后 5 剂疼痛有所加重，精神稍好转，感头部麻木不适。

方药：黄芪 60 克，桂枝 15 克，玄参 30 克，细辛 12 克，鸡血藤 25 克，广东海风藤 30 克，络石藤 20 克，薏苡仁 30 克，白术 30 克，山楂 30 克，全蝎 6 克，砂仁 6 克，白花蛇舌草 30 克，白毛藤 30 克，半枝莲 30 克，僵蚕 10 克，蝉蜕 10 克，赭石 30 克，蔓荆子 15 克，鸡内金 15 克。10 剂，5 剂/周，水煎服，每日 2 次。

5 月 10 日复诊，右下肢疼痛明显缓解、已停用曲马多，局部肿胀消退明显、按压疼痛不明显，头部麻木好转，精神可，纳可。

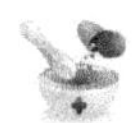

方药：黄芪60克，桂枝12克，百合30克，细辛15克，鸡血藤25克，广东海风藤30克，络石藤20克，薏苡仁30克，白术20克，山楂20克，全蝎6克，砂仁6克，白花蛇舌草30克，白毛藤30克，半枝莲30克，僵蚕10克，蝉蜕10克，姜黄20克，女贞子15克，淫羊藿15克，赭石20克，桃仁10克，土鳖虫6克，钩藤15克。10剂，5剂/周，水煎服，每日2次。

【病案3】海南李先生，男，67岁，诊断为壶腹周围癌，肝转移。主要是上腹部疼痛厉害，吃一般止痛药不行，用哌替啶才能管6小时，我给他处方是：蛇舌草30克，虎杖30克，蜈蚣2条，全蝎6克，元胡30克，三棱15克，莪术30克，太子参30克，茯苓30克，炙甘草20克。7付水煎服5付后疼痛减轻吃一般止痛药就可以解决疼痛。守方治疗，共15付后不需要吃西药止痛药，以后每周5付一直到去世，患者都没有疼痛。

【病案4】印尼泗水患者，女，62岁，诊断为直肠癌，肝转移。不能手术经过了冷冻等长期综合治疗，患者上腹部肿块很大，质硬，疼痛明显，我在印尼泗水期间去看她，给她处方是：太子参30克，三棱15克，莪术30克，蜈蚣2条，全蝎6克，大黄10克，麦冬20克，党参20克，麦芽30克，生山楂30克，丹参30克，三七5克。7付水煎服4付后疼痛减轻，继续服用，半个月后患者去世，去世前无痛苦。

【病案5】新加坡患者，女65岁，诊断为胰腺癌，在新加坡开腹不能手术而来广州南洋肿瘤医院治疗，给予化疗及胰腺肿瘤粒子植入等治疗，来的时候就疼痛吃一般止痛药就可以解决，我给她处方如下：蜈蚣2条，全蝎6克，元胡30克，三棱15克，莪术30克，太子参30克，茯苓30克，生山楂30克，丹参30克，三七5克，炙甘草20克。治疗2年多一直是上方加味治疗，患者没有疼痛直到去世。

【病案6】广州黄先生患者，男56岁，诊断原发性肝癌，右上腹疼痛明显，胀痛、胸胁苦满，舌质红，疼痛用一般止痛药能解决问题，入院后处方如下：龙葵30克，八月札30克，柴胡10克，沙参30克，白芍40克，鳖甲10克，三七5克，枳壳30克，麦芽20克，生山楂30克，炙甘草10克。患者一直是上方加减，一直到肝昏迷前，患者无疼痛。

【病案7】患者于2012年3月因便血在湘雅三医院确诊为升结肠癌并肝内转移（病理诊断患者诉不清），并于4月7日在全麻下行结肠癌根治术加肝动脉化疗泵植入术，手术顺利，术后先后行3个周期化疗，药物为替加氟2.0g，依立替康240mg，化疗后复查肝脏示肝内肿块进展，后转省肿瘤医院于8月7日行肝内肿块射频消融治疗，术后复查为肝内肿块控制不理想。出院在家后一直口服替加氟，具体剂量不详，患者于2012年10月23日因服用替加氟出现口腔溃疡第一次住我院，予以抗炎，补液治疗口腔溃疡治愈，并于10月31日开始行奥沙利铂+希罗达方案化疗，过程顺利，2012年11月27日第2周期化疗。于2013年1月25日因肝内肿块增大，行肝脏超伽治疗，治疗剂量：边缘3000cGy，中心6000cGy，边缘等效生物剂量4900cGy。出院后坚持中药治疗，2013年6月在我院复查肝内肿块仍继续进展。遂转入省肿瘤医院行化疗两周期（替加氟+希罗达）化疗后复查肝内肿块仍较前增大，并出现腹痛，食纳差，精神差。2013年12月9日第6次入住我院，肿瘤十项示癌胚抗原719.62μg/L，糖类抗原19-9>200KU/L，糖类抗原50 257IU/mL，糖类抗原242>150IU/mL，肝脏核磁示升结肠癌术后，肝内病灶较前增大。住院期间时有低热，最高为38.5℃，考虑肿瘤所致。予以抗肿瘤生物免疫治疗等治疗，于12月20日病情好转出院。出院后口服曲马多后腹部仍隐痛，持续性，无恶心及呕吐，发热，最高38.5℃，无畏寒，无咳嗽及咳痰。2014年1月15日~23日第7次入住我院。肿瘤十项示癌胚抗原104.26μg/L，糖类抗原199

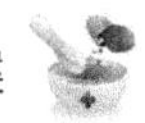

>200KU/L，糖类抗原 50 60IU/mL，糖类抗原 242 >85IU/mL，NSE 30.5μg/L，提示肿瘤控制欠佳。于 3 月 7 日行肝内肿块介入治疗，于 3 月 12 日行肝内肿块超伽治疗。因腹部疼痛、服用吗啡等止痛药不缓解于 5 月 4 日入院，检查结果回报：血常规示：白细胞：9.92×10^{9}/L，中性 78.9%，血红蛋白 106g/L，大便常规 OB（+），小便常规正常。肝功能示白蛋白 31g/L，总胆红素 40.6μmmol/L，直接胆红素 27.22μmmol/L，谷草转氨酶 64μ/L，血糖 3.49mmol/L。胸腹部 CT 示：升结肠癌术后改变，与 2014 年 3 月 3 日比较：①两肺内转移瘤较前明显增多，右侧胸腔积液；②下腔静脉及左心房内低密度影，癌栓？③肝内多发转移瘤，肝内结节较前增多；④腹水；⑤子宫术后改变，盆腔积液。

5 月 6 日查房，患者诉乏力、口服羟考酮缓释片、外用芬太尼贴，有时还要强痛定肌内注射，腹部疼痛仍没有缓解、肝区及腹部有压痛及反跳痛，活动时明显加重，解大便时疼痛明显，口苦，舌苔燥厚，舌质红，舌下静脉曲张色暗紫，脉弦。

中医辨证：气滞血瘀。

治以行气化瘀。

方药以桃红四物汤加味（桃仁 10 克，土鳖虫 6 克，郁金 15 克，枳壳 30 克，槟榔 30 克，白芍 30 克，钩藤 20 克，蒲公英 30 克，虎杖 30 克，龙葵 30 克，花椒 10 克，三七 6 克），中药 5 剂，每天 1 剂，水煎服。

5 月 11 日查房，患者诉乏力加重，已停用芬太尼贴及强痛定肌注，继续口服羟考酮缓释片 10mg，2/日口服，腹部疼痛有所缓解、肝区及腹部仍有压痛及反跳痛，活动时明显加重，解大便时疼痛明显减轻，大便 2～3 次/分，口苦好转，舌苔燥厚，舌质红，舌下静脉曲张色暗紫，脉弦。续服上方加黄芪 60 克，仙鹤草 40 克，山茱萸 30 克，7 剂，每天 1 剂，水煎服。

【病案8】患者郑某，男，55岁，因“直肠癌术后5个月余，会阴部疼痛4个月余”于4月10日入院。患者自诉于2012年开始出现血便，伴里急后重感，无明显腹痛、腹泻，无恶心及呕吐，大便习性无明显改变，当时自认为痔疮，未予以特殊处理。后便血症状一直未缓解，里急后重感加重，2013年10月17日于航天医院行肠镜+病理：（直肠近肛门3cm处）中分化腺癌。于2013年10月24日就诊于长沙康乃馨老年医院，2013年10月29日行经会阴直肠癌根治术，术后病理：（中南大学湘雅三医院2013年10月29日病理号201331268）（直肠）①中分化腺癌，区域呈中-低分化，癌组织侵及浆膜层。②两手术断端未见癌残留，肠旁淋巴结可见癌转移（2/10）。术后1个月发现会阴部肿块，大小约1cm×1cm，并有阴部胀痛，有时较剧烈，无明显腹痛。2014年1月7日因会阴部疼痛在湘雅三院疼痛科做局部注射治疗仍无缓解。2月25日再次就诊于长沙康乃馨老年医院，2月27日在局麻下行会阴部肿块切除术，术后病理：会阴部组织化脓性炎症，术后会阴部胀痛缓解，肿块切除术后约1周再次出现会阴部胀痛，口服吗啡缓释口服止痛，4月8日再次就诊于康乃馨医院行B超：肛周混合性回声区，性质待查，考虑炎性包块？请结合临床考虑。4月10日转诊于湖南省肿瘤医院会阴部肿块穿刺：涂片中见少数异形细胞，倾向直肠癌术后复发。现症见：会阴部疼痛，无渗血、渗液，无明显腹痛、无腹泻，无血便，精神、食纳可，夜寐安。入院后完善相关实验室检查，血常规：WBC 6.81 $\times 10^9$/L，N 71.5%，L19.7%，Hb 126g/L，PLT 148 $\times 10^9$/L。大便常规：OB（+）。肝功能：谷丙转氨酶44U/L，余正常，注意复查。肾功能：尿酸454μmol/L，余正常，尿酸高，嘱其低嘌呤饮食。血糖结果正常。电解质：Cl 97.2mmol/L，余正常。凝血功能：PT-% 127.58，FIB 1.81g/L，余正常。B超：左肾囊肿；前列腺稍大；肛周低回声块，病

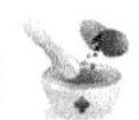

理性质待定，请结合临床。胸腹部增强 CT：①符合直肠癌术后改变；骶前偏左软组织稍增厚，请结合临床。②左肾囊肿。③胸部 CT 未见明显异常。予以增强免疫力、中成药抗肿瘤等对症支持治疗，经专家组会诊，建议行放化疗治疗，已向患者家属告知化疗必要性及不良反应，于 4 月 16 日行 FOLFOX4 方案化疗，同时予以积极奥美拉唑护胃、昂丹司琼止吐、硫普罗宁护肝、补液等支持治疗，盆腔肿块伽马刀治疗完毕。

5 月 8 日查房，患者造瘘处无明显疼痛，溃疡愈合，造瘘处无溢脓溢血，肛门处会阴疼痛，感坠胀有所缓解，便秘，无血便，小便不畅，精神、食纳可，夜寐安，舌苔少白，质淡，脉弦细涩。

中医辨证：气虚血瘀，治以益气活血化瘀。

方药以补中益气汤加减，黄芪 90 克，升麻 10 克，柴胡 10 克，桃仁 12 克，土鳖虫 10 克，龙葵 30 克，花椒 10 克，白芍 15 克，蛇莓 30 克，藤梨根 30 克，薏苡仁 40 克，山茱萸 30 克，仙鹤草 30 克，白术 40 克。5 剂水煎服。

5 月 13 日查房，患者诉肛门处会阴疼痛减轻，平卧无胀感、站立时感坠胀，无血便，小便不畅，精神、食纳可，夜寐安，舌苔少白，质淡，脉弦细涩。守上方 10 剂出院。

九、自拟三香运脾消食汤临床运用

方药组成：丁香 6 克，木香 6 克，降香 6 克，山楂 30 克，麦芽 30 克，稻芽 30 克，鸡内金 30 克。

功能：醒脾运脾，通降理气，健胃消食。

主治：肿瘤综合治疗后纳差。

【病案 1】 患者关某，女，73 岁，因“结肠癌术后 3 年，腹痛黑便 3 天”于 2012 年 11 月 26 日入院。

患者3年前在外院诊断为结肠癌，给予结肠癌根治术，术后病理不详，手术后未予放化疗，未予复查。辅助检查：血常规正常，生化示：γ-谷氨酰转肽酶54U/L，余正常。凝血四项、心肌酶谱均正常。肿瘤五项示：癌胚抗原18.92ng/mL，糖类抗原199 437.40U/mL，余可。大便常规正常，常规心电图大致正常。心脏彩超示：左心房稍大，升主动脉稍增宽，室间隔稍增厚，左心室弛张功能减低，支持高血压心脏改变。主动脉瓣轻度钙化，二尖瓣轻度关闭不全，静息状态未见明显节段性室壁运动异常，左心室收缩功能正常，请结合临床。颅脑、胸部、全腹部增强CT示：头颅CT扫描+增强未见明显异常，考虑双侧甲状腺腺瘤，不排除转移瘤可能，建议活检。双肺下叶多发小结节，考虑转移瘤。右肺中叶外侧段肺大疱，主动脉硬化。考虑肝内转移瘤，请结合临床，肝内小囊肿。考虑腹腔、肠系膜根部多发淋巴结转移，骨扫描示：第7、第8胸椎骨代谢略为增强，考虑转移所致可能性不大，建议定期（3~6个月）复查或行MR检查。

12月2日查房，患者精神较差，自诉腹部脐周疼痛明显好转，无腹胀，腹部可触及一肿物，约5cm×4cm，质韧，轻压痛，活动度较差，纳差、恶食油味、进食感恶心、呕吐，近期体重减轻5kg，乏力、腹痛，二便可，舌质暗红，苔薄白，脉弦细。

中医证属积聚（肝胃郁热、气滞血瘀）。

治法：清热解毒、活血化瘀，健脾行气消食。

方药：三香运脾消食汤加味，桃仁10克，明党参20克，蒲公英30克，蛇莓20克，藤利根20克，三棱15克，莪术15克，土鳖虫10克，枳壳30克，白芍30克，槟榔20克，木香6克，降香6克，山楂30克，麦芽30克，稻芽30克，鸡内金20克，夏枯草30克，薏苡仁50克，钩藤15克，6剂，水煎服，日1剂，分2次服。

12月8日查房，患者一般情况可，腹部脐周轻度疼痛，少许腹胀，进食较前有所改善，无恶食油味，进食后无恶心、呕吐，乏力，腹部可触及一肿物，约5cm×4cm，质韧，轻压痛，活动度较差，二便正常，夜间可间断入睡。今日开始给予顺铂40mg+氟尿嘧啶1g腹腔热灌注化疗，并给予水化、保肝、护胃、止呕等对症支持治疗，中医守上方6剂继服。

12月14日查房，腹腔热灌注化疗后患者无呕吐等不适，一般情况可，腹部少许胀痛，进食较前明显改善，无恶食油味，进食后无恶心、呕吐，乏力好转，守上方10剂出院。

【病案2】 唐某，女，57岁，半年前在外院诊断恶性胸腺瘤、因肿瘤包绕主动脉弓不能做手术切除，行胸腺瘤放疗70Gy，顺铂化疗后肿瘤明显变小。于2012年11月27日来门诊治疗，患者现口干、纳差、乏力，咳嗽、白沫痰，大便干结，舌质红无苔中有裂纹，脉弦细。

中医辨证：脾胃虚弱、阴虚火旺。

治以益气健脾、行气降逆、滋阴降火。

方药：三香运脾消食汤加味，太子参3袋，山茱萸3袋，女贞子1袋，桃仁1袋，猫爪草1袋，穿山龙1袋，醋鳖甲1袋，醋龟甲1袋。10剂与中药水煎汁兑服。

玄参40克，生地黄40克，玉竹60克，蜜枇杷叶30克，旋覆花10克，赭石15克，丁香6克，木香6克，降香6克，山楂30克，麦芽30克，稻芽30克，鸡内金30克，金荞麦30克，鱼腥草30克，蜂房6克。5剂/周，内服。

12月4日二诊，患者诉精神好转、口干、饮食有所改善，大便干结好转，咳嗽痰明显增多、白沫痰减少，舌质红无苔中有裂纹，脉弦细。中医守上，方药：太子参3袋，山茱萸3袋，女贞子1袋，桃仁1袋，猫爪草1袋，砂仁1袋，醋鳖甲1袋，赤芍2袋，槟榔1袋，北沙参2袋。10剂与中药水煎汁兑服。

玄参50克，生地黄40克，玉竹40克，蜜枇杷叶30克，赭石15克，丁香6克，木香6克，降香6克，山楂30克，麦芽30克，稻芽30克，鸡内金30克，金荞麦20克，鱼腥草20克，蜂房6克，瓜蒌30克。5剂/周，内服。

十、论“先机论治”

1. 从《内经》“无者求之”谈“先机论治”思想 《内经》：“谨守病机，各司其属，有者求之，无者求之，盛者责之，虚者责之，必先五胜，疏其气血，令其条达，而致和平。”这是中医治疗疾病最高境界。“无者求之”，“必先五胜”体现了治疗疾病“先机论治”的指导思想。

《素问·至真要大论》云：“审察病机，无失气宜。”“谨守病机，各司其属。”所谓“病机”，张景岳释曰：“机者，要也，变也，病变所由出也。”病因在人体内处于潜伏或受各种因素的诱发处于初露苗头的状态——先机，《辨奸论》称之为“见微知著”。《伤寒论》中有“辨病脉症论治”和“先机论治”两个层次，医者达到灵活运用“辨病脉症论治”曰形似；从色脉之诊参悟，达到鬼神通之、出神入化、独领先机、决生死、处百病之境界曰神似。

“上工治未病”，就是强调医者力求治病于萌，《内经》有云：“善治者治皮毛，其次治肌肤，其次治筋脉，其次治六府，其次治五脏，治五脏者半死半生也”。即老子所云：“图难于其易，为大于其细”，“其安易持，其未兆易谋，其脆易泮，其微易散，为之于未有，治之于未乱。”故治病于萌，及时防变，为医者诊疗水平的体现。如“风心”未发之前着手提高患者机体免疫能力，健脾胃、补肝肾、强筋骨、祛风通络、清热除湿，使风湿热病因消灭于萌芽；对起病之时心脏瓣膜尚未损伤之际，若

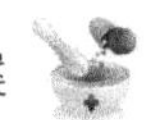

能辨证调治，同时进一步倡导养生更有益于控制病情发展。必要时亦可换人工瓣膜，术后如何提高换人工瓣膜适应性、促进心脏功能改善，中医药调治又非常必要。风心心衰合并肾衰竭，重用附子等也只能取效一时，必难以稳定，内经云：“病入五脏，九死一生”。

悟性是中医学独特思维方式，没有悟性是搞不好中医的，没有悟性临床疗效是出不来的。所以许多著名老中医总是告诫我们：作为一名中医就必须有良好的悟性，而悟性的培育和提高，必须有“先机论治”的思想指导。国医大师王绵之说：对待中医学必须是“钻进去，跳出来，不断临证，始终在悟字上下功夫。要勤奋读书，专心致志读，反复思考书中的真义，并在临证中认真理解，到一定的时候必有所悟。”著名老中医龚士澄也说：“用方选药，存乎一心，心者，悟性思路也，然必先有学识素养和临证经验，才能从心”。

医者意也，所谓“意治”是辨证论治更高层次的优化，属于“先机论治”范畴，是灵感的体现，集医者的经验和智慧于一体，洞悉了天地人及疾病内在规律，运用科学、前瞻性辨证思维方法，指导具体的治法方药，体现知常达变、园机活法，得法外之意，出奇制胜，此即“医者意也”。

伤寒大家刘渡舟教授在《刘渡舟伤寒临证指要》一病案：北京石桥胡同有一童姓，男，48 岁，患肺结核，皮肉林立，咳嗽多痰，余诊之为“阴痨”。《医宗金鉴》云：“阴痨细数形尽死”。为之配制“琼玉羔”，“百合固金汤”，稍见起色，其友曹群欣然来告。余曰：药力不可“持”也，方今隆冬，少阴得气之时，天水相连，肺金未至于绝。来年入夏，火气用事，灼肺流金，端午节前恐难免也。

童姓果死于阴历五月初四。曹君对余曰：中医其神乎？能决死生于百日之外，非设身亲见则吾不信也。

《平脉法》云："二月得毛浮脉，何以处言至秋当死？师曰：二月之时，脉当濡弱，反得毛浮者，故知至秋死。二月肝用事，肝属木，脉应濡懦弱，反得毛浮者，是肺脉也。肺属金，金来克木，故知至秋死，他皆仿此。"

现代最具"先机论治"思想的代表是姜春华先生"截断扭转"疗法。姜氏根据自己多年的临床经验，明确地提出了对于许多重症温热疾病的治疗，不能拘泥于传统的"卫之后方言气，营之后方言血"及"到气才可清气"的尾随疗法，主张采用"先证而治，截断扭转"的法则，早期即重用清热解毒，直折伏遏之温毒，抑制病原，以截断或缩短病程，阻截传变；善用通腑攻下，以荡涤肠胃宿食、燥屎、蓄血、污垢，迅速排除邪热瘟毒，扭转病势；及时凉血化瘀，以截断病邪于气营之间，不再深陷搏扰血分。实际上，早在姜氏明确提出"截断扭转"法之前，沪上名医严苍山先生即对"卫之后方言气，营之后方言血"的固定程式持有异议，认为温病疫疠变化迅速，事实上难以循序区分，临证时必须见微知著，护于未然；主张："在卫应兼清气，在气须顾凉血，以杜传变为上工"；并提出治温病要从临床实际出发，灵活综合地运用三法（汗、清、下）及三护法（护脑、护津、护肠）。

朱良春教授亦提出对于急性热病的治疗，要特别重视已病防变，积极采取先发制病的有力措施，其中清热法地及早运用，是一个关键，可以缩短疗程，提高疗效。

重庆黄星垣通过对上千例急性感染性病例的临床观察和综合分析，认为急性感染性疾病的病势逆传较为常见，多由卫分证直入营血逆传心包，出现高热并见痉、厥、闭、脱、出血等危急变证。故须严密观察，积极防变，一旦有逆传先兆出现，则应采取果断措施，即重用清热解毒，早用苦寒攻下，及时凉血化瘀，以有效地阻止病邪深入，截断病势逆传。

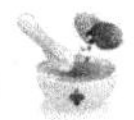

以上医家提出的对急性热病要辨证采取积极果断的防治原则，先后经各地临床验证，证明对中医急性热病，特别是乙脑、流脑、流行性出血热、急性肺炎、重症肝炎、败血症等急危重证的治疗，可提高疗效，缩短病程，降低死亡率。

2. 温病的“先机论治”观

扭转截断重祛邪　先证而治勿因循——姜春华

（1）叶天士《温热论》指瑕：《温热论》说：“前言辛凉散风，甘淡驱湿，若病仍不解，是渐欲入营也。”既然用了辛凉散风、甘淡驱湿，病应该好转，非惟不见好转，反欲入营，是药没有对病起作用。章虚谷《医门棒喝》替他辩护说：“吴人气质薄弱，故用药多轻淡，是因地制宜之法，与仲景之理法同，而方药不同。或不明其理法，而但仿用轻淡之药，是效颦也，或以吴又可为宗者，又谓叶法轻淡如儿戏不可用，是皆坐井论天者也。”王孟英批章虚谷说：“又可亦是吴人”批得好！我们看清代许多名医医案，治疗温病，包括湿温，险证百出，令人怵目惊心，其效果之所以不佳者正是受此老之教，用药轻淡如儿戏。近年来由于中西医结合，医疗有新的发展，如治大叶性肺炎用鱼腥草、鸭跖草之类清热解毒，不用卫分气分之说，疗效很高；过去肠伤寒用银翘、桑菊、三仁等，效果亦差，有人不分卫气营血步骤，开始即用大黄、黄芩、黄连，疗效亦高。

《温热论》又说：“再论气病，有不传血分而邪留三焦，亦如伤寒中少阳病也，彼则和解表里之半，此则分消上下之势，随证变法，如近时杏朴苓等类，或如温胆汤之走泄。因其仍在气分，犹可望其战汗之门户。”此等药用之何益，与“病”何关？其战汗，望不着怎么办？为什么不采取措施，使其在气分解决？

《温热论》又说：“大凡看法，卫之后方言气，营之后方言血，在卫汗之可也，到气才可清气，入营犹可透热转气，如犀角、元参、羚羊等物，入血就恐耗血动血，直须凉血散血，如生地、丹皮、赤芍等物。否则前后不循缓急之法，虑其动手便错。”当病之开始用药得力，即可阻遏病势，或击溃之，不必等到气才可清气，不必到后来才用犀角、羚羊。因为开始用辛凉轻剂，错过治疗机会，如果及早用些真能“治病”的药物，则病可早愈，大可不必受前后不循缓急之法，虑其动手便错的警诫！

叶氏在辨舌苔，论战汗、疹瘔枯润等，均系经验之谈，对临床辨证有一定作用，尤其叶氏采用至宝、紫雪之类有苏醒强心作用，对于高热持续，防止心力衰竭以及神识昏迷甚有作用，此为叶氏在温热治疗上的重大贡献。

叶氏把温病的全过程分为卫气营血四阶段，正确反映了温热病发展的规律，所以为后来医家所重视。但是医生的重要不仅仅在于认识疾病发展的规律，而是在于能够截断或扭转疾病的发展，使之在本阶段即消灭，否则，听其自然发展以至于死亡，那么这种医生还要他何用？叶氏认识了温病全过程的发展规律，但没有掌握截断扭转的方药，所以学他的人不免如此。因此，我们不仅要认识温病卫气营血的传变规律，更重要的是掌握这一规律，采取有力措施，及时治好疾病，防止向重证传变。

论伏气因袭前人殊无意义，如《临证指南·伏气篇》论春温为“冬寒内伏，藏于少阴（肾），入春发于少阳，以春木内应肝胆也……昔贤以黄芩汤为主方，苦寒直清里热，热伏于阴，苦味坚阴，乃是正治也，知温邪忌散（表散），不与暴感门同法，若因外邪先受，引动在里伏热，必先辛凉以解新邪，继进苦寒以清里热。叶氏认为新感可以先用辛凉，伏热继进苦寒，不能开手便用苦寒，徐灵胎氏评为正论。实则此论并非正确。

1）因为邪或自皮毛而入，或自口鼻而入，由浅入深，由表及里，岂有所过之处毫无抵抗而不发病，让其安居于肾。

2）邪伏少阴不可能自冬至春，漫长时间毫无动静。

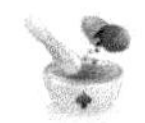

3）既是新邪引动伏邪，则伏邪为本，新感为标（其实即是感染，无所谓伏邪），当先治本。信如前人所说，足少阴肾为人身生命之本，其中阴液应当急保，急保无过于用苦寒泄热，故首当泄热，始用辛凉是舍本逐末。退一步言，亦当辛凉苦寒并进，或谓此系急则治标，或谓先治新感后治伏邪，是应分的层次，凡此解释都是错误的。叶氏尚承认苦寒泄热，后来学叶氏者连这一点也不承认。

（2）扭转截断的临证应用：先证而治截断理论的核心，是采取果断措施和特殊方药，直捣病巢，祛除病邪，快速控制病情，截断疾病的发展蔓延，以求提高疗效，缩短病程。这一核心思想，在继承中医学传统理论基础上有所发展，有所突破，有所创新。

治急性病贵在早期截断，强调截病于初，采用“迎而击之”之法，一方面可以控制病邪蔓延深入，另一方面可以避免正气的过度损耗。若因循失治，则病邪步步深入，进逼五脏而致病情恶化。这是继承《内经》“上工救其萌芽”思想的具体发挥。金·张子和在《汗下吐三法赅尽治病诠》说：“夫病之一物，非人身素有之也，或自外而入，或由内而生，皆邪气也。邪气加诸身，速攻之可也，速去之可也。揽而留之，何也。”用汗、吐、下三法，以快速祛除病邪。又如吴又可认为：“夫瘟疫之为病，非风、非寒、非暑、非湿，乃天地间别有一种异气所感。”提出疫气、疠气、异气、杂气是疫病之原。又说“惟天地之杂气种种不一。”此乃吴又可在病原学方面作出的贡献。杨栗山治温病之厥逆，主张仍用苦寒解毒大清大下，见解极佳。

急症是指温病或某些疾病发展演变过程中出现的危重症状和病证，它具有发展快、变化速、来势凶、病势重、威胁大等临床特点。急症的表现在于“急”，因此治疗手段要求“速”。大胆使用截断方药，救急截变，快速控制病情，阻止疾病的发展蔓延，在急症治疗学上具有重要的指导意义。

（3）清热解毒是重要的截断方法：急性热病主要特点是有热有毒，邪毒侵入，热由毒生，病毒不除，则热不去，必生逆变。临床虽有宣透、清气、化浊、清营、凉血诸法的不同，但清热解毒总是交织其中。

用清热解毒要掌握两个法度：一是早用，在卫分阶段即可加入清热解毒之品；二是重用，量要大，剂要重，甚至可日夜连服2~3剂，这样才能截断病邪，这对把好气分关，尤为重要。发热的高低、热程的长短，直接影响病情的进展和转归，因此，重用清热解毒及时控制高热，是截断病情发展的关键。

先发制病　早用通利——朱良春

温热病是多种热性病的总称，许多急性传染性热性病都概括在内。也包括了具有卫、气、营、血证，而又不属于急性传染病的感染性疾病，如败血症等。早在《内经》中，对热性病的治疗总则即已提得很明白。迨至汉代张仲景，对传染性热性病，不仅用六经来归纳分析证候，辨识其性质与转归，而且具体提出汗、清、吐、下4种排泄毒素的疗法，从理论和实践上发展了热病治则，对后世的启迪很大。金元四大家中刘河间对热病初起，打破了“先表后里”的治疗常规，主张采用辛凉法以表里双解，这是温病学发展过程中的一个重大转折点；张子和继承了张仲景的大法，特别强调下法的医疗作用。张氏认为下药用之得当，可以起到补药的作用：“大积大聚，大病大秘，大涸大坚，下药乃补药也。”明代吴又可在《温疫论》中提出了一整套治疗温疫的理、法、方、药，指出：“温疫以攻邪为急，逐邪不拘结粪。戴北山说：“时疫不论表邪罢与不罢，但见里证即下。”所谓“温病下不嫌早”之说，即由此而来，对后世医家治疗温疫病具有重要的指导意义。温热病之应用下法，主要目的是逐邪热，下燥屎、除积滞还在其次。吴又可又说：“应下之证，见下无结粪，

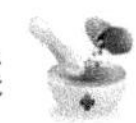

以为下之早，或认为不应下而误投下药，殊不知承气本为逐邪，而非为结粪设也。如必俟其粪结，血液为热所搏，变证叠起，是犹判贡遗患，医之过也。况多有结粪失下，但蒸作极臭如败酱，或如藕泥，临死不结者，但得秽恶一去，邪毒从此而消，证脉从此而退，岂徒孜孜粪结而后行哉?！要知因邪热致燥结，非燥结而致邪热也……总之邪为本，热为标，结粪为标中之标。能早去其邪，何患燥结乎?”这对温热病用下法的重要性和必要性说得如何晓畅！但是，也不能妄用、滥用下法，不仅要下得其时，还要下得其法，根据缓急、虚实斟酌适度，才能发挥下法特有的作用。

我认为吴又可所说的“大凡客邪贵乎早逐，乘人气血未乱，肌肉未消，津液未耗，病不致危殆，投剂不致掣肘，愈后亦易平复。”欲为万全之策者，不过知邪之所在，早拔病根为要。但要量人虚实，度邪轻重，察病情缓急，揣邪气多寡，然后药不空投，投药无太过不及之弊，勿拘于下不嫌迟之说，确是可贵的经验之谈。因为温邪在气分不从外解，必致里结阳明，邪热蕴结，最易化燥伤阴，所以及早应用下法，最为合拍。通下岂止夺实，更重在存阴保津。柳宝诒对此作了中肯的评述，他说：“胃为五脏六腑之海，位居中土，最善容纳，邪热入胃，则不复它传，故温热病热结胃腑，得攻下而解者，十居六七。”充分说明通利疗法在温热病治疗上占有重要的位置。

通利疗法是在于迅速排泄邪热毒素，促使机体早日康复，可以缩短疗程，提高疗效。这是清热祛邪的一个重要途径，无论邪之在气、在营，或表里之间，只要体气壮实，或无脾虚溏泄之象，或有可下之证，或热极生风，躁狂痉厥者，均可通下逐秽，泄热解毒，选用承气、升降散之类，或于辨证论治方中加用硝黄，这就不是扬汤止沸，而是釜底抽薪。既能泄无形之邪热，又能除有形之秽滞，一举数得，诚治本之道。

治发机先　攻逐邪毒——董廷瑶

董氏熟谙伤寒、温病学说，擅治热病，尤于小儿高热惊搐，强调指出：不可一见神昏抽搐，即速投金石重镇，冰麝开窍，此乃舍本逐末，须分在经在腑，袭卫入气，热盛在经，投白虎以泄热；热实腑结，用承气以泻火；风温初感，宜银翘以透解，此为常法。急重疫病又须据证应变。如乙型脑炎，乃为暑温邪毒外袭，疫毒暴戾，传变瞬息，势如奔马，壮热化火，旋犯心包，急须治发机先，祛逐邪毒为主，常用羚羊合白虎、凉膈与承气同用，攻逐疫毒，先发制病，而杀其猖獗之势。

辨证先“伏其所主”——龚去非

先生常用芩连增液汤加连翘30克，蚤休15克，蒲公英30克，野菊花30克，鱼腥草30克。治疗风温病、非典型性肺炎、病毒性感冒等，疗效甚佳。因为，风温病气分证的高热即是火，火必伤津耗液，既多又速。从治则角度讲，关键在于泻火解毒保津，特别是泻火解毒是关键。因为，热是由毒而生的。一般而言，不论病位在手太阳肺经，或在手足阳明大肠经，胃经，都应采用宣肺降气，辛寒清气，泻火解毒，通里攻下，祛痰止咳等综合治疗风温病的气分证。因为，风温病的病变中心是肺，而不是胃与肠，进入气分证后，不可能只有单纯的阳明经证或腑证出现，而无肺经病证。基于这个见解，现代医学所称的大叶性肺炎，非典型性肺炎，病毒性感冒等风温病的治疗中先生特别强调要专病专药，最常用黄芩、黄连、银花、连翘、赤芍、玄参、丹皮、知母、麻黄、石膏、杏仁、甘草、天冬、麦冬、生地、川贝母、葶苈子诸药配方组合，至少可以完全组合清凉宣泄，清心泻火的泻心汤等经方；还与清营汤、化斑汤、清胃汤，当今广泛应用的银翘麻杏石甘汤、芩连麻杏石甘汤等时方紧密相关。因为，以黄芩、黄连为代表的苦寒燥湿，降火解毒药；以银花、连翘为代表的清热解药，既能清热降火，更能解毒治本；以麦冬、天

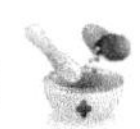

冬、玄参、生地为代表的甘寒、咸寒养阴药，既能滋肺阴，生胃津，澜肾液，又能凉血解毒。先生指出："对风温病气分证的治疗，医者不能坐待火势燎原，才口渴掘井。必须早用重用清热解毒类药物，配合适当的养阴药，才能伏其所主。"既治病因，又治病症。同时也要使用麻杏石甘汤、白虎汤这类泄热平喘剂，才是"辨证论治"精神的全面体现。如能做到这点，对一般风温气分证的治疗效果是好的，是可以肯定的。

3. 疑难杂症的"先机论治"观

焦树德论治风湿病

《内经》云："上工不治已病治未病。"《千金要方》云："上医医未病之病，中医医欲病之病，下医医已病之病。能参合而行之者，可谓上工。"《外感温热篇》云："务在先安未受邪之地"。《湿病条辨》云："清肃上焦，不犯中下，无开门揖盗之弊。"古人从不同角度阐述了治未病的思想和方法。焦氏认为，治未病在风湿病等"难治病"的诊治预防中具有重要价值。在风湿病的前期和早期，就已有了疾病发生与传变的信息——阴阳气血、症状、颜色、形态、声音、饮食、情志、体力、津液、舌、脉等的改变，这时可在治未病思想指导下，用辨证论治方法，检查出它的证来，进行辨证论治，可使疾病的发展得到缓解或停止，可使正气增强以抗拒邪气。可使未受邪之地先安而不再受邪，可祛邪而不伤正。

例如：风痹邪气最为轻浅，治疗相对较易，因此风痹抓紧时机治疗可阻止病情进一步发展。风药多辛散，易伤阴耗气，故常加当归以润燥养血，气虚多汗者加黄芪益气固表。治疗寒痹时，在大辛大热之品中佐以生地、熟地、黄柏、防己以免辛热太过伤阴助火，既治已病，又治未病。治疗湿痹时，在化湿、利湿、燥湿药中加当归以防伤阴，用生白术、生苡仁以防燥伤阴液。疏风药、燥湿药、活血通络药均为辛散之品，易伤脾胃，部分患者服后常出现胃痛，焦氏常在方中配伍白术、甘草、神曲以护胃，防止伤胃，先安未受邪之地。痹证日久，部分患者关节畸形，肌肉挛缩，功能逐渐丧失，焦氏称之为尪痹，临床上发现尪痹多为肾虚督空寒湿证型，其人尺脉沉细而弱，或因先天不足，或后天失养，遗精滑精，产后失血，月经过多等而致肾虚，正不御邪。因此在痹证早期，在风寒湿痹阶段，就应洞察患者正气的强弱，判断疾病转归，填精益髓，补益肝肾，强筋壮骨，以减缓向尪痹发展的速度。总之，焦氏十分重视治未病，临证察机，将治未病思想贯穿于痹证论治始终。

张梦侬论治中风二便不通

著名中医内科学家张梦侬对中风治疗研究较深，特别是针对中风二便不通体现先机论治观。

症见：中风手足偏废，半身汗出如洗，另半身无汗，眼睑下垂，舌謇语涩，脘腹痞硬作痛，手不可近，身热甚炽，舌苔厚腻灰浮如墙阴之绿苔，二便具闭，初用导尿管排尿，后竟无尿可排。脉象沉实有力，饮食正常。

本证脘腹痞硬拒按，乃湿热食滞中阻；右半身汗出乃卫气亏虚，胃有伏热；大小便不通，乃气机阻滞所致。

治宜开提上焦，如壶揭盖；消导中焦，宣泄湿热，荡涤宿滞食积结聚；温补肾阳，使膀胱得以气化，脾胃升降有权，则二便自能通畅。

方药：党参 15 克，麻黄、生甘草、熟附子、当归、厚朴、枳实、干姜、桂枝各 10 克，细辛 5 克，大黄 30 克，玄明粉 30 克（分 3 次冲入药汁中服）。

用法：加水 3 磅，煎至 1 磅，将大黄加入药中，煎 10 分钟，将玄明粉 1/3 放入碗里，再将 1/3 药汁倒入冲化，温服，一日 3 次服完。

药物分析：党参、甘草补气扶正；当归养血润肠；厚朴、枳

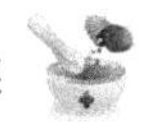

实理气；附子、干姜、细辛温肾脾；麻黄开提上焦气机；桂枝通阳以助气化；大黄、玄明粉荡涤阳明湿热食滞。乃合麻黄附子细辛汤、温脾汤、大黄附子汤为剂。

治风先治血，血行风自灭

“治风先治血，血行风自灭”，原为行痹设立的治则，体现了李中梓对痹证病机的深刻参悟，这一经典治则已成为中医学名言警句。痹证的病机属本虚标实证，而标实是动态的，“复感于邪”是重要特点，营卫不和是招邪外感的关键。风为阳邪，风性主动，风为百病之长，善行而数变。行痹或风邪兼杂寒、湿、热所致之痹，均由于营卫虚弱，外感风邪，导致腠理开泄汗出，汗为心液，血汗同源，必加剧营血亏虚；而腠理开泄，卫外无力则又为招邪复感开启了方便之门。“血主濡之”，血是五脏阴气化生的源泉，而营与血密不可分。治外风，疏风散邪而因势利导，但发汗达邪必然动血耗津，遣方、疗程故当视情而定。治内风，叶天士创滋液、养血、熄风诸法，开治内风先河。就行痹而言，祛风是治标之法，可缓解患者一时之痛，但非治本之法，但“参以补血之剂”则不同，不但可达营血通畅，“和调于五脏，洒陈于六腑”的目的，而且可以防止辛温刚燥发散之味耗散汗血及营卫之气，起到标本兼治，防止“复感于邪”的作用。血气积聚、闭阻是痹证的内在病理变化，因而祛邪养血、通畅血气是痹证治疗的根本目的。治风与治血联系的纽带是病机，治血针对风邪致病的特点，着眼防止“复感于邪”而固本和未雨绸缪。作为对这一治则的引申理解，一方面应注意痹证临证时要分清初感期、“复感于邪”期和缓解期，初感期、“复感于邪”期以散风为主，御寒利湿参以补血之剂；缓解期尤其要以调和营卫、补益气血为主，落实到脏腑辨证则要注重调理脾、肾、肺三脏，以旺气血生化之源。另一方面也应认识到，此治则适用于所有存在以风为主要病理因素，同时合并血虚或营卫不和的本虚标实证。

上下交病治其中

“上下交病治其中”，是已故著名老中医魏长春临床治病的重要法则，常应用于多种慢性久治难愈、神气衰败的病症治疗中。魏老常云：“凡遇久病，脏腑气血都受损害，治宜辨其体质属阴属阳，分别阳虚治脾、阴虚治胃方法，使中气足、胃纳强，诸病自然渐愈”。

【病例1】冯某，女性，70岁，杭州居民。1978年10月诊。有老慢支、肺气肿、肺心病，咳嗽气逆时作，近又因感冒诱发时已半月，迭进中西药乏效，精神软弱难支，形体干瘦，胃纳全无，喘咳痰多，不能平卧，舌红少苔，脉来细弱。治以益气扶元、培土生金，方拟党参、冬虫夏草、苏子各9克，炙甘草3克，红枣9克。服3剂食纳有味，精神大振，咳嗽气喘顿缓。

按：患者高龄，慢性咳喘数十载，肺脾心肾皆病，久治不效，元气衰败无疑。魏老说“长年病与老年患者，主要在保全胃气”，若仅以降气平喘治咳，犹如为枯木修叶整枝。以培中扶元为治，少佐顺气平喘之药，中气得固，真元不散，肺气得平。《张氏医通》云：“盖人之一生，以胃气为本，胃气旺则五脏受荫，胃气伤则百病丛生。故凡病久治不愈、久药不效者，惟有益胃补肾两途”。补脾胃必用甘，党参、炙甘草、红枣即是。《内经》“五味入胃，甘先入脾”是也。冬虫夏草味甘性温，补肺益肾、资助元气功同人参，为扶元救真之上品。

【病例2】章某，男性，65岁，杭州退休职工，1979年7月诊。患肝硬化多年，形削面晦，腹隆脐突筋露，动则气喘，精神不支；溲短，便溏，纳少，下肢浮肿，舌淡红而滑、中有裂痕，脉象濡细。魏老断为心肝脾肺肾皆病之坏症，预后不良。五脏皆败，百药乏效，试以运大气法，方拟桂枝、干姜、麻黄、细辛、炙甘草各3克，附子、红枣各6克，生米仁30克，鲜荷叶1张。服2剂，矢气频作，小便次数多但量仍少，浮肿腹胀未减，原方

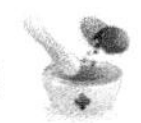

加浮萍3克，干蟾皮、大腹皮各9克。再3剂，身痒汗出，尿增纳和，然腹胀脐突未减，败象不去，总有生命危险。但气机已转，继以运脾利水消胀图之。

按：本例肝硬化臌胀，纳呆便溏，尿少脐突，动则气喘，五脏败症皆露，药石实难奏功。魏老借“运大气”之力，斡旋气机竟收奇效。魏老说：“《金匮·水气篇》：气分，心下坚，大如盘，边如旋怀，水饮所作。《诸病源候论·气分候》夫水气者，由水饮搏于气结聚而成。用桂甘姜草枣麻辛附子汤主之，阴阳相得，其气乃行；大气一转，其气乃散”。方用桂枝去芍药以畅心阳，麻黄、附子、细辛鼓舞肾阳，俾使上下交通，大气转运而水邪流去。仲景方后云：分温三服，当汗出，如虫行皮中即愈”。魏老用之果然。

【病例3】项某，男性，36岁，杭州职工，1979年7月诊。

患慢性肝炎、胃病、前列腺炎等多种疾病已七八年，久治难愈，形衰神惫，头昏头痛、耳鸣眼花、右胁胀痛、纳呆泛恶、心悸健忘、失眠多梦、遗精便溏、腰膝酸软、肢冷畏寒等，症状百出不一而足，舌淡红少苔、脉沉细而弱，虚里穴动跃。久病伤元，根本动摇，上下交病，治当保元，宜保元汤；生黄芪12克，党参9克，肉桂粉、炙甘草各3克。嘱久服缓图。

按：魏老治病密切注意“去其所本无、保其所固有”的治疗大法，刻刻顾护患者元气，扶正祛邪，促其康复。虚里穴在心尖搏动处，魏老说“凡虚里动跃应手甚者，都是宗气外泄的虚象”。该患久病元虚，魏老不治上下诸症，针对既亏之本，以保元汤保其真元，是由本及标的根本治法。人之真元藏于肾，但得脾胃水谷之气而充身。《医宗金鉴·删补名医方论》说：“保元者，保守此元气之谓。是方用黄芪保在外一切之气，甘草保在中一切之气，人参保上中下内外一切之气，诸气治而元气足矣。加肉桂以鼓励肾间动气，斯为备耳”。

【**病例 4**】陈某，男性，78 岁，老干部，1979 年 7 月诊。既往身体健康，半年前因急性肠梗阻手术康复出院，2 个月后自觉吞咽梗噎，入往浙江医院检查，有食道癌可疑即行手术，癌肿已广泛转移，于胃底部造一瘘管，关闭手术。邀魏老会诊。1 周来腹水渐多，脐腹膨胀，气促神疲，进食困难，精神困顿，舌红苔光滑，脉来细缓。拟益气救阴佐芳香行气法：西洋参、五味子、代代花、绿梅花各 3 克，麦冬 9 克，鲜荷叶半张。服 3 剂，精神清爽，进食仍难。复诊原方守进，另以鲜藕粉、白砂糖冲糊代食以养胃扶元。

按：该患年老精伤、恶病癌肿，应邀会诊时见大肉已削，气阴涸耗，元神指日可竭。魏老认为“久病倦怠无神而见缓脉，则是败症”。虽有大积大聚，但大实羸候，不宜再行攻伐，施以救阴保元，扶正御疾。魏老说“久病气液并伤，又须救胃败以防脱”，生脉饮正是魏老喜用的益胃扶元的方剂。李东垣论生脉饮“以人参、麦门冬、五味子生脉，脉者元气也”；《本草经疏》谓“麦冬实足阳明胃经之正药”，故能益肺胃之气阴。佐二花轻疏气机、调拨胃气，也治在中焦。

以上是笔者一年中见到符合魏老“上下交病治其中”法则的治例选介，从中颇得启发，兹分述如后。

所谓“上下交病”，顾名思义是上下内外，多系统、多脏腑经久、复杂的疑难病症，按常规辨证施治往往难以奏效。探究病机，总不是一般的表里寒热虚实、脏腑气血阴阳的失调，而是衰败之极、损其根本之证，即便大实恶质之者也必精气亏耗、真元衰惫。“治其中”，唯有从中图之，救济后天之本、培植真元。李东垣在《脾胃论·三焦元气衰旺》等篇中引用经旨论述脾胃薄弱、元气不足可导致上下俱病。魏老认为：“脾胃为后天之本，人有胃则生，无胃则死。凡人体脾胃运化有力，纳谷如常，则病重尚可治”。故上下交病治在中州，正是中医整体观念在辨

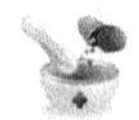

证施治中的灵活运用；也是《内经》“病在上、取之下，病在下、取之上，病在中、旁取之”治法的达变之治。

综观魏老治例，真元衰败、上下交病，或培中土，或运大气，或保元真，或救气阴，无不在顾护脾胃之气，巩固后天之本。《素问·五常政大论》曰：“阴精所奉其人寿”；张仲景说：“夫五脏真元通畅，人即安和”。可见元真、气阴对人体生命的重要作用；保元气、救气阴重在脾胃。

大气一说，始于《内经》：“大虚之中者，冯乎？大气举之也。”大气即为宗气，其说亦源于《灵枢》，“五味篇”曰：“谷始入于胃，其精微者先出于胃之两焦，以溉五脏，别出两行营卫之道。其大气之博而不行者，积于胸中，名曰气海。故呼则出，吸则入”。随呼吸出入胸中之大气自然就是宗气。晚清张锡纯说：“是大气者，原以元气为根、以水谷之气为养料、以胸中之地为宅窟”，也印证了《内经》之说。喻嘉言对大气的性能作用有十分精辟的论述。《医门法律·大气论》曰：“大虚廖廓而其气充而磅薄，足以包举地之形而四虚无著……人身亦然，五脏六腑大经小络，昼夜循环不息，必赖胸中大气，斡旋其间。大气一衰，则出入废，升降息，神机化灭，气亦孤危矣”。魏老运大气一法是大气理论在临证中的应用。至于培中土一法，《内经》“有胃则生，无胃则死”、“五脏六腑皆禀气于胃”之明训，对重病败症的救治意义自不待言。

学习魏老的经验，笔者临床中对衰败重症参仿运用，确有效应。如治一老年患者，形体消瘦，胃纳少减，眼目发黄，诊为胆总管肿瘤，即行手术；无奈肿瘤已广泛转移，胆管造瘘而关闭腹腔。次日即高热 39.8℃，各种抗菌消炎、物理及支持疗法，20余日高热不退，米饮难进，神衰形脱。笔者以益胃清热、扶元防脱，方拟生脉饮加夏枯草、蛇舌草、谷芽、麦芽等，服 7 剂，身热降至 38.5℃，服药半月只有微热，能食稀粥；原方加减调理

3个月余，已能食软饭，且能起床小坐，病情好转。

（魏长春编著．中医实践经验录．人民卫生出版社，1988.）

被误诊为再发性呕吐的易感咽炎经案

王某，男，9岁。因周期性呕吐6年余，近2年加重，于2002年5月16日初诊。现病史：6年前，患儿3岁时开始无诱因的呕吐，不能进食，每次去西医医院输液，有时耗费大千元，未查出器质性疾病，到中医院就诊多以橘皮竹茹汤和旋覆代赭石汤等和胃止呕为主，但均不凑效，必须输液纠正电解质而止。既往史：平素食欲尚可，喜肉食，大便偏干，每日1次，自幼多汗，无易感、发热病史。

检查：形体中等，神情自如，面色苍白，气池暗（眼周、鼻周、口周），舌质色淡，有齿痕，舌苔薄白，脉细、咽不红，扁桃体不大，但咽后壁淋巴滤泡增大增多。

辨证：脾胃气阴两虚，咽喉不利。

治法：健脾和胃，利咽固表，标本兼治。

方药：荷叶10克，藿香10克，陈皮10克，枳壳10克，山楂10克，砂仁6克，乌梅10克，儿茶6克，生麦芽、稻芽各10克。7剂。并配用健脾益气合剂1瓶。

5月23日复诊，诉：药后呕吐未再发，近日微感冒鼻塞，但咽不痛，不发热（既往此时必再发呕吐）。

检查：面色气池仍暗，但双颊淡红，舌质淡，舌苔薄白，齿痕仍明显，脉细，咽部检查同前。

方药：上方去藿香改用紫苏叶10克散表邪，开肺气以利鼻窍，并行气宽中和胃作用。由于复诊时已证实其呕吐的诱因是反复呼吸道感染咽炎，故加用防治反复呼吸道感染并能提高免疫力的养阴益气合剂。

5月30日复诊，诉：药后鼻塞消除，咽未痛，未呕吐，大便不干，每日1次。

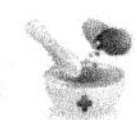

检查：面色转荣，舌色淡红，苔薄白，脉滑，咽后壁淋巴滤泡少，说明咽炎与脾虚体质均有改善，嘱停服汤药，继服养阴益气和健脾益气合剂，皆取预防量，日服1次善后，追踪观察3个月，咽炎复感及呕吐均未再发。1年后因流感高热来诊，检查咽部：咽微红，但咽后壁光滑，滤泡全消。

本例为再发性呕吐，反复发作6年之久，未查出病因，中西医治疗无效，反复发作越趋频繁，初诊即查出病因，按辨证，标本兼顾治疗3次未再复发。其关键是中西医皆以止吐对症疗法，未寻找诱发病因，无消除病因、调整体质的整体综合防治措施，以致该病变为疑难杂症。其实只要医生细致地检查咽喉即可发现诱因所在，因此，临床治疗最主要是检查细致，强调四诊和参，并非主诉加舌、脉而已，辨证既要辨证候，也要辨病机和病因。

（温振英著．温振英医话验案选．第2版．人民军医出版社，2012，6：12－14.）

肺痨临证教训

琚某，男，38岁，缝纫工人。

初诊：1951年3月26日。

胸部隐痛板闷。干咳少量黏性白痰，有时痰中带血，口燥咽喉干，精神疲乏，饮食减退。体温37.8℃。经某医院X线透视胸部：诊为浸润性肺结核，曾服抗痨药治疗，一度好转。近日以来，咳嗽频作，低热不退。舌红苔薄白，脉细数。

辨证：此乃肺阴不足之象。

治法：拟滋阴润肺法。

方药：用月华丸为主方。

北沙参9克，杭麦冬9克，肥百合12克，肥玉竹9克，肥百部12克，桑白皮12克，广郁金9克。3剂，水煎内服。

复诊：1951年3月30日。

病情依然，更感胸闷，午后潮热，舌红苔薄，脉细数。体温

37.6℃，再予配方，守原法进步。

北沙参9克，杭麦冬9克，肥百合12克，地骨皮9克，桑白皮9克，香青蒿9克，光杏仁9克，阿胶珠9克，粉白及9克。3剂，水煎内服。

三诊：1951年4月3日。

病情如故，仍然无效。体温38.6℃，认为体质太虚，拟育阴补肺，用百合固金汤为主方。

大生地黄15克，黑玄参9克，北沙参9克，杭麦冬9克，天冬9克，炒龟甲15克，粉白及9克，肥百合12克，阿胶珠9克，冬虫夏草9克。3剂，水煎内服。

四诊：1951年4月6日。

其家属来告，病情加重。饮食大减，改求他医。

一旬后见其安然无恙，照常从事缝纫工作。因属同乡，又系街邻，彼此无忌，乃进而问其诊治经过。检视其续服药的处方，乃桑菊饮耳。

自按：徐子才云："轻可去实"，于此可以见矣。此案系正气已虚，邪留不解。证见一派肺阴不足之侯，治以滋阴润肺之剂，似乎药证相符，其实不但无济于病，反致增加病势。二次复诊，一味补益，以致病情加重，该就他医。仅用数剂辛凉轻剂则诸症尽除，照常工作。这就充分说明轻请宣泄的方法，有不可思议之效。因为这种方法，既不伤害正气，又不助长邪气，无"虚虚、实实"之弊。其目的使邪气澈清，正气自复。本案启示我对虚证的处理，不宜贸然施用峻补，宜取其轻巧灵快的方法。

（张了然著．张了然医话医案选．人民军医出版社，2012：12－13.）

潮热骨蒸

梁某，女，30岁，教师。

因患"播散性盘壮红斑狼疮"于1983年11月24日收住入

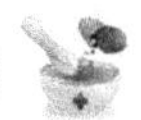

院，住院后，主以皮质激素及免疫抑制剂药进行治疗，收效满意。2 个月后，头面、躯干四肢皮肤病变渐次消退，有关化验检查亦趋正常。但患者精神一直不好，常感身热烦躁，体温波动于 37～37.5℃，曾行多方检查，致热原因未明，对症投药亦不见效。故邀请中医助治。

初诊：1984 年 2 月 6 日。

仅月来午后全身潮热，阵阵颜面烧热，心胸烦乱，悸动不安。入夜，两前臂骨内如蒸，手足心火热如焚，常以触握冷物为快，晚睡少寐多梦，晨起口燥眼涩，轻咳无痰，素常腰酸背困，月事量少色淡，舌光红无苔，脉虚细而数。此阴份亏耗，伤及五脏，波及精血。治当补阴血、滋五脏，兼清虚热。

龟甲 30 克（先煎），鳖甲 30 克（先煎），生地黄 24 克，麦冬 18 克，辽沙参 20 克，何首乌 15 克，牡丹皮 12 克，地骨皮 12 克，白薇 30 克，知母 12 克，黄柏 12 克，青蒿 10 克，肉桂 1.5 克。3 剂。

四诊：2 月 17 日。

首诊之方，连进 9 剂。初始 3 剂，未显疗效，但药后平稳，自无不适。服药至 4 剂后，骨蒸潮热、五心烦热始觉减轻，头晕咳嗽亦随之好转。但昨日不慎外感，及夜全身不适，稍觉寒热。今晨鼻燥头疼，咽喉痒口渴，体疲倦乏力。此病未愈，重感风温。前方停服，更剂疏表清热，兼护其阴。

桑叶 9 克，菊花 12 克，白薇 12 克，玉竹 12 克，淡豆豉 9 克，连翘 12 克，薄荷 6 克，桔梗 30 克，芦根 18 克，甘草 9 克。2 剂。

五诊：2 月 23 日。

上药服后，外症渐去。停药观察 3 天，病情平稳。现午后潮热十去七八，夜间骨蒸已很轻微，除手足心发热仍较明显外，余症均见减轻。舌红少苔，脉象细数。阴液未复，虚火退而未清。

继滋阴清热为治。

龟甲20克（先煎），鳖甲20克（先煎），生地黄15克，麦冬20克，辽沙参12克，何首乌12克，牡丹皮9克，地骨皮9克，白薇20克，青蒿6克。2剂。

六诊：2月28日。

五诊之方，进4剂，其症显著好转，午后体温正常，骨蒸潮热、五心烦热均已消退，口咽润和，晚眠安稳，除稍觉头晕、两目微涩外，别无不适。舌淡红，苔薄白，脉略弦。虚热已除，阴份将复。拟丸剂善理其后。

石斛夜光丸，20丸，早、晚各服1丸。

（薛秦，薛村水编著．顾兆农治验详析．2011：69－72.）

气阴两虚肺痨

万某，男，24岁，瓷业工人。

初诊：1978年12月22日。

胸闷短气，咳嗽无力，痰中带血，经胸部透视检查，诊为右上野浸润性肺结核（浸润期）。伴潮热，盗汗，纳食大减，大便溏薄，神疲乏力，面色白，舌质光淡，无苔少津，脉细数无力。经服西药治疗经年，病情仍然。拟用百合固金汤为主方。

北沙参9克，大生地黄15克，黑玄参9克，杭麦冬9克，天冬9克，肥百合15克，肥百部12克，杭白芍9克，炙甘草3克。四剂，水煎内服。

再诊：1978年1月26日。

病情如故，食欲锐减，单以滋阴降火，不得取效。应考虑肺脾同治，重在培本，改用培土生金法，以参茯白术散为主方，随症加减。

太子参12克，野祁术9克，淮山药12克，白茯苓9克，西砂仁12克（后下），广陈皮6克，冬虫夏草12克，北黄芪12克，肥百合12克，白扁豆9克，炒薏苡仁15克，大枣5梅。

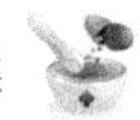

4 剂，水煎内服。

三诊：1978 年 12 月 31 日。

病情大有好转，前症均见减轻。守方再进 6 剂。

四诊：1979 年 1 月 7 日。

纳食渐旺，精神转佳，仍有咳嗽而无痰血，步原方出入，属常服 1 个月，以巩固疗效。

太子参 12 克，野祁术 9 克，淮山药 12 克，白茯苓 9 克，北沙参 9 克，白桔梗 3 克，西砂仁 2 克（后下），广陈皮 6 克，冬虫夏草 12 克，北黄芪 12 克，肥百合 12 克，白扁豆 9 克，炒薏苡仁 15 克，大枣 5 梅。

五诊：1979 年 2 月 10 日。

诸症尽除，复查胸透检查，提示右上野浸润性肺结核吸收好转期。停药以食物调养。

自按：肺痨见气阴两虚证，多见于病程较久，病灶有活动，全身衰弱症状较重，用百合固金汤无效而食欲再减，足证脾虚更甚，形成肺脾两虚。脾为肺之母，脾虚不运，生化无源，岂能复肺。宜用参茯白术散为主方，以培土生金，此乃治本之大法。方中参、芪益气固表，振奋气机，祁术、山药、茯苓、薏苡仁渗湿健脾，扁豆、砂仁养胃，百合、冬虫夏草，沙参养肺，少佐桔梗以载药上浮，药性平稳，久服而无流弊。疗程不到 2 个月，而达到吸收好转，可见药证配合得宜。

（张了然著. 张了然医话医案选. 人民军医出版社，2012：14－15.）

呃逆

梁某，男，73 岁，退休工人。

主因突发胸憋、头晕，于 1983 年 6 月 4 日以“急性前壁心肌梗死，并发心律失常”急诊入院。经多种治疗措施，积极组织抢救，心律很快复常，病情渐趋稳定。但住院第 5 日始，患者出现连续性呃逆，闭息、取嚏、进食、热饮均不能使其缓解，以致严重影响患者的情绪和休息，患者为是非常焦急。临床上曾用地西泮、氨茶碱、氯丙嗪等治疗，均无效；继而针刺内关、太冲、足三里等穴位，亦不应；随后再投番泻叶20克，泡茶代水，通其便秘，降其逆气，药后大便已通，而呃逆未解；最后，数医会诊，又拟旋覆代赭汤加枳实煎服，不料进药2剂后，呃逆非但未去，病势反见加重。对此顽固之证，奈何无技可施，特请顾老助治。

初诊：1983年6月14日。

形体微胖，精神稍差，时感心胸烦乱，动辄愁眉不乐，频频呃逆已发旬日，其声有力，除安眠熟睡外，呃无片刻休止，间伴恶心，呕吐少许痰涎，两胁胀闷，胸脘觉满，纳谷减少，厌油喜淡。脉象弦滑有力，舌苔白腻。此乃肝木横逆，胃失和降，气滞夹痰，运阻中焦。治宜平肝降逆，理气化痰，和胃止呃。

竹茹15克，陈皮15克，清半夏10克，丁香10克，柿蒂10克，佛手6克，代赭石18克，旋覆花50克（包煎）。2剂。

上药首剂服后，胃脘舒适，矢气稍多，次日呃逆即止。2剂尽，心胸烦乱、呕恶痰涎，胸胁胀闷诸症竟全消无遗。病家喜出望外，众医连赞药效。不料时过周日，频频呃逆复作，主管医生照投上方，药下呃止，疗效如前。又过5日，呃逆之疾再犯，复予上方，其效亦然。患者恐惧是病反复，特请顾老再予诊治。

二诊：7月2日。

精神尚可，病情平稳，郁郁心烦，口黏不爽，睡眠、二便正常，他无不适，舌苔白，中心苔质微厚，脉略弦，两关兼有滑象。中焦湿邪未尽，肝木气机欠调。投药疏肝调气，运土化湿。

柴胡10克，香附10克，薏苡仁30克，佛手6克，厚朴6克，白术12克，茯苓15克，豆蔻6克（后下）。4剂。

按析：一般而论，呃逆之证属实者，一旦治愈，近期罕见发

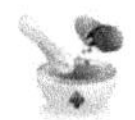

作。而本案反异于常，半月之内，竟两次再发，投前方均收卓效，而呃逆重犯之因，仍宜深究。顾老二次会诊时，细察中心白厚之舌苔，详审两关弦滑之脉象，合参心烦口黏之见症，考虑呃发药治之经过，猛悟疾反复之理乃在于病源未清。前药疏肝消痰，固收立竿见影之效，但木郁解而气未畅达，痰浊去而残湿尚存，一旦邪气招引，其呃必诱而再发。故随即拟方舒气化湿，从本为治，药后，不惟呃逆顽症从此消失，而患者之食欲亦明显增加，精神状况也迅速好转，这对心脏固有疾患的进一步治疗，亦当有辅助之利。

（薛秦，薛村水编著．顾兆农治验详析．2011：29－32.）

泄泻

李某，女，40岁，护士。

患“慢性肝炎”已10年，平日精神困顿，不耐劳累，胁下时时隐痛，纳谷差，去年末，因两胁疼痛加重，即行有关化验及超声检查，确诊为“早期肝硬化”。半年来，每晨5时许即感腹部不适，腹部疼痛，肠鸣，便意窘迫，难于安卧，便后痛减。三餐饭后及吃零食腹痛必作，便后即解。大便量少质稀，不成形夹不消化之物。数月来病痛苦非常，精神体质日渐衰退。病后曾历经多位中医诊治，服用“胃苓汤”、“四神丸”、“附子理中汤”、“参苓白术散”、“真人养脏汤”等方药，每当初服时，均有疗效，但如继服，则病复如初。病家无奈，后转请顾老诊治。

初诊：1979年3月14日。

面色淡黄，形瘦神疲，纳谷呆顿，食入即便，晨时五更泄泻，大便溏稀，困倦乏力、便后加重，胁痛隐隐，腰酸背疼，月经淡少，头晕目眩，下肢微肿，小便色白频数。脉沉细无力，舌苔薄白少。综观病史脉症，此属肺、脾、肾三脏皆虚，治当补益。然因病时已久，试投成药缓图之。

补中益气丸，9克，晨饭后服；参苓白术散，9克，午饭前服；四神丸，9克，晚睡时服。上药连用1个月，如无外感等新疾，不要停药。

二诊：4月19日。

上诊后，一直遵嘱如法服药月余，7天来，晨泻已止，午饭后、晚餐后也减少，纳食增加，精神改善。半月来口干舌燥，晚间明显。舌脉无明显改变。前药对症，已获初效，本应原剂继进，惜证现虚热上犯，欲掺养阴之药，又恐影响诸方之功，遵从“效不更方”常理，宜减少诸药服用之量，以缓药性温燥之弊，坚持治疗。

补中益气丸，4.5克，晨饭后服；参苓白术散，4.5克，午饭前服；四神丸，4.5克，晚睡时服。

三诊：5月20日。

上治又持续1个月。现患者面色转华，精神健旺，大便日行一次，便质色黄成形，便前无腹痛，便后无疲乏，胁痛甚微，月事复常。脉象平和，舌苔薄白。嘱停止用药，注意饮食。

（薛秦，薛村水编著．顾兆农治验详析．2011：40－41.）

恶性肿瘤属慢性疑难杂症，笔者在坚持肿瘤综合治疗原则下融入中医的“先机论治”，其一预防放化疗等西医治疗的副作用，其二预见和掌握肿瘤疾病的发展规律，在处方中预先用药而治之，其三肿瘤综合治疗后予调脏腑和改善人体内环境，以达“圣度”的康复状态。肿瘤的“先机论治”临床运用请参考笔者拙著《肿瘤复法大方论治心悟》。

第二十三章　杨剑横医话医案

一、对肿瘤综合治疗的几点认识

经笔者多年临床观察研究，瘤症治疗的现代最新方法，应科学系统地全程考虑，采用整体的综合治疗方法。

1. 重视心理疗法　大多患者患癌症后感到很恐惧，而有的临床医生缺少心理安慰患者，直接开门见山地告之患者只有几个月的生命了，要患者抓紧时间治疗，这样使患者非常恐慌。因此，医生应改变观念，真正做到关心爱护患者，解除其心理恐慌，让其树立战胜病魔的信心。

很多患者患癌症后心灰意冷，自暴自弃，不愿意成为家庭和社会的负担。有的患者即便是暂时康复了，也有一种失落感，认为活着没有多少意思。就笔者从事肿瘤工作 20 多年的观察，有位娄底工人患肺瘤治愈后，为了回报社会，他在家乡劝了一百多位瘤症患者，以他亲身经历和感受劝解他们，使他们以坚强的信念生存下去，产生了很大影响，并取得良好的效果。

2. 坚持中西医结合治疗　笔者认为，真正的中西医治疗是在制定治疗方案时，就将中医治疗考虑进去。我曾做过一次 30 人的调查，结果显示，生存期超过 5 年的患者多数是未做大剂量的化疗，而是采用小化疗大中药这种治疗方案的。我采取中药冲击治疗法治瘤，冲击疗法的原理是：抑制肿瘤新生血管生长，使肿瘤细胞坏死缩小，提高机体免疫功能，吞噬瘤细胞，杀伤瘤细胞，使肿瘤组织钙化液化，促使瘤细胞组织纤维化，阻断转移。

3. 重视康复期的接力治疗 很多癌症患者经过手术，放化疗后，以为肿瘤完全消失就痊愈了，但几年后却又复发转移了。因此，必须重视康复期的接力治疗。

癌症康复期必经做定期检查，3～6个月检查一次，如肿瘤标志物异常应进行大剂量中药治疗，无异常可小剂量中药维持治疗，可每个月服10天抗癌中药。我于2001年接诊一位四川盐亭县的食道癌肝转移的患者，坚持中药抗癌治疗，至今状况很好，已近80岁了。

4. 重视饮食疗法 可以说，很多人的癌症是吃出来的，根据笔者对四川盐亭县很多食道癌患者调查，长期吃咸腊肉、泡菜、干酸菜、发霉、变质的花生、大米、玉米（由农村经济困难），尤其是以上食粮变质均含有黄曲霉素，食用后可诱发食道癌和肝癌。但患癌症后，不可忽视食疗，可多食用具有抗癌作用的食物，其对治疗与康复是很有帮助的。如猪血有止血、补血、抗癌作用，香菇中香菇多糖，有抗癌作用；百合有润肺止咳作用。此外，还应多吃豆制品、红枣、赤小豆、大蒜，以及新鲜水果、蔬菜等。

二、恶性脑瘤治疗思路

恶性脑瘤亦称脑癌，是生长于颅内的恶性肿瘤，是神经系统中常见的疾病之一，对人类神经系统的功能有很大的危害。随着临医学实践的不断进行，医疗水平的不断进步，临床上对恶性脑瘤的治疗有了一些新的认识。

1. 恶性脑瘤是全身疾病的局部表现，治疗不能只从局部出发 我们常常见到切除了恶性脑瘤病灶，癌细胞又转移到别的地方；放疗使瘤体缩小的同时，癌细胞又转移到其他的脏器。可

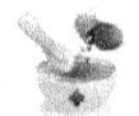

见，癌症的本质不是我们肉眼所见到的某器官的局部病变问题，而属于全身性疾病，治疗应从整体出发，全身用药，增加机体整体抗癌能力。

2. 控制癌症，与癌共存——“带瘤生存”　癌症的主要特征是“复发、转移”，恶性脑瘤也是如此，正是这个“复发、转移”特性才对人体构成严重的威胁，迫使机体逐渐死亡；有效地控制癌症的复发转移，属医学界的难点，同时也属抗癌治疗的重点，控制了癌细胞的复发转移也就有效地治愈了癌症。所以治疗癌症的关键不是一味地追求肿块消失，更重要的是控制癌细胞，使其不再进一步发生转移。从整体出发，全面调节机体免疫功能，纠正“肿瘤微环境”，使癌细胞失去赖以生存的“土壤”，“不攻自灭”。从而使原发病灶逐渐萎缩、静止休眠、癌主（机体）共存。晚期患者实现“长期带瘤生存”。

3. 既要治癌，更要保命——对中晚期患者不宜进行大剂量放疗、化疗　大量临床实践证明，对中晚期恶性脑瘤患者进行大剂量放、化疗，或对产生耐药的患者再次进行化疗只能导致虚弱的生命更加垂危，加速了患者死亡。临床常常可以见到，患者死因不是因为癌症本身造成，而是由于不科学、不恰当的杀伤性治疗所致。如恶性脑瘤化疗后恶心、呕吐，患者更加衰竭而死亡。对晚期癌症的治疗更重要的是减轻痛苦，提高生活质量，控制病情，“稳中求进”，以便获得“长期带瘤生存”。

4. 灵活配伍，发挥中药多层次、多靶点抗癌作用的优势
中药的化学实体是活性物质群，具有多靶点、多效性的特点，作用的基本形式是改变肿瘤微环境。而肿瘤是多因素、多阶段形式的，药病相合，能抑制其发生、发展。尤其是能改变机体生癌环境、抗肿瘤复发、化痰软坚的中药，既可增强机体免疫功能，又可抑制肿瘤的生长，以达到“扶正而不恋邪”、“祛邪而不伤正”的目的。扶正类中药与化疗药配合使用，可在扶助正气的同时，增强化疗药物抗癌效果，且有可能避免单纯化疗过程中的疗效“反跳”现象。

总的来说，西医传统的治疗手段虽对肿瘤有较为直接的杀灭作用，但亦会对人体正常细胞造成损伤，人体免疫功能下降，导致癌肿的复发转移，这是很多癌症患者死亡的原因，而中医能从整体出发，全身用药，在抑制肿瘤的同时，增强人体的抗病力，疗效也越来越被肯定。

三、原发性肝癌中医病机探析

摘　要： 笔者就肝癌的病机归纳为郁、阳、火、虚四类。对肝郁与肝气；肝热与肝火；肝阳与肝风，既有联系，又有差异的病机，从病理上进行阐述疏理和探析，以视甄别，理清了临证思路，从而使肝癌在临床中有章可循，不致于临证不能准确辨证施治，为中医在治疗肝癌中发挥更大作用。

关键词： 原发性肝癌；病机

肝癌病机复杂，证候繁多。为了使肝病证治有机可循，本文对肝癌的病机概述为气（郁）、火（热）、阴（风）、虚四方面；简述如下，以飨同道。

1. 肝（气）郁　肝郁与肝气，乃为肝之气分病为特点的一对病机。均以情志失常为主要一致病因素，肝郁常因情志不舒，疏泄无能，作用不及，其性消沉，气以郁为病及特点。故称之为肝郁气结。气郁本经，则胸胁苦满，少腹胀痛，疝瘤；疏泄情志不及，则精神抑郁，闷闷不乐，意志消沉；失于疏泄脾胃，则痞满，饮食呆滞；血海失疏，则月经不调，经闭。

其病机演变，始虽气郁，继可及血，则气郁血滞；及食，则气郁食积；及湿，则气郁湿阻；化热，则郁热内烦。

总之气郁为先，变生诸郁。肝气，常因素嗔忿怒，疏泄太

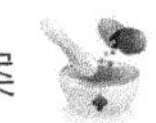

过，作用太强，其性亢奋。气以亢为病机特点，故称之为“肝气亢逆”。亢奋之肝气，则在病理上具有上逆，横直，下陷之趋势。亢于本径，则胸胁、少腹作胀作痛；动情志，则为怒；逆于上，轻则目胀睛突，重则气闭而厥，横克犯胃，则呕呃，嗳气；乘脾，则腹胀，腹痛、犯肠，则肠鸣，泻泄；陷犯下焦，精关、脉关、血海被扰，则遗精，遗尿，月经不调。

二者虽皆气分为病，治疗上均可使用疏肝理气之大法，治疗临床中属气机郁滞的肝癌患者，但在具体辩证时要据太过与不及，法中有异，肝气者，重在抑制其亢奋之气，如药用乌梅、白芍、牡蛎等，郁者，重在发泄郁气，药如柴胡，薄荷、苏叶、谷芽、麦芽等，这些适合肝癌病机之用药调理。

2. 肝火（热）　肝火与肝热，为之同性质，但又有区别一对病机。二者虽然同性质，但程度有所不同及差异，就一般而言，静则为热，动则为火；散淫为热，炎上为火；内蒸为热，冲逆为火。

肝热，有虚实之分，若因外感湿热之邪，或气郁化火，则为实热；若因阴虚而生，则为虚热。肝热为肝癌之病机，以散淫内熏以病理特点。每见烦闷、肝苦、手足心热、小便黄赤等。

肝火，多因肝脏蕴热成火，或肝气化火，即“气有余便是火”。肝火为肝癌之病机，以冲逆上炎为病理特点，炎于头面清窍，则头痛昏胀，头面烘热，面红、目赤、口苦、耳鸣、耳肿。灼它脏，炎肺，则咳逆，咯血；灼胃呕逆吞酸；燔心，轻则烦躁不宁，重则为狂；灼肠，则大便秘结，或肠风下血，阴肿；灼于本径，脑肋灼痛；内温本经者则为痛。

肝热者，当苦寒清解；因气郁蕴热者，当清疏而发，即“郁热当发之”；若因阴虚而生者，当滋阴清热。肝火形成的肝癌者，若因蕴热而成者，当苦寒清热泻火；因气有余而化火者，当泻中兼抑；苦因阴虚而火旺者，当滋阴以泻火。

3. 肝阳（风） 肝阳与肝风，既有联系，又有区别，而且是因果关系的一对病机。

临证肝阳有虚实之分。若因肝热而阳升于上，即“郁热生阳”，则为实；若因阴血亏虚，阴不敛阳，阳不潜藏，即“阴虚阳亢“，则为虚。

肝癌之病机，大多以浮阳升越，上扰头脑清空为其病理特点。证候表现常有，头晕、目眩，头昏胀痛、畏光、耳鸣。恶烦喜静等。

肝风，多为肝阳进一步发展，常因肝肾阴虚，阳亢化风。故称之为“肝阳化风”，或“厥阳化风”。可见阳之风为始，风为阳之变。因本来风发之于内，故称之为“内风”。

肝风为病机的肝癌，以上旋内闭，横窜为其病理特点。盖风性主动，善行而数变。故多次发病突然，动摇不定，变化莫测。上旋清窍，轻则眩晕，耳鸣；重则为昏仆为搐。风因源之异，又有热极生风，阳化生风，阴虚动风，血虚生风之别。

此外，风当辨阴阳。若因体内阳盛或阴虚，或火热，燥之阳邪，性从阳化而为阳风。阳风为病，风兼热象，如喜冷怕热，而红，目赤，舌红而干，脉弦而数等；若因体内阴盛阳虚，或夹寒，湿之阴邪，性从阴化而为阴风，阴风为病，风兼寒象，如喜热怕冷，目青，舌暗淡及润，脉弦而迟。

治疗上，肝阳多用介类以潜之，柔静以摄之，酸味以收之，咸寒以降之。

总之，平肝潜阳，制其阳亢，肝风则多用填补肝肾，镇其肝，熄其风，制其风动；因热而风动，辙其热，熄其风，因阳亢而风动，潜其阳，熄其风；因阴血虚而生风，滋阴补血，以熄其风，总之，阳风宜滋阴柔肝，熄风，阴风宜温阳暖肝熄风，肝阳（风）之病机是治疗肝癌的大法。

4. 肝虚 肝虚，有气、血、阴、阳之异。肝之阴血虚易见，

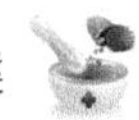

而肝癌所见之阴气虚，则往往被忽视，盖肝藏血，血属阴，故肝以阴血为体；气属阳，故以阳气为用，故肝虚，既有阴血亏虚之体不应一类（肝血虚、肝阴虚），又有阳气衰而不调一类（肝气虚、肝阳虚）。

肝血虚与肝阴虚，为肝癌之病的主要病机之一。

肝血虚，但多因失血过，或忧思过度暗耗心肝之血，或脾肾亏虚，化血生源不足，致使肝之藏血不足，肝体不充，致肝血虚。以失于濡养为其肝虚之中，同属性生又有区别的一对病机特点。上不荣头而清窍；则眩晕、面色不华、耳鸣、视物模糊或夜盲。下不充血海，则月经量少而色淡或闭经。内不濡脏，安魂定志，则肋下隐痛，不耐疲劳，惊恐，夜昧多梦；外不荣爪濡筋，则爪甲苍白，干枯脆薄，肢体麻木，可见颤动，筋脉挛急，关节拘急，屈伸不利，肌肉瞤动。

其病理演变有二，一则血虚而生内热，其则内热而阳浮；二则血虚而生风，虚风内动。

肝阴虚，多因暴怒伤肝，阴血暗耗，或肝郁化热，或肝气化火，火热燔阴，或肝肾亏虚，水不涵木。肝阴虚以失于滋润为其肝癌的病理特点。临床常见，眩晕、耳鸣、两目干涩，潮热盗汗，五心烦热，舌红少苔，脉弦细数等。

其病理演变有三，一则阴虚生内热；二则阴虚而阳浮；三则阴虚而动风。在肝癌的治疗上，肝血虚者，多填肾精，健脾气，以冲化源，补肝体，养心血，子令母实。

肝气虚者。则多因脏气亏虚，升发疏泄无能，气亏其用不足，以肝之功能衰退为其病理特点。症见：气短、懒言、神疲、倦怠乏力、自汗。精神不畅，易悲怯，意志消沉，善太息，头脑空眩，舌淡；脉虚弱而弦等。

肝阳虚，多为肝气虚进一步发展；气虚为阳虚之始，阳虚乃气虚之渐。所以治法以温煦无能，肝脉寒凝，下焦阴寒不散，浊阴上逆为其病机特点。其临床表现：常见气虚之证候基础上，见怕冷、四肢不温、阴囊冷缩、阳痿、巅顶冷痛，脉弦迟或沉细无力等，治疗上，肝气虚；宜益气补肝，助发肝气；肝阳虚，宜温阳暖肝，振兴肝阳。

综上所述，笔者就肝癌的病机归纳为郁、阳、火、虚四类。对肝郁与肝气；肝热与肝火；肝阳与肝风，既有联系，又有差异的病机，从病理上进行阐述疏理和探析，以视甄别，理清了临证思路，从而使肝癌在临床中有章可循，不致于临证不能准确辨证施治，为中医在治疗肝癌中发挥更大作用。

四、中医分型辨治食道癌

近年来笔者对食道癌根据临床表现分四型辨施治疗，取得满意的临床效果。

现报告如下：

1. 痰气食阻型

主证：吞咽受阻，胸胁刺痛，嗳气呃逆，呕吐食物残渣和痰液，口干大便不通、舌红、苔腻、脉弦滑细。

辨证：脾阳虚，痰食凝滞。

治法：温脾化痰，理气疏肝。

方药：六君汤合柴胡疏肝散：人参、白术、茯苓、法夏、柴胡、白芍各 10 克，煨姜三片，薄荷 3 克（后下），大黄 5 克（后下），枳实 15 克，焦三仙 30 克。

2. 气血瘀阻型

主证：症见胸胁刺痛，疼如针刺，食道中如有异物，食物吞下及吐，吐出物如豆渣，人体消瘦，面色黧黑，大便不通，舌红少苔，有瘀点，指甲失泽，脉细涩。

辨证：血瘀阻络，腑气不通。

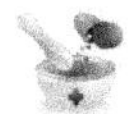

治法：理气活血，祛瘀通腑。

方药：血腑逐瘀汤加味：红人参、川芎、桃仁、红花、当归、赤芍各10克，牛膝、大黄各6克，丹参、白花蛇舌草各30克，守宫2条（陶瓷中焙干研细冲服）。

3. 热结津亏型

主证：症见肌肤枯荣而燥，脸背疼痛，口干咽燥，苔黄黑而有裂纹，进食困难，五心烦躁，大便干结，小便黄，人体消瘦，脉细数。

辨证：气血亏虚，阴虚郁热。

治法：滋阴养血，清热泄腑。

方药：五汁安中饮加味：黄芪10克，西洋参20克，加藕汁、姜汁、米粥汁、韮菜汁、牛乳汁、鲜白茅根汁、鲜铁树叶汁各10mL，大黄10克，芒硝10克，大便通去硝黄，继服以上方药。

4. 阳虚寒凝型

主证：症见吞咽梗塞，口吐清水，全身浮肿，面色苍白，神疲乏力，四肢不温，舌淡苔白，脉沉细滑。

辨证：脾肾阳虚，社寒回阳。

治法：温肾补脾，祛寒回阳。

方药：真武汤加味：人参、干姜、白术、白芍各10克，盐附子60克（先煎两小时），黄芪50克，法夏10克，砂仁10克，沉香6克，丹参30克，葶苈子10克，（布包煎）、甘草10克，大枣30克。

5. 讨论 食道癌属中医“噎膈”范畴。中医认为癌的形成是由邪毒内聚所致。如金元年间攻下派名家张子和说：“病包括癌病之一物非人所素有也，或自外而入，或自内而生，皆邪气也。”所以我受之启发，在治疗此病时，攻补兼施，但往往是攻后再补，因人而异，体质弱者，攻补同用往往收到很好的临床效果。

这类患者首属盐亭地区发病率高，尤其是农村高于城市。农村患者普通文化素质偏低，大多患者邻里家庭关系不和，长期精神抑郁，在治疗同时，运用疏肝理气法，在临床中收到意想不到的效果。医者对患者高度负责，尽量从精神上开导患者，让患者放下心理负担，保持良好的心理环境，这样医者大胆地打破常规用一些骏猛的药物攻其毒邪（如：大黄、守宫、蜈蚣、甘遂、芫花等），反而在临床上收到意想不到的疗效。但要注意患者体质的强弱来分别对待，这样才能全面而周到地注意患者病机的转变，有利于准确地把握患者的病机，特别注意嘱咐患者调理善养。（此文刊登在《中医药治疗疑难病精萃》第61页）。

五、从湿热瘀论治前列腺癌

前列腺癌是原发于男性前列腺腺体的恶性肿瘤。中医学往往将其归入“淋证”、“积聚”、“癥瘕”等疾病范畴。目前，中医界对前列腺癌病因病机的认识尚无统一的标准，认为本病的发生，与肾、脾、肝、膀胱等脏腑功能失调有关，历代医家也从不同角度对本病进行了许多探索。笔者综合多年临床经验，运用自拟方治疗湿热瘀互结型患者疗效满意，现介绍如下。

组成：赤芍10克，败酱草18克，虎杖15克，王不留行15克，猫爪草20克，白花蛇舌草20克，益母草20克，马鞭草15克，萆薢12克，石菖蒲10克，金樱子20克，益智仁12克，竹叶10克，甘草梢10克，琥珀末4克。

功能：清热利湿、消瘀散结。

主治：慢性前列腺癌，症见尿频尿急，尿道灼热，小溲疼痛，余沥不尽，尿液混浊，泡沫偏多，气味偏重，少腹、睾丸、会阴部坠胀疼痛等。实验室检查前列腺液常规可见卵磷脂小体不

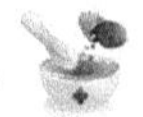

足4+、白细胞+~4+，或可见红细胞、脓球者。

用法：水煎服，日1剂，分2次，饭后1小时服用。

方解：笔者认为，慢性前列腺癌属中医淋证范畴，以尿频、尿急、尿痛、余沥不尽为主症，很多患者以湿、热、瘀为主要致病因素，以湿热挟瘀，郁阻下焦，气化不利为主要病机。其病因多为劳欲日久，相火旺盛，扰动精室，郁而化为湿热，阻滞气机，气行不畅，日久结瘀，阻于下焦，下焦失司，则气化不利。

经曰：膀胱者，州都之官，津液藏焉，气化则能出也。今气化不利，膀胱之职失司，津液受藏而不能化；受藏不化，湿热壅结，化为瘀滞，则小溲约而不出，症见淋沥涩痛、会阴部潮湿且热；下焦瘀阻，症见少腹、睾丸、会阴部坠胀疼痛。

且上焦如雾，中焦如沤，下焦如渎。渎者以通利为要也。因此在治疗上以通利为要领，选用此方清利下焦湿热同时，消瘀散结。

方中萆薢、菖蒲取萆薢分清饮之义通利小便、分清降浊；竹叶、甘草梢取导赤散之义淡渗利窍、除茎中之痛。败酱草、赤芍、王不留行、虎杖诸药活血散瘀，清热利湿。

新安王氏医家《王仲奇医案》曾指出“精为肾之体，溺为肾之用。今肾藏有亏，精气失守，随溺渗泄，淋溲作痛，当以强肾通利为法是也。”病久湿热蕴结下焦，久则伤及肾脏，肾失摄纳，而致精关不固，故用金樱子、益智仁二者合用，既补肾，又涩精，小溲之淋漓不尽可收之。

另外，以五草饮配合应用：即马鞭草、益母草、猫爪草、败酱草、白花蛇舌草，用五草之味苦以燥湿，性寒以清热，加散结消瘀之力，则湿热瘀可除，下焦郁结可得通利。琥珀末，《名医别录》谓其可“通五淋”，其性易于下行，可速达下焦，消阴中之浊，以通诸淋。

加减：下焦湿热较甚，加赤茯苓；小溲灼热明显，加瞿麦、萹蓄、冬葵子；腰脊酸楚，加杜仲、续断、海桐皮；尿中白细胞多，甚则混浊如茶泔，加蚤休、金银花；瘀阻较甚，经久不愈，加炮山甲；遗精早泄，加覆盆子、沙苑子、芡实；少腹、睾丸、会阴部坠胀疼痛明显，加炒橘核、炒青皮、荔枝核；虚火旺盛，加炒黄柏、泽泻。（此文发表在中国中医药报，2013 年 11 月 28 日第四版，学术专栏）。

六、益气养血和化瘀解毒法临证验案二则

关键词： 验案　临证　益气养血法　化瘀解毒法

1. 恶性淋巴瘤化疗后　寥某某，女，47 岁，2010 年 10 月 2 日初诊。住院号：345608。乏力、消瘦、纳差、脘痞、呕吐半年。初诊：既往身体健康，近半年因工作繁忙，家庭不和谐，时常自觉嗳气、乏力、消瘦、食欲不振，来我院肿瘤科就诊收入住院。经我科 CT、穿刺活检等检查，确诊为：恶性淋巴瘤。做化疗 5 个疗程，在第三次化疗过程中，出现血小板为“0”，经抢救治疗血小板升至 $47\times10^{9}/L$，病情稳定出院。

现症：仍觉乏力、食欲不佳、呕吐、食后脘痞，头昏失眠，偶尔有鼻血溢出，自服云南白药效果不甚。查体：全身体表未触及明显肿大淋巴结，颈部对称，气管居中腹部柔软，右胁下未触及肿大之脏腑；骨髓细胞学检查显示：脾功能亢进、骨髓病理改变、血常规：血红细胞 $1.70\times10^{9}/L$、中性粒比例 28.30%；淋巴细胞比例 65.10%；中性粒细胞 $0.50\times10^{9}/L$，单核细胞 $0.10\times10^{9}/L$，红细胞计数 $2.7\times10^{12}/L$，血红蛋白 92.0g/L，血小板计数 $47\times10^{9}/L$，舌质红苔薄白，舌下经脉紫暗，脉沉细。

诊为气血亏虚，毒邪内犯（恶性淋巴瘤化疗后）。

治法：益气养血、化瘀解毒。

处方：黄芪 60 克，当归 10 克，炮山甲 10 克，鸡血藤

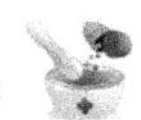

30克，女贞子15克，白术15克，红人参15克，白花蛇舌草30克，半枝莲30克，陈皮10克，大枣15克，甘草6克，薏苡仁30克，淮山30克，茯苓15克，粳米50克，15剂，水煎服，1日2次，1日1剂。

半月后复诊：服药后体力渐增，精神佳，未见鼻衄，但食欲不强，食后痞胀。查诊：舌质红淡，苔薄白，舌下经脉仍紫暗，脉细数。气血得复，症状减轻，但热毒深陷，气血耗伤太多，短期内难以奏效，故继服以上方剂，在原方基础上加木香10克，鸡内金15克，15剂，水煎服，1日2次，1日1剂，治疗月余，病情稳定，临床效果显著。

按：本例为气血亏虚，毒邪内陷，伤气耗阴，气血瘀滞，脾胃功能失调之虚证。经现代医学化疗后，毒邪内陷难以控制，使气血更加耗伤。当以益气养血，化瘀解毒为治法，该方组成中以黄芪汤、当归补血汤、四君子汤为君，佐以半枝连，白花蛇舌草等解毒之品，使正气复，毒热之邪渐除。扶正袪邪，袪邪即可安正，邪去正安，正复则邪除，故病情稳定，临床效佳。

2. 慢性糜烂性胃炎（癌前病变）　伍某某，男，27岁，住院号：335300。2010年9月1日初诊。不欲食、消瘦、乏力、泛酸、打嗝，胃隐痛来我科住院。

初诊：3个月来大便时溏伴见神疲乏力、纳差、消瘦、打嗝、泛酸、胃隐痛。经我科胃镜检查提示：①慢性糜烂性胃炎；②食管炎。病理提示：食管中下段黏膜上皮灶性中－重度异型增生（癌前病变）。现症：便时溏，日2～3次，伴见神疲乏力、胃痛、打嗝、胃胀、不欲食、舌淡红、苔薄白，脉细微肱。

辨证为：脾胃虚弱（胃炎、癌前病变）。

治法：补中建脾、行瘀化饮，清解郁热。

处方：黄芪30克，炒白术10克，苏梗10克，苏木6克，当归6克，红人参10克，炒淮山30克，炒枳壳6克，广木香10

克，薏苡仁30克，半枝莲30克，白花蛇舌草、蚤休15克，大枣15克，莪术15克，乌梅6克，黄莲6克，三七粉3克，姜半夏10克，炙甘草6克。15剂，水煎服，1日2次，1日1剂。

半月后复诊：前方以补清消三法相辅而行，服后精神改善，便溏好转，大便成形。诊：舌淡红、苔白，脉弦细，继按前方，以原方再服15剂。

1个月后复诊：胃和纳佳，精神爽，舌淡红，苔白滑，脉弦。胃镜复查：反流液不多，食管中下段隆起糜烂消失；胃窦部黏膜红白相间以红为主，胃角蠕动好；胃底、胃体、贲门无殊。

仍以补中行气，温化瘀饮，清解郁热之毒为法，以资巩固。

处方：炙黄芪30克，炒苍术10克，炒白术10克，苏梗10克，白及10克，吴茱萸3克，苏木10克，三七粉3克，蒲黄10克（布包），半枝连30克，白花蛇舌草30克，沉香6克，姜半夏6克，砂仁6克，桂枝10克，茯苓10克，薏苡仁30克，神曲10克，大枣15克，淮山30克，炙甘草6克，石解15克，水煎服，2日1剂，1日2次。带药出院，不适随诊。

按：本案辨证属脾胃虚弱，运化失调。胃镜提示：有较多反流液，且食道中下段隆起糜烂，经多家医院病理检查提示：均是食管鳞状上皮中－重度变异型增生，癌前病变。借助现代科技手段，拓宽了广度和深度，将为我们中医诊断消化道肿瘤提供新的现代科技依据。笔者认为食管隆起糜烂及较多反流液，是胃内痰饮和瘀血的理论依据，故中医的痰瘀互结，郁而化热，中医以痰饮，瘀血，即是脾胃虚弱、建运无力所致，同时又是继发性病因、病机的前提，如不抑制很可能变成癥积、噎膈等难治性恶性消化道肿瘤。本案成功运用补中气，行瘀化饮，清郁热的治则，同时逆转病机恶变的典型案例之一。此外，方中莪术、苏木、三七作为消痰化瘀经验用药，而以白花蛇舌草、半枝莲、蚤休清解郁热之毒，对癌前病变有较强的抑制作用，值得同道深入研究。

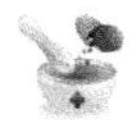

（此文刊登在《亚太传统医药》杂志，2011 年 10 月，第 7 卷，10 期）。

七、微调阴阳平衡和稳定微环境治疗晚期肿瘤新探

摘　要：本文通过微调阴阳平衡和稳定微环境治疗晚期肿瘤的深入探讨，理清治疗晚期癌症方面的新思路，取得了较好的疗效，从而使中医药治疗晚期癌症取得了一定进展，并值得同道研究。

关键词：晚期肿瘤；新探；治疗

1. 微调阴阳平衡　癌症的肿瘤来源于宿主的自身细胞，是人体受到某些不良因素刺激后，细胞内部环境调节失变和信息传导失误，错乱的结果，使癌症患者肿瘤细胞内环境处在不平衡状态，表现为脏腑功能失调、阴阳气血紊乱等等临床特征。我认为晚期癌症的治疗，就是要不断跟踪这种不平稳状态，找到失衡的难节点，“虚者补之，过者削之，复归于中”。让宿主潜在的调控作用获得再现，逆转癌细胞，使其逐渐改邪归正，或抑制它生长缓慢。个别处于人癌长期共存状态，搞高晚期癌症患者的生存质量之目的。

宇宙万物中，有很多事可以频发，具有相似性。人体的生理过程是一个复杂系统的自动控制过程，在正常情况下，是动态平衡的，当受到一定条件下的严重干扰时，就会失去平衡，就必须进行外界干预，使其恢复到动态平衡之中。但当干预量过大或不及时，就会出现工程自动控制中的过冲现象甚至发散，中医认为“壮火之气衰，少火之气壮”，“壮火散气，少火生气”（素问阴阳应象大论篇）。工程之中纠正斜塔同样采用微调阴阳平衡的方法。因此，对晚期癌症患者而言，必须仔细观察患者的细微变化，采用微调方法，使之微变到正常状态。微调平衡法以脾胃为

基础，处方始终以病情微小变化不断调整用药，处方小，用药轻。

杨某某，男，70岁，2003年7月17日因患胃癌而行胃大部切除术，术后病理示：胃贲门、不弯部管状腺癌。术后曾以E－ADM，MMC，CP动脉灌注化疗2次，因胃肠道反应较大而中止，2009年9月1日遂来我科求诊时，乏力、消瘦，上腹部胀痛，面色无华，食欲不佳，卡氏评分60分，体重40kg，左锁骨下发现有花生米大小的淋巴结，B超显示肝脏较大，胰腺境界欠清。证属：术后中虚气滞，脾虚肝乘，邪气乘虚而入，施以微调阴阳平衡法和稳定微环境法，患者渐渐感觉上腹部胀痛消失，食欲渐增，精神振奋，夜寐香，体重增加15kg，卡氏评分增加30分，左锁骨下肿大淋巴结消失，患者健康生活至今。

2. 稳定微环境 益气和活血化瘀之法是平衡稳定微环境的重要方法之一。例如：我科以中晚期肿瘤患者气阴两虚、阴虚内热为主要证型为例，制定协定处方：黄芪、太子参、北沙参、麦冬、仙鹤草、天冬、五味子、败酱草、白花蛇舌草、白术、生地、川贝母、甘草、桔梗等，以上方药水煎服，日服2次，每次250mL。凡符合此证型的患者坚持服用1个月后观察，中晚期肺癌患者的症状明显改善，免疫力增强，可以减轻化疗、放疗引起的副作用，提高生存期，稳定微环境起到了很好的作用。对晚期NSCLC具有一定的临床应用价值，显示中药治疗新法。在肿瘤晚期，NSCLC的应用前景，值得进行更深入的临床研究。

活血化瘀的主要作用是使肿瘤血管新生，若无新生血管形成，转移和复发的肿瘤细胞将停留在无血管期或处于休眠期状态。新生血管无法为肿瘤的生长提供丰富营养，而且血管内生细胞对肿瘤细胞还有分泌作用，而相互刺激对方生长。例如：我科用活血化瘀法组成协定处方：丹参、赤芍、红花、三七、太子参、黄芩、肿节枫等，水煎服，1日2次，每次250mL。凡符合

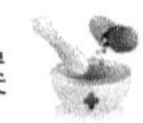

以上证型的晚期鼻咽癌患者坚持服用以上方剂 1 个月后观察，鼻咽癌基本病灶或好转，优于单独化疗、放疗的患者。肿瘤细胞为了达到长期生存的目的，必须有自己的营养液供给，无论是针对肿瘤细胞还是宿主细胞的许多抗癌疗法的成功，都是依赖药物有效成分的传输，临床大量的资料和案例研究的证明，抗血管再生的药物可以抑制血管再生因子或抑制受体的发展，使晚期鼻咽癌的好转，或基本痊愈，具有一定的临床应用价值，彰显了中药活血化瘀的应用前景，值得同行更深入的基础与临床研究。

肿瘤细胞在缺氧环境中回发生一系列生物学行为改变，包括肿瘤侵袭性和转移行为具有重大影响，而且许多活血化瘀的中药可以通过多个途径的药效有力抗击它的复发转移，同时中医活血化瘀为主的治疗方法也是肿瘤治疗整体调整微环境的主要方法之一，这一观点与肿瘤血管新生有多种机制是相应的。

3. 结语　微调平衡法对晚期癌症的治疗，不同于西医以迅速消除癌肿为主要目标手段，也不同于传统中医以消热毒、攻瘀块、消痰结为主的治疗方法，更不同于集所有抗癌药物强攻的方法，而是考虑到晚期肿瘤患者邪正对比过程中出现的主要矛盾，把握正邪双方造成阴阳气血，脏腑不平衡状态，辨证施治，调节脏腑平衡阴阳的平衡法，不断根据体质及其微小变化，微调之，以扶持正气为目的，调动机体自身能动性，以正祛邪，求得机体动态平衡。

微调平衡法特别强调重视胃功能的调整，调整脾胃为微调平衡法的主体，脾胃为后天之本，气血生化之源，正气恢复有赖于营养吸收，一切药物吸收亦有赖于脾胃的功能。临床治疗统计，脾胃法占 73.2%，绝大部分患者通过中药调整脾胃，食欲改善，免疫力自然提高。

“邪之所凑，其气必虚”，晚期癌症患者以虚为主，晚期癌症由于癌细胞迅速增长，阻塞气机；同时晚期癌症患者精神和肉体遭受痛苦，情绪压抑，气机不畅。因此，微调平衡法在重视调整脾胃的基础上注重调整人的情感，给予心灵抚好，肝木疏泄，健运消化；精神佳，阴阳冲和，使气血津液处于协调的抗癌状态，因为人体是一个复杂的多变量控制系统，协调好气血津液就能激发机体正气，强免疫功能，统计疏肝调畅气机用药 59.7%。

治疗晚期癌症方面积累了丰富的临床经验，取得了较好的疗效。中医学认为，肿晚期肿瘤细胞周围的环境即是微环境，在肿瘤的发生、发展转移中，起着重要作用，同时也影响治疗效果。肿瘤是由多种复杂因素导致的疾病，大部分的肿瘤基本上都经过微环境的改变，造成大量的癌基因活化及抑癌基因失调，从而促使肿瘤细胞的繁殖。肿瘤微环境这个保护屏障失去应有的保护力，因此肿瘤的微环境的平衡和稳定是决定晚期肿瘤生存与复发的重要因素。瘤的形成与痰、热、瘀毒有关。根据中医界公认的观点，大多采用以毒攻毒为主，清热解毒法、化痰软坚和活血化瘀法，民间的一些单方、秘方，也是以毒攻毒居多。以毒攻毒的个案报道，无推广价值。近 10 年来，中医药治疗癌症研究取得了较大进展，主要表现在扶正培本和活血化瘀的临床实验研究的逐步深入阶段。笔者经十多年的临床和研究总结，认为在治疗晚期癌症时，采用微调阴阳平衡和稳定微环境这个新思路是具有深入研究的价值的。（此文发表于《中国中医药现在远程教育杂志》2013 年 7 月，第 11 卷，7 期）。

后记　三溪堂志

义乌三溪者，乃元代丹溪朱震亨、明代华溪虞天民、近代黄山溪陈无咎也。杏林三贤，不惟悬壶济世，医德可风，更兼医术精湛，救死扶伤；又善烛幽探微，著书立说，独树一帜，堪为后世医学界之楷模。

家父朱益清少年时，颠沛流离，生活困顿，命途多舛。后立志于医学，广学博览，锲而不舍，水滴石穿，技艺精进。又殚精竭虑，创办个体诊所，问诊疗疾，解民困厄，深得乡邻之赞誉。余幼承庭训，耳濡目染，潜移默化，即得家父言传身教，又兼刻苦自学，转益多师，学有所长，遂继承父业，坐堂行医十余载。适逢改革开放之盛世，余迎顺民意，扩大规模，于壬午年孟夏创办三溪堂国药馆，旨在弘扬三溪精神，传承国粹之精华，救治患者之病痛，增进摄生之调养，提高生活之质量。

古人云：福寿康宁，固人之所同欲；死亡疾病，亦人所不能无。人处疾则医贵，良药苦口，惟医者能甘之。三溪遗风犹济世，百草良药可回春。业精于勤，荒于嬉。行成于思，毁于随。创业难，守业尤难，筚路蓝缕，任重而道远。厚德载物，上善若水，余将不负众望，诚信自守，勤勉治业，广结善缘，造福桑梓。

义乌赤岸山盘

朱智彪

甲午年仲夏

参 考 文 献

[1] 何奇，于振洋著.《肿瘤复法大方论治心悟》[M]，北京：人民军医出版社，2013. 3.

[2] 周岱翰主编.《中医肿瘤学》[M]，北京：中国中医药出版社，2011. 6.

[3] 杨金坤主编.《现代中医肿瘤学》[M]，上海：上海中医药出版社，2004. 9.

[4] 纪钧，曹杰主编.《中医治癌经验精华》[M]，南京：江苏科学技术出版社，1998. 6.

[5] 杨承祖主编.《肿瘤名医谢远明五十年临证录》[M]，北京：中国中医药出版社，2013. 8.

[6] 陈志强，李园主编.《李佩文教授治疗肿瘤经验集》[M]，北京：出版集团公司，2011. 12.

[7] 杨建宇，邢晓彤主编.《国家级名老中医肿瘤病验案良方》[M]，河南：中原出版传媒集团，2011. 1.

[8] 贺兴东，翁维良，姚乃礼主编.《当代名老中医典型医案集》[M]，北京：人民卫生出版社，2009. 1.

[9] 张涵主编.《跟医李可抄方记》[M]，北京：中国医药科技出版社，2010. 5.

[10] 刘越著.《刘越医案医论集》[M]，北京：学苑出版社，2008. 8.

[11] 江淑安主编.《中医药治疗疑难病经验荟萃》[M]，北京：中华国际科技出版社，2014. 3.

[12] 吴雄志著.《肿瘤中医治疗经验及医案精选》[M]，北京：人民军医出版社，2011. 3.

[13] 王居祥，徐力著.《中医肿瘤治疗学》[M]，北京：中国中医药出版社，2014. 3.

[14] 陈光伟，殷群，吕予. 恶性肿瘤转移中医防治浅析 [J]. 陕西中医，2011，32 (5)：638.

[15] 辛海，马琴. 防治恶性肿瘤转移的理论探讨 [J]. 中国中医基础医

学杂志，2004，10（2）：47.

[16] 乔占兵，尹婷，李忠，指导：王沛．王沛教授肿瘤论治及用药规律初探［J］．中国临床医生，2005，33（4）：52-55.

[17] 逯敏，李柳宁．刘伟胜教授治疗肿瘤学术思想探讨［J］．中国中医急症，2010，19（7）：1162.

[18] 王丽慧，周国琪．凌耀星治疗积证的经验［J］．上海中医药杂志，2007，41（10）：14-15.

[19] 吕玉萍，安丰辉，吕玉红，王文萍．肿瘤中医病机各家杂谈［J］．环球中医药，2010，3（3）：225-226.

[20] 王文萍．肿瘤转移“痰毒流注”病机假说的研究思路［J］．辽宁中医杂志，2002，29（3）：137-138.

[21] 李杰，指导吴承玉．注重整体 调理阴阳——吴承玉教授治疗肿瘤经验［J］．辽宁中医杂志，2006，33（10）：1241.

[22] 袁乐，指导：王秀莲．浅论命门理论及与肿瘤的关系［J］．国医论坛，2008，23（4）：15-16.

[23] 何立丽，指导：孙桂芝．孙桂芝治疗恶性肿瘤经验撷微［J］．北京中医药杂志，2008，27（12）：932-933.

[24] 肖燕倩，陈曼．夏翔治疗肿瘤的临床特色［J］．山东中医杂志，2001，20（9）：559-560.

[25] 袁雪莲，王振家，指导：张代钊．张代钊教授治疗肿瘤学术思想介绍［J］．新中医，2008，40（1）：16-17.

[26] 林丽珠．周岱翰教授从痰辨治癌症经验介绍［J］．新中医，2006，38（3）：10.

[27] 高振华．孙秉严治癌用药特色探析［J］．实用中医内科志，2008，22（5）：8.

[28] 张翀摇，朱寒阳，张波．扶正解毒通络抗肿瘤转移的思路探讨［J］．世界中西医结合杂志，2010，5（11）：987-988.

[29] 张梅，李平．中医药对肿瘤微转移干预思路的探讨［J］．中国中医药信息杂志，2007，14（2）：79.

[30] 李晓丽，宋振华．肿瘤转移从温通降浊论治［J］．福建中医药，

2005，36（4）：45.

[31] 宫地康加，何奇．中医运用排毒疗法防治肿瘤［J］．中外医学研究，2010，8（6）：81.

[32] 霍介格，顾勤．周仲瑛治疗肿瘤的临证思路探析［J］．上海中医药杂志，2007，41（1）：5-6.

[33] 阮善明，沈敏鹤，洪小珍．吴良村肿瘤治疗学术思想探析［J］．中医药临床杂志，2007，19（3）：210-211.

[34] 葛桂敏，沈敏鹤．沈敏鹤主任医师论治肿瘤思想辑要［J］．光明中医，2010，25（11）：1976-1977.

[35] 张军．米逸颖治疗恶性肿瘤的临床特色［J］．北京中医，2007，26（5）：275-276.

[36] 黄金昶．晚期肿瘤患者常见症状的中西医对症用药［J］．中国临床医生，2006，34（9）：7-8.

[37] 李萍萍，肿瘤常见症状的中医治疗［J］．癌症进展杂志，2005，3（6）：534-538.

[38] 闫洪飞．孙桂芝教授治疗卵巢癌经验［J］．中国中医药信息杂志，2004，11（4）：353.

[39] 周滢，周萍．邓中甲教授治疗肝癌经验分析［J］．中国实验方剂学杂志，18（2）：260-261.

[40] 徐艺，刘沈林．辨治胃肠肿瘤经验［J］．湖南中医杂志，22（6）：35.

[41] 彭海燕．刘沈林教授治疗食管癌经验，南京中医药大学学报［L］．2011，27（2）：178-180.

[42] 闫洪飞，卢雯平，石闻光．孙桂芝教授治疗消化道肿瘤经验．中国中西医结合外科杂志［J］．2002，8（1）：46-47.

[43] 聂有智．乳腺癌的中医辨证施治．中国临床医生［J］，2011，39（10）：5-6.